肠道藏着心理的秘密

肠道与心理综合征饮食疗法

[英] 娜塔莎·坎贝尔–麦克布莱德 著

乔伊 译

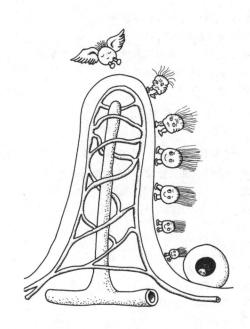

机械工业出版社
CHINA MACHINE PRESS

科学技术文献出版社
SCIENTIFIC AND TECHNICAL DOCUMENTATION PRESS

图书在版编目（CIP）数据

肠道藏着心理的秘密：肠道与心理综合征饮食疗法/（英）娜塔莎·坎贝尔-麦克布莱德著；乔伊译. 一北京：科学技术文献出版社：机械工业出版社，2018.10（2024.7 重印）

书名原文：Gut and Psychology Syndrome

ISBN 978－7－5189－4821－5

Ⅰ.①肠… Ⅱ.①娜… ②乔… Ⅲ.①肠疾病-食物疗法 Ⅳ.①R459.3

中国版本图书馆 CIP 数据核字（2018）第 220459 号

机械工业出版社（北京市百万庄大街 22 号 邮政编码 100037）

策划编辑：刘文蕾 责任编辑：刘文蕾 马芳芳

责任校对：梁 静 封面设计：吕凤英

责任印制：常天培

北京铭成印刷有限公司印刷

2024 年 7 月第 1 版·第 7 次印刷

169mm×239mm·19 印张·292 千字

标准书号：ISBN 978－7－5189－4821－5

定价：59.80 元

凡购本书，如有缺页、倒页、脱页，由本社发行部调换

电话服务 网络服务

服务咨询热线：010-88361066 机 工 官 网：www.cmpbook.com

读者购书热线：010-68326294 机 工 官 博：weibo.com/cmp1952

010-88379203 金 书 网：www.golden-book.com

封面无防伪标均为盗版 教育服务网：www.cmpedu.com

献给我的儿子尼古拉斯和马休

以及我的丈夫波得，

没有他们的支持和鼓励，本书很难完成。

威肯沼泽

古老的木门敞开着，
离开房间，走在面前的一条木板路上。
清新的空气犹如天国的芬芳。
草和树的呼啸声，
在微风中左右摇摆。
夜晚，你凝视着这美妙的景象。

小路穿过潮湿柔软的草地。
在一条缓缓流动的河上，你走在桥上。
那山如此之高，几乎要碰到天空。
你走过楼梯，风车静守在身边，
它在那里已经有很多年了。

蜜蜂嗡嗡，在蜂房里忙碌着。
所有的声音围绕着你。
热情的欢迎很快到来。
明亮的阳光照耀在草地上，
就像夏天的树叶一样绿。

前面的道路越来越窄，绵延不断的感觉。
冒险结束了。
感受内在的温暖。
告别，直到再来。

尼古拉斯·坎贝尔 – 麦克布莱德，11 岁
英国，剑桥

同行评议

恭喜娜塔莎·坎贝尔－麦克布莱德医生完成了这本经过深入调研而写就的作品，这是一本富有前瞻性的著作。从倡导不过度使用抗生素到推广母乳喂养以及健康饮食，娜塔莎·坎贝尔－麦克布莱德医生的著作结合了自己的临床实践和作为自闭症孩子母亲的深刻感受。抚养自闭症、注意力缺失症、多动症、难语症和运动障碍症孩子的父母将会发现本书的价值，你会为之欣喜。我极力推荐本书。

巴森特·K·普瑞博士

脂质神经科学与核磁共振研究组带头人

哈默史密斯医院，帝国理工学院，伦敦

书籍《战胜抑郁症的自然疗法》《慢性疲劳综合征》《自然能量》的作者

娜塔莎·坎贝尔－麦克布莱德医生在总结营养生物化学与精神和神经障碍以及胃肠功能的关联方面做出了杰出的贡献。她将精神分裂症、自闭症、注意力缺失和儿童成长发育过程的其他一些病症与消化系统障碍相联系，她的工作令人钦佩。这本书为那些希望提升自身健康和孩子健康的人提供了非常有价值而且有意义的事实依据。

威廉·肖医生，Great Plains 实验室，堪萨斯州，美国

娜塔莎·坎贝尔－麦克布莱德医生的书为存在发育异常和其他异常的患者理解和治疗胃肠功能障碍提供了非常重要的信息和洞见。这本书为初学者提供了基础知识，为那些对此有一定了解的人也提供了更加深入的信息。娜塔莎·坎贝尔－麦克布莱德医生，谢谢你写了这本书。

史蒂芬·M. 埃德森医生，自闭症研究中心，俄勒冈州，美国

这本书太好了，它将成为一本经典之作。每一位医科学生都应该看这本

书……不，每一个家庭都应该看这本书！这是肠道与心理综合征疾病患者，所谓的精神健康问题患者的极具价值的信息来源，未来医学已然在践行之中。

Martina Watts BA（Hons）DipION MBANT

执业营养师和记者

这本书展现了如何从营养学角度来检视所有学习和行为困难的孩子的肠道是如何工作的，糟糕的肠道状况不仅严重影响他们的身体，还会影响他们的大脑功能。

无数家长向多动症孩子的支持团体寻求帮助，他们通过膳食和营养干预取得了巨大的进步，缺乏维生素、矿物质和必需脂肪酸在他们当中是极为常见的。

这本书为大家了解消化系统如何影响大脑提供了洞见。

萨莉·邦德，多动症孩子支持团体创建人，英国

致自闭症儿童家长的一封公开信

没有人愿意成为自闭症孩子的父母。然而，在现代社会，这种状况却发生得越来越多。全球范围内，自闭症问题明显在蔓延。如果一位家长想要获得一点自我安慰，那么确实，你不是在孤军奋战。

在过去，自闭症是一种极少发生的疾病，所以大多数医生在临床上接触比较少，甚至很多人并未听说过自闭症。二十年前，在西方国家，自闭症的发生率大约是每10000名儿童中有1位。现在，据英国健康部门的数据显示，在大不列颠每150名儿童中就约有1名儿童被诊断为自闭症；据美国疾控中心（CDC）的数据显示，现在每150名儿童中也约有1名儿童被诊断为自闭症范畴的问题，而且这个数字每天都在增长；加拿大自闭症协会也给出了同样的数据；芬兰一项发表在《欧洲儿童与青少年精神病学杂志》（2001年，第9卷）的研究报告称，在芬兰每483名儿童中就有1名被诊断为自闭症，在瑞典则是每141名儿童中就有1名。

那么，到底发生了什么？为什么患自闭症的儿童数量急剧攀升，并且被正统医学判定为不可治愈？这一流行病的原因是基因吗？真相是——我们不知道！

但是，我们知道的是，基因失调不会导致问题如此突然地攀升，基因不是以这样的方式工作的。自闭症诊断率的急剧上升不能由基因来解释。相反，有充足的证据支持基因可能并不是自闭症问题发生的重要原因。

这一流行病患者数量的攀升是因为有了更好的诊断才有机会呈现出来的吗？这是一些英国专家试图向我们传达的信息。所以，他们是说在15年前，英国的医生如此糟糕，不能在每150名儿童中辨别和诊断出1名自闭症儿童吗？如果是这样，那些孩子现在都在哪里？他们现在应该是自闭症少年了，因为我们知道自闭症不会随着年龄的增长而消失。我们确定在英国不存在每150名青少年当中有1名自闭症患者，所以以上说法没有说服任何人。伴随其他一些问题的发生，自闭症很难被简单明了地说清楚，也无法通过吃药而解决。

大多自闭症儿童的家长能够清晰地回忆起那个痛苦的时刻，医生向他们宣布孩子患的是自闭症，之后还会告诉他们"对于自闭症，没有什么可以做的"。作为一名医生，我不得不说，你的医生错了，有很多可以做的事情，这取决于你的献身程度以及一些具体的情况，你有很多机会让孩子恢复得尽可能正常！全球许许多多的自闭症孩子，被很好地对待，接受教育，后期在他们的同龄人（正常的）中表现得非常杰出。越早治疗，效果会越好，因为孩子越小去治疗，就能越少被增加未知的损害，他们在成长的过程中需要去追赶正常同龄人的也会越少。尽管能不能得到有效的治疗还是令人担心的事情，但还是要感谢现在医学专业人员在诊断自闭症上越来越严谨的验证。现在大多孩子在 3 岁左右得到诊断，而 15~20 年前却不是这样。尽早地做出诊断让家长有机会尽早地去干预，也给了孩子更好的得以恢复的机会。

在西方世界，有一种普遍的趋向是将我们的健康交付给医学专业人员。如果你病了，去医院。当遭遇自闭症并确诊之后，主流医学几乎没有什么可以给予孩子帮助的。对于家长，这让他们遭受突然的打击，他们自己要去面对被称为自闭症的"怪兽"。我接触的家长大多是非常聪明和受过良好教育的人，他们做的第一件事就是去搜罗和查阅尽可能多的信息。现在，对于自闭症这个主题，有大量的信息可以获得，包括可靠的科学研究。在过去 15 年里，在医学其他领域的研究，相对于自闭症的研究进展要少很多。我认为对于自闭症的研究是由世界上最有动力的一些人推动的，他们就是自闭症儿童的家长。他们当中有些或是医生，或是生物化学家，或是生物学家，或只是一些聪明人，他们为自己的孩子寻找出路。全球范围内，这些家长组织起来，分享信息，互相帮助。我知道有很多家长通过电话花很多时间来安慰和帮助另外一位处于同样状况的家长，治疗自闭症不是一项容易的任务，它需要投入许多年连续不断的努力和拥有献身精神。但是，作为一位已经得到治愈的自闭症孩子的母亲，我可以告诉你，这是世界上最有价值的经历！在本书中，我将分享给你一些我坚信的对于自闭症恰当的治疗方法。

营养学原本并不包含于西方医学教育的课程中，医生们在治疗疾病时对于营养学的价值知之甚少。然而，恰当的营养调理是成功治疗任何慢性疾病的必要条件，自闭症与其他学习障碍症也不例外。在这一领域有太多的误解，不得不进行澄清。

　　自闭症在过去被认为是没有希望被治愈的。现如今，我们有了足够的知识，得知自闭症也可能被治愈，而且，我们每天还在不断地学习。现在被诊断的儿童相比 15 年前那些被诊断的儿童是幸运的（如果可以使用"幸运"这个词的话），因为他们的父母有更多的信息，便于他们立即开始帮助自己的孩子。15 年前，关于自闭症，我们懂得的连现在的一半都不到。现在被确诊为自闭症孩子的父母没有时间自怨自艾，因为有太多的知识需要学习！我认为这是非常积极的。学习的滚轮推动着你，也将永远地改变你的生活。谁知道呢，它可能还会为你展开新的地平线和机遇，因为它已经在很多人身上见证了这样的奇迹。

　　所以，让我们持续学习！

引　言

本书是我在诊所治疗许许多多孩子的过程中，在持续 3 年的时间里逐渐成形的。最初，我是准备专门针对自闭症去写的，因为来诊所找我的孩子大部分也确实是因为自闭症问题。但是，我看的孩子越多，就越来越清晰地发现他们有其他并行问题在出现。伴有多动或没有多动（ADHD/ADD）的注意力缺失症、运动协调障碍、阅读障碍、各种行为与学习问题、过敏、哮喘、湿疹，这些全都达到了流行的程度。然而，更甚的是，这些看起来不相关的问题却互相交叠，经过这么多年在诊所与孩子们打交道，我几乎没有遇到哪一个孩子只是存在其中一种问题。每个孩子都是一并存在两种、三种或更多的病症。比如，一个孩子表现出过敏问题，同时家长也会指出他发生哮喘和湿疹的一些症状，会谈及他的动作笨拙（运动协调障碍）以及学习障碍等问题。存在过敏与湿疹问题的孩子当中有很大一部分比例多少都有些运动机能异常或多动。他们当中许多孩子注意力很难集中，或集中注意力的时间短暂，这便影响他们的学习能力。阅读障碍与运动协调障碍的孩子大约有 50% 交叠，儿童多动症与阅读障碍的孩子大约有 30%～50% 的交叠。在婴儿期间遭受严重湿疹的孩子在后期可能发展成自闭症。自闭症和多动症与以上描述的各种病症都可能交叠。许多自闭症孩子除了多动之外，还可能存在过敏、哮喘、湿疹、运动协调障碍和阅读障碍等问题。

我们看到，现代医学已经创造出了这么多诊断的标签来标识孩子们，但是现在的孩子并不适用其中的任何一个标签，与现在的孩子相匹配的更是一幅崎岖的图片。

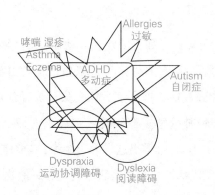

为什么所有这些症状都有关联？问题究竟出在哪里？到底是什么导致孩子们表现出哮喘、湿疹、过敏、阅读障碍、运动协调障碍、行为问题、多动症和自闭症等不同的组合症状？当孩子们成长为少年时，他们当中是否会有许多人成为药物滥用的牺牲品？为什么这些孩子在长大后有很多人被诊断出精神分裂症、抑郁症、躁郁症或其他一些心理和精神问题？

要回答这些问题，我们必须观察一个因素，在临床环境中将所有这些病症联合于一起得出这个因素，那就是他们的消化系统。我还没遇到哪一位多动症、哮喘、湿疹、过敏、阅读障碍或运动协调障碍的孩子没有消化异常的。很多时候，孩子的父母到诊所里就会首先从这个方面谈起，可见这一问题已经足够严重。有时候，家长可能不会提及孩子的消化问题，但是，当被直接问及这方面的问题时，他们会描述出许多肠胃症状。消化异常与自闭症、多动症、学习困难、情绪和行为问题有什么关系？根据最新的研究与临床验证，这其中真的有很大关系！事实上，孩子的消化系统对孩子的心智发展非常关键。潜在的异常，在不同的孩子身上会表现出不同的症状组合，问题就在肠道！与其给每一个孩子贴上自闭症、哮喘、湿疹、多动症或阅读障碍、运动协调障碍和过敏这些不同的标签，不如为所有潜在的这些异常统一命名，此问题源于肠道，具体到每个人会表现出不同组合形式的症状。

在这里，我提议一个名字：肠道与心理综合征，或者称 GAPS 综合征（Gut and Psychology Syndrome）。存在肠道与心理综合征的孩子往往会陷进一个缺口之中——医学知识缺口，这导致他们不能获得恰当的治疗。在本书后面的章节，我们将详细讨论 GAPS 综合征意味着什么，它是怎样形成并发展的，以及如何去治疗。

除了孩童时期的学习障碍，如自闭症、多动症、阅读障碍、运动协调障碍，以及各种学习和行为问题，还有另外一组可以包括在肠道与心理综合征之内的病症，这些病症是精神分裂症、抑郁症、饮食失调、躁郁症，以及强迫症。现代精神病学之父、法国精神病学家菲利普·皮内尔（1745—1828 年），在治疗精神病患者许多年之后，1807 年得出这样一个结论："精神病的主要问题在于胃和肠道区域。"可是，现代精神病医生最后才会注意到消化系统！我们将讨论科学与临床证据是如何指向精神病患者的肠道与大脑相联系的。

目前，其他一些精神病学病症还不包括在本书的范畴之中。希望将来的临床经验与科学研究能够明确到底有多少心理问题可归类于肠道与心理综合征。本书我们将集中关注的是贴有自闭症、多动症、阅读障碍、运动协调障碍和精神分裂症这些标签的病症。阅读本书对那些被诊断为过敏、哮喘和湿疹的患者也是有帮助的。

目 录

第三部分
不同的身体问题

第四部分
GAPS 家庭孕育新生儿

第一部分　这到底是怎么回事？

所有疾病都始于肠道。

——希波克拉底，公元前 460—370 年

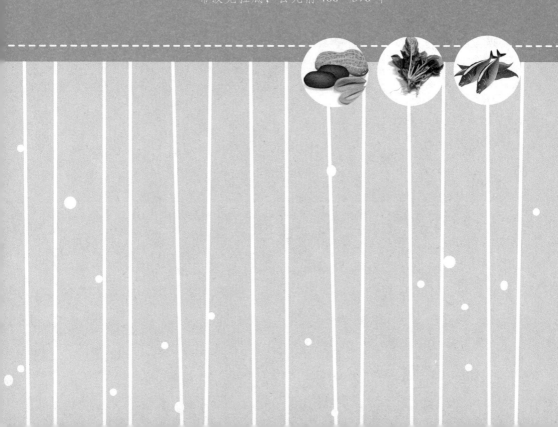

肠道藏着心理的秘密

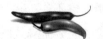

1. 所有疾病都始于肠道

患有肠道与心理综合征（GAPS）的孩子和成人大部分都存在消化道问题，有时候还很严重。不同程度的肠绞痛、胀气、肠胃积气、腹泻、便秘、喂养困难和营养失调，是自闭症、精神病和其他 GAPS 疾病的典型表现。医生们常常说这些症状是患者"有趣的"喂养习惯导致的，并不会进一步由此深入探讨。

消化道问题开始于断奶时用配方奶替代母乳或开始引入辅食的时候。很多时候，家长能清晰地记得孩子在第二年开始发生腹泻或便秘，再回想就会记起孩子在第一年发生过肠绞痛、呕吐（食物倒流）或其他消化道问题。对于存在肠道与心理综合征的成年人，与患者的父母（可能的话）进行交谈，去了解他从出生起详细的病史信息，这是非常重要的。有些情况是这位成人患者并没有孩童时期的消化道疾病史，消化道问题是在后期因为一些损害健康的事件引起的。

在出生的第二年，许多患有肠道与心理综合征的孩子开始挑食，拒绝吃一些食物，他们吃的这些食物局限于一小部分食物，通常是含淀粉的食物，而且是甜食，如早餐谷物、脆片、爆米花、蛋糕、饼干、糖果，他们不肯吃蔬菜、水果（除了香蕉）、肉、鱼和鸡蛋。我在诊所治疗过的自闭症儿童中有60%～70%的孩子饮食种类非常有限，有时候仅仅包含两种或三种食物。自闭症孩子很少有不挑食的。其他 GAPS 儿童可能没有自闭症孩子那么极端，但是他们大多数人也很挑食。

也很少有 GAPS 孩子的父母描述孩子的大便是否正常，但这种情况在自闭症儿童中又特别突出，腹泻与便秘经常交替发生，很多时候，未被消化的食物在大便中清晰可见。他们的大便往往也会有非常重的、令人不愉悦的气味，有时候大便非常稀，有泡沫，不成形，憋不住。有时候大便非常酸，会刺激穿纸尿裤的孩子的皮肤。很多时候，孩子的大便颜色暗淡发白，能漂浮在水面上，说明孩子无法消化脂肪。还有的孩子出现严重的便秘，5~7 天都不大便，结果导致大便粗大干结，排便疼痛，这种经历又使得孩子非常害怕排便，所以他们总是憋住大便很多天，使得情况更加糟糕。很多时候家长并未注意到孩子大便的异常，但被问及此事时，他们会提到胃肠积气和胀气。有时候，孩子会半夜起来大叫，家长却并不知道是哪里的问题。当胃肠积气放出来或者挪动到肠道的其他位置后，疼痛会消失，孩子也会安静下来。

对于自闭症儿童，所有这些症状毫无疑问会引起孩子的疼痛和不适。令人遗憾的是，因为孩子都太小，无法用语言沟通，所以他们通过其他方式表达给父母，如自我刺激、自我破坏、发脾气、拒绝进食等。为了缓解腹部的不适，很多孩子摆出各种奇怪的姿势，通常还会利用坚硬的家具抵住肚子。存在肠道与心理综合征但是没有沟通交流问题的孩子则会述说肚子疼、感觉恶心等。

这些孩子大多数情况下不会获得胃肠病医生的检查。在一些公开发表的研究报道中曾经提到过，当一些自闭症孩子经过检查，X 光显影会发现他们的消化道出现一种"粪便压实"的状况。这是什么意思？这意味着大量的旧的、压实了的粪便黏附在肠道壁上，它可能待在那里长达数月之久，形成各种寄生虫、细菌、真菌以及病毒繁殖生长的发酵腐败环境，不断地产生许多毒素，进而可能进入到孩子的血液当中。在这种情况下，孩子摄入的新的食物只能在一个压实的狭窄的大便通道中渗入，所以，孩子排出的大便只是一点渗出物，无法排空直肠。

直到过去几年，对于自闭症儿童大便在体内堆积的状况，除了一些医学文献中如同佚事一般的报道，几乎没有在这一方面的研究。1998 年，安德鲁·韦克菲尔德（Andrew Wakefield）医生，伦敦皇家自由医院的胃肠病学顾问，他的团队发表了一项研究，指出自闭症与肠道慢性炎症疾病有关。他们给那些就诊时表现出胃肠道症状的自闭症孩子做内窥镜和活组织检查。内窥镜检查是将一种特制的管子插入患者的消化道，帮助检查消化道内部的问题。活组织检查则是用一种特殊的工具取得一点肠壁组织，之后在显微镜下检查，这被称为取活组织检查。

他们的研究结果是，安德鲁·韦克菲尔德医生与他的团队发现这些孩子的直肠，他们称之为回肠淋巴组织结节样增生（Ileal-lymphoid-nodular hyperplasia）和非特异性结肠炎（Non-specific colitis）。首先我们来看回肠淋巴组织结节样增生。回肠是小肠的最后一段，约占小肠全长的 3/5，成人的回肠大约有 3.5 米长，它的终端与直肠相连。一般来说，小肠的主要功能是吸收食物营养，但是，并没有多少吸收工作是发生在回肠部位的。小肠的这一部位（回肠部分）充满了大量的淋巴结，称为淋巴集结（Peyer's Patches），它是小的、圆的或豆子形状的结构，大小在 1～25 毫米。这些淋巴结是身体免疫系统非常重要的一部分，我们知道它主要执行两项功能。

第一个功能是过滤来自回肠的淋巴液（组织液），去除细菌、病毒、真菌、死亡的细胞（包括癌细胞），以及各种毒素。这是一个很好的地方，它可以帮助查看是哪些特别的致病因子潜伏于肠道，因为淋巴结就好像那些病毒、细菌、死亡的细胞以及真菌的监狱，如果淋巴结不能消灭这些物质，它会将这些物质关押限制在那里。所以，当胃肠道医生做内窥镜检查时，他们经常试图获取这些淋巴结的样本，然后在显微镜下检查。这就是安德鲁·韦克菲尔德医生团队所做的。

淋巴结的第二个功能是产生淋巴细胞，即免疫系统细胞中的一大群，它的主要职责是对抗感染。事实上，淋巴结自身主要是由淋巴细胞与其他一些细胞组成的。因此，当淋巴结遭遇感染时，淋巴结会变大和发炎，有时候还会发生疼痛。淋巴结肿大被称为结节性淋巴组织样增生，这是安德鲁·韦克菲尔德医生在自闭症儿童的回肠中所发现的状况。

因为这项研究中的很多孩子是在接受了麻疹疫苗后发展形成了自闭症，这是安德鲁·韦克菲尔德医生坚持去查看的方向，是哪些特别的感染可能引起淋巴结肿大的？他怀疑是麻疹病毒，于是他邀请了一位知名的病毒学家——约翰·奥利瑞（John O'Leary）加入他的研究。约翰·奥利瑞是来自都柏林的一位病理学教授，他在这些自闭症孩子的回肠淋巴结中也发现了用于麻疹疫苗的相同的麻疹病毒。安德鲁·韦克菲尔德医生研究的这一部分，涉及麻疹病毒和麻疹疫苗，引起了很多争论和政府的强力阻拦，医疗机构则从本质问题上去分散公众注意力。主要的问题是自闭症儿童的肠壁存在肿胀发炎的淋巴结，这是身体对抗感染的一个清晰的信号。

让我们再来看看安德鲁·韦克菲尔德医生描述的自闭症儿童的第二部分状况——非特异性结肠炎。安德鲁·韦克菲尔德医生团队做内窥镜检查后，发现这些孩子的肠道处于不同的慢性发炎阶段，结肠与小肠黏膜侵蚀、脓肿、溃疡，以及大量的粪便积压。在肠道的某些位置，肠壁发炎严重，淋巴结肿胀，几乎将肠道管腔堵塞，有些像溃疡性结肠炎，有些像克罗恩氏病（节段性肠炎），有些则是一些自闭症儿童独有的情形，所以这是为什么称这种结肠炎是非特异性的，因为它不能被归类到现有的某种诊断判定上。安德鲁·韦克菲尔德医生团队称它为自闭症小肠结肠炎（Autistic Entero Colitis）。这个术语尚未被官方医学词汇表所接受，但是对于那些参与自闭症儿童工作的人员来说，这是一个可以使用的比较好的词。

安德鲁·韦克菲尔德和他的团队的发现是经过检查大量的自闭症儿童而得，这也被世界上许多其他研究者所支持。除了发表的研究，世界上还有很多临床医生在临床上的观察也支持自闭症儿童存在消化道问题的事实，但严重程度因人而异。基于我的临床经验，我会强烈地加上我的声音：事实上，我还没有发现哪个自闭症孩子没有消化道的问题。

到现在，我们讨论的大部分议题是自闭症。那其他肠道与心理综合征（GAPS）患者是什么情况呢？有大量的研究将精神病与类似于乳糜泻这样的消化异常联系起来。C. Dohan，R. Cade，K. Rachelt，A. Hoffer，C. Pfeiffer 以及其他一些医生和科学家建立了一个假说，即精神病与肠道和大脑相关联，有许多严谨的科学发现支持这一想法，我们将在本书后面的篇章详细讨论。临床实践显示大部分精神病患者遭受消化道问题，消化问题大多数又是从孩童时期就开始的。

除了自闭症与精神病，关于多动症、言语障碍、运动协调障碍、哮喘、过敏、湿疹，以及其他一些 GAPS 问题与肠道问题的联系，较少有发表的科研数据。但是，在临床观察中却发现几乎所有的肠道与心理综合征（GAPS）儿童和成人都存在不同程度的消化吸收问题。很多患者存在典型的肠道易激综合征（IBS）：肚子疼、胀气、大便异常和胃肠积气，有一小部分的患者可能大便正常，但是表现出营养失调、反流、烧心、肚子疼和胃肠胀气。GAPS 儿童中大多数孩子的饮食种类有限，呈现出 GAPS 的饮食式样，只喜欢食用加工碳水化合物食品。很多 GAPS 成人同样有类似挑食的趋势。我有一些患者他们并未抱怨过消化系统问题，但是，当他们执行了 GAPS 治疗方案，他们的问题得以显著改善。

问题是为什么肠道与心理综合征儿童和成人的消化系统会出现这样的问题？这对他们的精神状态又会有怎样的影响？要弄明白这个，我们需要了解人的胃肠道的一些非常重要的基础信息。

2. 健康之树的根基

人体就像是大量的微生物所居住的一个星球。我们每个人身上微生物的种类和数量之多如同地球本身存在各种生命一样令人惊讶！我们的消化系统、皮肤、眼睛、呼吸和排泄器官都很坦然地与数万亿肉眼看不见的寄居者共存，形成了一个巨大且微小生命的生态系统，和谐共生。这是一个共生关系，缺少两者中的任何一方，另一方都不能存活。让我再来复述一次：我们人类，如果没有这些微生物的话，不能存活，我们携带微生物，并且在我们身体里随处都有微生物。

微生物在人体最大的聚居地是消化系统。一个健康的成人，肠道内平均有1.5 ~ 2 千克的细菌。所有这些细菌并不是无序的微生物物质，它们是高度有序的微生物世界，其中一些种类占优势并抑制其他种类。它们在人体中发挥的功能极为重要，如果我们的肠道被无菌化处理，我们是活不下来的。健康的身体中这一微生物世界是相当稳定的，它能够适应环境的变化。让我们先来了解一下它们。

胃肠道微生物可以被分为三类：

第一，必需的或有益菌群。在健康人体中，这是最重要且数量最多的一类细菌。这些细菌常常被认为是人体固有的友好细菌。这一类中主要的成员包括双歧杆菌、乳酸菌、丙酸杆菌、大肠杆菌的生理性菌株、消化链球菌以及肠球菌。后续我们将了解这些细菌都为我们的身体做了哪些好的工作。

第二，机会型菌群。这是很大一群不同的微生物，其数量和组合因人而异。它们包括拟杆菌、消化球菌、葡萄球菌、链球菌、芽孢杆菌、梭状芽孢杆菌、酵母菌、肠细菌（变形杆菌、克雷伯菌、柠檬酸杆菌等）、梭杆菌、真细菌、粪球菌和许多其他细菌。至今，经由科学发现，在人体内约有500种不同的微生物。在健康的人身上，它们的数量通常是有限制的，受到有益菌的严格控制。如果失去控制，它们当中的任何一种都可能引起各种健康问题。

第三，过渡型菌群。这些是我们每天通过吞咽食物和饮品而进入身体的细菌，通常是环境中非发酵的革兰氏阴性杆菌，这一类细菌通过我们的消化道系统而不会造成任何伤害。但是，如果身体内的有益菌遭到破坏，不能发挥它的良好功能，那么这一类细菌就可能引起疾病。

这些微生物都在做什么？我们又为什么需要它们？

胃肠道健康与完整性

人的消化系统是一个很长的管道，它的起始端和底端都开放于外界。无论外界有什么有害物质，我们的消化系统都是它们进入身体的完美入口，每天吃进去和喝进去大量的微生物、化学物质以及毒素。我们是怎样生存下来的？

其中一个主要的原因是我们的整个消化道是被细菌层涂布的，就好像消化道上皮细胞上的一层厚的草皮，提供了一道天然的屏障来抵御入侵物、未被消化的食物、毒素和寄生虫。而且，如果这层保护性细菌"草皮"受到破坏的话，胃肠壁就会遭殃，这就好像没有草皮保护的土壤会被侵蚀一样。那么，我们身体里固有的细菌是如何保护胃肠壁的呢？

除了提供一道物理屏障，它们通过产出类抗菌物质、抗真菌挥发物、抗病毒物质，包括干扰素、溶菌酶和表面活性肽，可以融解病毒与细菌的膜，对抗侵入性的致病微生物。此外，通过产出有机酸、有益菌降低胃肠壁的 pH 值到 4.0～5.0，给致病的"坏菌"即有害菌制造了一个非常不适的酸性环境，这些有害菌通常需要碱性环境。

病原微生物会产出许多强力的毒素，更不用说我们每天摄入的食物和饮品中也包含许多毒素。我们胃肠道里固有的健康细菌有能力平衡硝酸盐、吲哚、酚类物质、粪臭素、外源物质和许多毒性物质、非活性组胺和螯合重金属，以及其他有毒物质。有益菌的细胞壁吸收许多致癌物质，使得它们失去活性。它们还会抑制肠道增生发炎，这是所有癌症形成的基础。

所以，如果胃肠道内有益菌遭到破坏不能发挥它们的功能，那么"城墙"便不能被很好地保护，这也是存在 GAPS 问题的人其胃肠道的状况。没有保护，肠壁对经过的入侵物呈现敞开状态，于是来自接种的疫苗或环境中的病毒，无所不在的真菌如白色念珠菌，各种各样的细菌，寄生虫和有毒物质，所有这些都能破坏我们的消化系统，导致消化系统的管壁发生慢性炎症。而且我们还不能忘记机会型细菌，它们通常在肠道内受到有益菌的严格控制。如果它们的看守，即有益菌变弱了的话，这些菌随时都可能制造麻烦。有研究发现做肠壁活组织显微镜检查时，健康人的肠道黏膜上附着有厚的细菌带，可以维持肠壁的完整性和健康，而患有炎性直肠疾病的人，在他们的肠道黏膜组织里能发现各种病原菌，甚至在肠道细胞中都有，这说明应该起到保护性的细菌带已经遭受了破坏，使得病原菌能够侵入神圣的肠壁。

让问题更糟的是，肠道有益菌不能发挥其功能的话，不仅使得肠道缺少保护，还会导致营养失调。正常的肠道菌群为消化系统管道壁上的细胞提供主要的能量来源和滋养。经肠道上皮的有益菌消化过的食物，转化成滋养的物质，供给肠壁。事实上，肠道上皮所需能量的 60% ~ 70% 来自细菌的活动。如果肠道菌群变得薄弱，肠壁缺乏滋养，则会加重对消化系统管道壁的破坏，这就会引发消化系统管道壁的退行性变化连锁反应，进一步损伤消化能力，影响营养吸收。

要了解孩子胃肠道内到底发生了什么，我们需要先看看肠壁的解剖结构和生理机能。肠道表面的吸收层有像手指一样绝妙的突触结构，被称为肠绒毛，绒毛之间是深深的隐窝。肠上皮细胞，其表面遍布绒毛，它们就是完成消化过程从食物中吸收营养的细胞。这些细胞工作非常辛苦，所以它们需要始终保持年轻并保持好形状才能有效工作。照例，大自然以一种不可思议的方式构建出它们的样子。肠上皮细胞不断地从隐窝处生长，之后慢慢地转移到绒毛的顶端，去执行消化和吸收的工作，并且在这一过程中越来越成熟。它们到达绒毛顶端，然后脱落。这样，肠上皮细胞不断地更新，保证有能力良好运作（见图1、图2）。

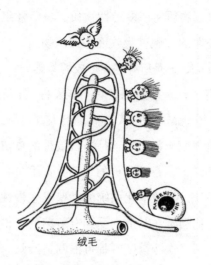

绒毛

图1　肠上皮细胞的生命周期

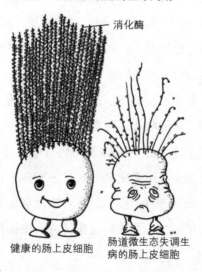

消化酶

健康的肠上皮细胞　　肠道微生态失调生病的肠上皮细胞

**图2　肠上皮细胞覆盖在绒毛的表面，而肠上皮细胞上的绒毛是微绒毛，
微绒毛形成一个所谓的刷状缘，食物消化的最后一步在此发生**

通过对动物的胃肠道进行无菌化实验发现，被清除掉了有益菌的肠上皮细胞，其更新彻底乱了套。细胞从隐窝转移到绒毛的时间变长，扰乱了上皮细胞的成熟过程并使得它们癌变。细胞在隐窝的有丝分裂活动受到显著抑制，意味着更少的细胞生长出来，生长出来的细胞不再那么健康，而且不能很好地履行它们的工作，致使细胞本身的状态异常。这些都是因为它们的管家——健康的

肠道细菌已经不在了，不能去保护它们。

这是在实验室胃肠道被无菌化处理过的动物身上发现的情况。对于人体，有益菌的缺失往往与有害菌过度生长同时发生，使得整个状况变得糟糕。没有有益菌的照料同时又受到致病菌的侵袭，肠道上皮细胞结构发生变化，开始了一个病理过程或疾病形成的过程。绒毛退化，不能很好地消化和吸收食物，导致吸收不良，营养缺乏和食物不耐受。

肠道菌群是消化系统的大管家，一座房子的状况以及它是否能很好地发挥功能，直接取决于管家的好坏。消化系统解剖结构的完整性、功能、适应和再生的能力、保卫自己的能力以及执行其他一些功能的能力，直接取决于它的微管家——肠道菌群的状况。我们将在后面了解到患有肠道与心理综合征的儿童和成人的肠道菌群极为异常，进而导致消化异常。

身体的滋养

我们每个人都知道消化系统的功能是消化食物并从中吸收营养。科学研究与临床经验显示：没有健康的肠道菌群，消化系统就不能有效地履行功能。一个好的例子就是对牛奶和小麦蛋白的消化，它们的消化过程分两个阶段。第一阶段发生在胃中，胃壁分泌的消化液作用于牛奶与小麦蛋白，将它们分解成多肽，这些多肽类物质中有些类似吗啡结构，被称为酪啡肽（casomorphine）和谷啡肽（gluteomorphines）或者麸朊啡肽（gliadinomorphines），这是发生在我们身体中的一个正常的过程。之后，这些多肽类物质进入小肠，第二阶段的消化过程发生在这里。它们受到胰液的作用，到达肠壁，在肠上皮细胞的微绒毛被称为肽酶的酶降解，这一阶段的消化过程在肠道菌群异常的人当中缺失了，因为这些人的肠上皮细胞状态糟糕，结果，酪啡肽和谷啡肽未被降解便进入血液，导致身体出现问题，特别是影响大脑和免疫系统的功能。在这一领域，有一定数量的研究发现，自闭症、精神分裂症、多动症、精神病、抑郁症和自身免疫系统疾病的患者，他们体内有高水平的酪啡肽和谷啡肽，表明他们的肠壁健康状况不佳，无法完成这些物质的恰当消化。临床经验显示，当肠道菌群得以修复，许多肠道与心理综合征患者能够消化一定量的酪蛋白和面筋蛋白而不会使以前的症状复发。

除了保持肠壁形态，健康的肠道菌群在肠壁繁殖，它们还会在消化与吸收的过程中担当积极的角色，以至于没有平衡的肠道菌群，对食物的消化与吸收都不能正常进行。它们能够消化蛋白质，发酵碳水化合物，分解脂肪和纤维。肠道内细菌活动的副产物对于运输矿物质、维生素、水、气体和许多其他营养物质非常重要，它们通过肠壁进入血液。如果肠道菌群遭到破坏，世界上最好的食物和膳食补充剂可能都没有机会被分解和吸收。

如果没有有益菌的帮助，一些食物的成分根本不能被人体胃肠道消化，一个好的例子就是膳食纤维。拥有健康菌群的肠道可以部分降解纤维为低聚糖、氨基酸、矿物质、有机酸和其他一些有用的营养物质来喂养肠壁和身体的其他部位。我们大多数人都知道膳食纤维有益健康。新鲜的水果和蔬菜、全谷物、果仁、种子以及豆类（包括杂豆）都是很好的纤维来源。医生们常给人开小袋装、胶囊装或是饮品类膳食纤维补充剂，目的是降低血液中胆固醇的水平，处理便秘和其他许多消化问题，帮助胆汁代谢，预防直肠癌，改善糖尿病人的葡萄糖不耐受等，有规律地摄入膳食纤维其好处可以拉一个长单子。纤维是有益菌在肠道内的一种栖息地，纤维喂养有益菌，为肠壁和整个身体产出许许多多的好的营养物质，纤维与有益菌的共同作用可以吸收毒素，激活和参与水分与电解质的代谢，循环胆汁和胆固醇等，是细菌对纤维的作用使得它对身体产生那么多益处。但是，如果这些有益菌遭到破坏而不能"作用"于纤维的话，膳食纤维本身则会对消化系统造成伤害，为病原菌提供栖息地，加剧肠壁的炎性反应。这时候，胃肠医生需要告诉患者采用少纤维的饮食。所以，没有有益菌，仅仅膳食纤维本身对肠道并没有那么好。确实，容易腹泻或产生稀便的 GAPS 儿童和成人在腹泻治好之前，饮食中要少摄入膳食纤维。

除了纤维，肠道内如果没有有益菌的话，还有另外一种物质我们大多数人不能消化，这种物质就是乳糖。这是已知的事实，有很多人乳糖不耐受，意味着这些人不能消化乳糖。大多数 GAPS 儿童和成人就是这样。至今的科学研究说法是，我们很多人缺乏乳糖酶，所以不能消化乳糖。如果我们人类不能消化乳糖，那么为什么有些人又控制得很好呢？答案是这些人肠道内有恰当的细菌。人体肠道内能够消化乳糖的一种主要细菌是大肠杆菌。很多人会感到惊讶，大肠杆菌的生理性菌株是健康消化系统内的必需的居民。一个健康的小婴儿出生的第一天，他的肠道内就存在大量的大肠杆菌（$10^7 \sim 10^9$ CFU/g），如果没有遭到抗生素和一些环境因素的破坏的话，这些菌一生都会保持这样的数量。除了消化乳糖，大肠杆菌的生理性菌株还会产出维生素 K_2、维生素 B_1、维生素 B_2、维生素 B_6、维生素 B_{12}，产出称为大肠杆菌素的类抗菌物质，而且会控制它们家族中的其他可能引起疾病的成员。事实上，让你的肠道内聚居大肠杆菌的生理性菌株是保护你不被大肠杆菌的致病性菌株所侵袭的最佳办法。同时，它们对免疫系统机能的良好运作起到重要而且复杂的作用，我们后面会谈到。

除了大肠杆菌，肠道菌群中的其他一些有益菌不仅会保证从食物中恰当地吸收营养物质，还会积极地合成各种各样的营养物质：维生素 K_2、泛酸（维生素 B_5）、叶酸、硫铵（维生素 B_1）、核黄素（维生素 B_2）、烟酸（维生素 B_3）、吡哆醇（维生素 B_6）、氰钴胺（维生素 B_{12}）、各种氨基酸和其他一些活性物质。在人类的进化过程中，大自然确保如果食物稀缺，我们人类不会因为缺乏维生素和氨基酸而死去。大自然给了我们一座加工厂来制造物质，由我们的健康菌群产出。当这些肠道菌群遭到破坏，即使有足够的营养物质，我们依旧会缺乏维生素。为什么？因为很多维生素和其他一些活性物质在人体内的保留期非常短暂。所以，除非一个人每隔一小时摄入这些维生素（假设没有健康的肠道菌群它们也能被吸收），否则一天之内人体就会存在缺乏维生素的时间段。这就是发生在那些肠道菌群遭到破坏的人身上的状况，他们无法不断地供给身体所需的固定流量的维生素和其他一些活性物质。每一位 GAPS 儿童和成人显现出缺乏这些原本肠道菌群应该产出的维生素。在他们的肠道内恢复有益菌是处理这些营养缺乏的最佳方式。

大多数肠道菌群异常的人存在不同程度的贫血，这并不奇怪。这是因为他们不但不能从食物中吸收血液需要的维生素和矿物质，而且他们自己制造这些维生素的能力也遭到破坏。除此之外，肠道菌群遭到破坏的人，他们的肠道内往往会有病原菌增长繁殖，包括喜欢铁的细菌（放线菌属、分枝杆菌属、大肠杆菌的致病性菌株、棒状杆菌属以及其他一些细菌）。这些细菌会消耗这个人从饮食当中摄入的任何铁，导致这个人缺铁。令人遗憾的是，通过膳食补充剂补充铁会使得这些细菌增殖，无法治疗贫血。

我接触过的肠道与心理综合征患者大多数看上去脸色苍白，而且血液检查往往显示典型的贫血变化。这些人的医生给他们开补铁片剂。然而，要处理贫血，远不止补充铁剂。要维持健康的血液，身体需要镁、铜、锰、碘、锌和许多其他的矿物质，多种维生素，如维生素 B_1、维生素 B_2、维生素 B_6、维生素 B_{12}、维生素 C、维生素 A、维生素 D、叶酸、泛酸和许多氨基酸。全世界已经有很多的研究证明仅仅补铁对改善贫血贡献不大。让我感觉伤心的是仍然有很多医生给贫血的患者开补铁的补充剂，这会对消化系统产生许多不良反应，因为铁剂助长了嗜铁病原菌，而且对肠壁细胞也会产生直接的不良反应，要知道肠道与心理综合征患者的肠道已经发炎而且非常敏感。

因为以上描述的所有因素，肠道菌群异常的人存在许多种营养物质缺乏。每一位 GAPS 儿童和成人经过检查都会发现缺乏营养，包括许多重要的矿物质、维生素、必需脂肪、许多氨基酸和其他营养物质。最常见的营养缺乏是镁、锌、硒、铜、钙、锰、硫、磷、铁、钾、钠、维生素 B_1、维生素 B_2、维生素 B_3、维生素 B_6、维生素 B_{12}、维生素 C、维生素 A、维生素 D、叶酸、泛酸、欧米伽 - 3、欧米伽 -6 以及欧米伽 -9 脂肪酸、牛磺酸、阿尔法 - 酮戊二酸、谷胱甘肽和其他一些营养物质。这一个营养缺乏列表，常常在肠道与心理综合征患者当中发生，包括一些已知的最为重要的大脑发育和功能发挥，免疫系统和身体其他部位所需的营养物质。尽管有些 GAPS 儿童看起来很健康，与他们的同龄人相比个头还很大，但在许多重要的微量营养物质上他们却是失调的。了解了他们的消化系统状况，也就不奇怪为什么会营养失调了。拥有健康的肠道菌群和机能良好的胃肠道是我们健康的根基。而且，就好像一棵树，如果树根生病了，它就不会繁茂，如果消化系统机能不良，身体的其他部位也不能繁盛。肠道内的细菌居民，即肠道菌群是树根周边的土壤，它们作为居民繁衍、保护、支持和滋养树根和大树。

我们知道树的根看不见，藏在地面以下的深处，不论这棵树是多么的高大，距离树根有多远的距离，树根对这棵树的每一根枝条、每一个嫩枝、每一片叶子的健康都至关重要。同样的，肠道菌群的多样性和各种功能对身体的作用远远超出肠道本身。接下来，我们看看身体最为重要的一个"分支"——免疫系统。

3. 免疫系统

存在肠道与心理综合征的人往往缺乏免疫力。当我们检查免疫力时，发现他们缺乏各种免疫球蛋白，而另外一些免疫球蛋白的数量却不成比例地上升，此时，缺乏补充系统组件，缺乏各种各样的细胞、酶和免疫系统的其他部分非常常见。GAPS 儿童和成人免疫系统的平衡是个问题。最糟糕的是，他们的免疫系统产生抗体来攻击自身的组织，包括大脑和其他神经系统。免疫系统非常紊乱，好像失去了控制，但还试图去修复自己的身体。

这种状况为什么会发生呢？与患者的消化系统有什么联系吗？毫无疑问，这之间是有联系的。

消化系统的上皮细胞表面寄居着大量的细菌，可以说是免疫系统的摇篮。小婴儿出生的时候免疫系统发育未成熟，婴儿消化系统内寄居上健康的菌群对免疫系统的恰当成熟至关重要。如果在出生后的前 20 天，没有建立起平衡的肠道菌群，那么这个婴儿的免疫系统就缺乏抵抗力。寄居在肠壁上皮细胞的这些有益菌以不同形式担当着主要的免疫调节任务。让我们来详细看一看。

必需的或有益的细菌在消化系统内融入一个重要的免疫系统成员——肠壁淋巴组织，同时参与制造大量的淋巴球和免疫球蛋白。例如，双歧杆菌（在人的结肠大量寄居的一种有益菌）的细胞壁中有一种物质称为胞壁酰二肽（Muramil Dipeptide），它会激活一组最为重要的免疫细胞——淋巴细胞的合成。所以，健康的肠壁完全是由拥挤的淋巴细胞浸润的，随时准备保护身体不受侵袭。科学研究显示，肠道菌群遭到破坏的人，他们的肠壁淋巴细胞大大减少，使得肠壁缺少了保护。有商业公司想要制造胞壁酰二肽补充剂，我认为更好的办法还是恢复双歧杆菌在肠道内的增殖，它会自然地制造胞壁酰二肽，还有其他一些有用的物质。

肠道的淋巴球（淋巴细胞）会制造免疫球蛋白。肠内最为重要的一种是分泌型免疫球蛋白 A（分泌型 IgA）。分泌型 IgA 是身体所有黏膜中的淋巴球产出的一种物质，分泌到体液当中，可以在呼吸道、膀胱、尿道、阴道、唾液、眼泪、汗液、初乳、母乳，当然还有消化系统的黏膜以及黏膜分泌物中发现分泌型 IgA。它的工作是通过破坏和灭活细菌、病毒、真菌以及寄生虫来保护黏膜，这也是免疫系统处理通过食物和饮品进入消化系统的那些不受欢迎的入侵物的一种方式。微生物学已经证明，当人或实验室动物的肠道菌群遭受破坏后，能够产生 IgA 的细胞大量减少，它们制造免疫球蛋白的能力大大降低。这样，当然会大大削弱肠道保护自己的能力。此外，IgA 在分泌出来不久就会自然退化。除了刺激产出，有益菌还会通过一个非常复杂的过程减缓 IgA 的退化，给 IgA 更多的机会去发挥其效能。因为异常的肠道菌群，GAPS 儿童与成人往往缺乏 IgA，进而导致他们的肠壁缺乏抵御源于疫苗或是环境当中的真菌、病毒、细菌和寄生虫的能力。

淋巴球不是唯一的应该存在于消化系统管壁上的免疫细胞。如果肠道缺少有益菌，其他多种免疫细胞如中性粒细胞和巨噬细胞，它们也不能很好地发挥效能。这些细胞聚集在感染的或发炎的组织上，通过吞噬和破坏病毒、毒素、细菌和细胞碎片起到了清除作用。每天大约有 1260 亿中性粒细胞离开血液，通过胃肠系统管壁。肠道菌群异常的人，这些细胞拦截抗原的能力下降，换句话说，即使它们的吞噬能力表现正常，它们也不能有效地摧毁入侵物和毒素，但我们依然还不知道为什么会这样。我们知道的是这会使得病毒、细菌和其他一些入侵物存活下来而且保持在中性粒细胞和吞噬细胞内，这些细胞本应该是可以摧毁它们的。

除了保障淋巴球功能的恰当发挥，IgA 和吞噬细胞、健康的肠道菌群在免疫反应中产生的干扰素、细胞因子和许多其他活性调控因子的产出上起到非常重要的作用，特别是在抵御病毒感染方面。全世界成千上万的儿童和成人通过疫苗和环境暴露接触到病毒。如果这些人有功能良好的肠道菌群，这些病毒就不会伤害到他们，因为他们的身体有足够的武装力量来处理这些病毒。对于存在肠道与心理综合征的人来说，因为他们肠道菌群异常，源于疫苗或环境中的病毒便有机会存活和保留下来。一个例子就是在自闭症孩子的肠壁与脊髓液当中发现有麻疹病毒，怀疑这些病毒来自于麻疹疫苗也是有道理的。

有益菌与免疫系统的另外一种工作方式也是那么的迷人，它被称为"模仿现象"。在肠上皮表面和上皮细胞内的有益菌与抗原交换，就好像小孩在玩捉迷藏时互换帽子来骗搜查人一样。这种交换抗原的动作提高各种免疫反应的效率，特别是对于局部免疫。令人遗憾的是，对于 GAPS 患者，这种交换却有害，因为病原微生物也会进行这种交换游戏。在科学文献上有一个争论，即麻疹病毒是否会采用这种"模仿现象"来欺骗免疫系统进而攻击自身组织。

　　肠道菌群对免疫系统的影响远远超出对肠道本身的影响。科学研究显示，当肠道菌群遭到破坏，不仅仅是 IgA 的水平，淋巴球、巨噬细胞、干扰素、细胞因子等在消化系统内水平都会下降，身体的整个免疫系统将失去平衡，这就使得一个人的免疫系统缺乏抵抗力。

　　要弄明白所有的这些，让我们想象一下中世纪战争的堡垒与石墙，士兵们站在城墙上使用枪炮、弹弓，还有其他一些武器保卫自己，士兵们的职责就是打仗。在要塞以内的是百姓，百姓们种植庄稼，烹饪食物给守卫者，做他们应该做的活儿，他们有铁锹，做饭用的锅和其他一些工具来干他们的活儿。当敌人来的时候，对抗敌人的任务要由士兵来做。想象士兵们输了，敌人开始进入要塞，那么百姓就要承担士兵的工作。这些百姓没有经过恰当的训练或没有工具来打仗，所以他们就会使用手上有的任何工具，如他们的园艺工具、做饭工具等，但这些工具原本并不是用于打仗的，所以百姓不能像拥有武器的士兵那样有效地保卫要塞。

　　如果肠道菌群失调，身体就会发生一些变化。免疫系统主要有两个部队：Th1 免疫部队（站在要塞城墙上的士兵）和 Th2 免疫部队（要塞里面的百姓）。守卫在城墙上的士兵 Th1 免疫部队，位于身体的任何位置，与外界接触。它的职责是对抗黏膜、皮肤和内部细胞感染。它是身体抵御侵犯者首位的而且非常有效的屏障。分泌型 IgA、白细胞介素 -2（IL-2）、白细胞介素 12（IL-12）、伽马干扰素和一些其他的物质被委任工作于这个系统。我们已经看到，健康的肠道菌群对于保持这一系统免疫力的活跃尤为重要。当身体菌群遭到破坏，那么这一部分的免疫力不再有效发挥功能，使得有害的微生物和毒素进入到身体。这样的话身体就会启动免疫系统的第二部队 Th2 免疫（T 细胞辅助器类型 2）负责体液免疫，这一系统的主要工作者是白细胞介素 4、5、6 和 10，α 干扰素和 IgE。免疫球蛋白 E（IgE）是身体内的免疫反应大师，那些有哮喘、湿疹、花粉热和其他一些过敏的人体内 IgE 非常活跃。那些肠道菌群失调的人 Th2 系统变得过度活跃，使得他们更倾向于过敏反应、慢性炎症反应、自身免疫疾病以及其他很多不良的效应，就如要塞里面的百姓，配备的是错误的工具而且未被训

017

练过打仗，Th2 系统不能正确地防卫要塞。

我们的身体既需要 Th1 免疫体系也需要 Th2 免疫体系，但是它们必须保持平衡。在慢性病毒性感染、过敏、慢性疲劳综合征、念珠菌病、哮喘、湿疹、自闭症和大多数 GAPS 病症中，情景往往是 Th1 与 Th2 体系不平衡，Th1 不够活跃而 Th2 过度活跃。为什么？因为所有这些病症，看上去虽然都不一样，却有一个最大的共同之处——肠道失调或肠道菌群异常，它是 Th1 与 Th2 免疫体系的主要平衡器。继续上面堡垒要塞的比喻，肠道菌群保持城墙上士兵的数量、警备、良好的训练并随时可以战斗。如果肠道菌群不能好好发挥功能，士兵就会放松下来而且变得懒惰；有些士兵跑到要塞里面去帮助百姓干活儿，所以在城墙守卫的士兵就减少了，使得 Th1 免疫力削弱，它与 Th2 免疫力的平衡失去控制。

总的来说，肠道菌群状态对身体免疫系统的有效运作极其重要。据估算，人体 80%～85% 的免疫力在肠壁上。肠壁与它的细菌层可以被描述为免疫系统的右手。如果细菌层遭到破坏，或者更糟糕、异常，那么一个人的免疫系统的工作状态就好像将右手放在背后。

在前面的章节我们详细了解了肠道菌群异常的人会发生各种各样的营养缺乏。没有持续不断的滋养，免疫系统也不能发挥效能。它需要大多数已知的维生素、矿物质、氨基酸和脂肪才能工作。GAPS 患者有一长串的营养物质缺乏，因为不正常的消化和吸收，所以他们的免疫系统不仅不平衡，而且还营养失调。

但还不仅仅是这些，身体菌群异常的免疫系统还会暴露于大量的毒性物质下，很多对免疫力有直接的损害。这些毒素源自于各种机会型微生物；它们开心地在 GAPS 患者肠内以及身体的其他部位繁衍，归因于缺少了有益菌群的控制。

我们已经检查了当菌群异常时消化系统壁会发生什么，它遭到破坏并出现漏洞，不断地有外来入侵物和未被消化的食物通过已经遭到破坏的肠黏膜屏障。免疫系统不得不处理所有这些，但是它自身营养失调，缺乏营养，被危害，不平衡，而且处于中毒状态。

所以，肠道与心理综合征儿童与成人的免疫系统处于如此糟糕的状态，我们还会感到惊讶吗？

4. 哪些因素会破坏肠道菌群？

我们已经详细了解了固有肠道菌群在体内起到的各种不同作用，也已经看到维护好这个内在的微生物世界对我们的健康与活力是多么的重要。然而，在现代世界，完成这个任务却变得非常困难。让我们来看看体内肠道菌群常常面临怎样的险境吧。

抗生素

我们可能都使用过抗生素，它是现在世界上最常用的一种药物。从我们出生那一刻起，便可能经常地接触这一类药物，它不仅仅来源于医生开的处方，有时还来自食物。饲养的动物和家禽会定期地被注射或者喂食抗生素，所以我们从它们身上得到的产品（肉、奶、蛋）会不断地传递给我们抗生素和抗生素耐药细菌，这些动物的身体内不仅会残留药物，还会存有那些抗药菌产生的毒素。鱼和贝类的养殖过程中，也会有抗生素加入养殖的池子里。很多水果、蔬菜、谷类、豆类和坚果也被喷洒药物，用于控制病虫害。在复杂的现代社会，这种情形使得我们很难避免抗生素，这变成了生活中非常"正常"的一部分，以至于我们很多人并不会问："他们在对我们做什么？"抗生素的生产量从20世纪50年代的每年几百吨发展到90年代的几万吨，促发了科学去研究它对人体的不良反应。让我们看看科学研究都显示了什么：

● 抗生素对人体有益菌群有着毁灭性的作用，不仅仅影响肠道菌群，还包括其他器官和组织中存在的有益菌。

● 抗生素改变细菌、病毒和真菌，使它们从良性变为病原性的，给它们有机会侵袭我们的组织而引起疾病。

● 抗生素使得细菌对其变得耐受，所以工业界不断地开发新的抗生素来对抗这些变化的细菌。其中一个例子就是肺结核，抗生素的广泛使用制造了新的结核分支杆菌，它对现有的抗生素都是耐受的。

● 抗生素对免疫系统有直接的损害，使得我们面对感染变得更加脆弱，这就是使用越来越多抗生素却越来越多感染的恶性循环。

让我们来看看各种不同的抗生素对肠道菌群的作用。

青霉素类

这一类抗生素中最广泛使用的是阿莫西林、氨苄西林、氟氯西林，以及其他所有名称后缀为西林（-cillin）的抗生素。这类药物对两类肠道有益菌——乳酸杆菌和双歧杆菌有破坏性作用，同时会促进变形杆菌属、链球菌和葡萄状球菌的生长。这类抗生素使得那些通常存在于直肠区域的细菌转移到了人体的小肠区域，让一个人更易于发展出 IBS（肠应激综合征）和其他一些消化障碍。

四环素类（四环素、多四环素和其他名称后缀为"‐cyclines"的抗生素）

这一类药物经常开给生痤疮的青少年长期使用，时间一般为三个月到两年。四环素类抗生素对肠壁产生特殊的毒性：第一，它改变肠壁黏膜上蛋白质的结构；第二，它让免疫系统开始警备并攻击这个改变了的蛋白质，开启身体的自身免疫反应，攻击自己的肠道。同时，四环素类抗生素刺激致病菌念珠菌属真菌、葡萄状球菌、梭状芽孢杆菌在消化系统内过度生长。

氨基苷类抗生素（庆大霉素、卡那霉素），大环内酯类抗生素（红霉素）和其他一些霉素类药物

这一类药物特别对结肠内的有益菌有毁灭性作用，如生理性大肠杆菌和肠球菌。如果用药时间久则可能完全地将这些细菌从消化系统内清除，使得消化系统对病原性大肠杆菌和其他一些致病菌开放。

抗真菌抗生素（制霉菌素、两性霉素等）

这类药物导致选择性的刺激变形杆菌属和乳糖‐阴性大肠杆菌（Lactose-negative *E. coli*）种类的过度生长，最终引起严重的疾病。

相比单一使用某种抗生素，不同抗生素药物结合使用会产生更强的破坏作用。而用于处理痤疮、慢性膀胱炎、慢性耳部感染和其他慢性感染的口服抗生素类药物，小剂量长期使用则会产生更糟糕的作用。在医药行业的医疗人员和工人存在长期接触小剂量抗生素类药物的风险，而事实上肠道菌群失调在这些人当中非常普遍。

当使用高剂量的抗生素时，机体留给肠道空余的生态位，使得任何细菌、病毒或者真菌都可以优先寄居。这个关键时期要补充适当的益生菌来确保空余

位被有益菌占据而不是病原菌占据。即使使用抗生素的时间比较短而且剂量也不高，也会使得肠道有益菌需要很长的时间才能恢复。其中，生理性大肠杆菌需要一到两周时间恢复；双歧杆菌和韦永氏球菌属需要两到三周时间恢复；拟杆菌和消化链球菌属需要一个月时间恢复。如果在这一时期，肠道菌群还遭受其他破坏性因素，那么肠道菌群失调就会真的形成了。

我看过的大部分肠道与心理综合征患者在他们的经历中曾经接触大量的抗生素，最常见的原因是孩子有重复性的耳部感染、肺部感染、脓疱疮，以及哺乳的妈妈遭遇乳腺炎。这其中很多孩子一开始就没有多少机会建立健康的肠道菌群，再使用大量的抗生素对他们脆弱的肠道生态有着毁灭性的打击。

其他药物

大多数药物，特别是那些长期或者终身服用的药物对肠道菌群是有害的。

慢性疼痛患者常常被开具止疼片或镇痛药（阿司匹林、布洛芬等）。这些药物会刺激肠道内细菌的溶血性以及弯曲杆菌的生长，这可能导致疾病。

甾体药物，如泼尼松（强的松）、氢化可的松、倍他米松、地塞米松等会破坏肠道菌群。此外，它们有很强的抑制免疫的效应，使得身体更容易遭受感染。比如，已经知道使用类固醇一定会与身体内真菌过度生长有关系，特别是念珠菌。

避孕药，是很多女性常年使用的药，大部分还是从她们年轻时就开始使用了。这类药物对肠道有益菌有破坏性作用。当这位女性准备怀孕时，她已经服用避孕药很长时间了，肠道菌群趋于异常。婴儿需要从母亲身上获得大部分肠道细菌，所以，如果母亲肠道菌群异常，这将传递给自己的孩子，使孩子很可能发生湿疹和其他过敏，最为严重的是学习障碍。

很多其他类型的药物，包括安眠药、处理"烧心"的胃药、精神安定剂、抗胆碱药、细胞毒性药物等，都会不同程度地破坏肠道菌群、消化系统和免疫系统。

药物引起的肠道菌群失调通常最为严重而且最难治疗。在过去 50 年，我们看到西方居民在用药总量上有惊人的增长。无论吃一些处方药还是非处方药似乎都成为生活中很平常的事情。然而，很少有人会去想这些药对自己的身体会有怎样的作用，更不会去想肠道菌群。

其他还有哪些因素会影响肠道菌群？

饮食

我们进食什么食物对肠道菌群的组成有直接的影响？现代饮食考虑更多的是方便而非营养，太多太多加工食品，对肠道菌群极为不利。

太多含糖食品和加工碳水化合物尤其会增加各种真菌、念珠菌的数量，也会增加链球菌、葡萄球菌梭状芽孢杆菌、拟杆菌和一些需氧的机会型致病菌的数量。加工的碳水化合物（白面包、蛋糕、饼干、酥饼和意大利面）也能够促进肠道内蠕虫和其他 些寄生虫的生长。

高纤维加工类谷物食品（特别是麦麸和早餐谷物片）对肠道菌群、肠道健康和一般身体代谢有着极大的负面影响，使人更容易发生 IBS（肠易激综合征）、直肠癌、营养缺乏与许多其他问题。水果和蔬菜提供的纤维更好，对消化系统不会像谷物纤维那样粗糙刺激。

喝奶粉长大的孩子与吃母乳长大的孩子肠道菌群完全不同。

母乳喂养对于孩子建立平衡健康的肠道菌群是必要的。婴儿出生时肠道无菌，吃母乳是我们一生之中唯一一次可以使得整个肠道表面全部栖息上健康细菌组合的机会，这为我们将来的健康奠定基础。喂养奶粉的孩子肠道内栖息了不同的细菌组合，使得他们未来更容易面临许多健康挑战。我们有一代人，出生于 20 世纪 60 年代到 70 年代，他们没有得到母乳喂养，因为那时母乳喂养不流行了。从流行不喂母乳时起，大量的医学问题出现，这让医疗专业人员和我们其他人越来越看到母乳喂养有多么的重要。值得庆幸的是，现在大多数妈妈都尽可能地给刚出生的孩子喂母乳。

长时间的禁食、挨饿或者吃得过多都会严重地改变肠道菌群的生成，引起一些健康问题的连锁反应，在这些情况下，可以通过服用益生菌补充剂来补充有益菌。

一般来说，如果肠道失调是因为特别糟糕的饮食引起的，其情况应该不会太严重，通过纠正饮食习惯是可以改善的。令人遗憾的是，我们往往也同时受其他一些破坏肠道菌群的因素影响，比如抗生素。

疾病

各种感染性疾病，比如伤寒、霍乱、痢疾、沙门氏菌和一些病毒感染，会导致对肠道菌群的持续性损害。治疗这些严重的感染，让患者肠道重新栖息上有益菌应该是非常重要的一部分。

各种不同的慢性病，如糖尿病、自身免疫疾病、内分泌疾病、肥胖和神经心理疾病，往往同时伴有严重的肠道菌群缺陷。这些缺陷也常常是手术、化疗、激素治疗和放疗后的不良反应。

压力

短期的压力对肠道菌群有破坏性作用，但是当压力消除后肠道通常能恢复。然而，长期的身体和心理压力可对肠道固有菌群造成永久性的破坏。

其他因素

强体力活动、年纪增长、酗酒、污染，暴露于毒性物质或季节因素，暴露于电离辐射和极端气候也都会对肠道菌群有较大的影响。

我们每个人体内携带的微生物组合都是不同的，受到以上讲述的药物和其他一些因素的影响，这些肠道菌群则会发生同样的变化，使得我们可能出现各种不同的健康问题。这是一个完全不可预测的过程，目前科学研究还未发明出能够检测出肠道里所有微生物的可靠方法，更不用说去治愈各种各样的异常，这种损伤一代传给一代。因为新生儿从母亲身上获得肠道菌群，随着损伤一代一代被传递，问题越来越严重。这一过程反映在代际间与异常肠道菌群相关的健康问题的严重性上。比如，在我的诊所里有一种非常常见的情况，祖母因为肠道失调存在轻度的消化系统问题，她传递给女儿中度水平的异常菌群，女儿在有了孩子后决定不给孩子喂母乳，因为当时不流行喂母乳了。结果，她的女儿遭受过敏、偏头疼、经期综合征和消化问题的困扰。她从 16 岁起就服用避孕药，这就进一步加剧了对肠道菌群的破坏，更不用说为了抵抗感染还间或使用过抗生素，饮食还都是快餐食品。经过十多年用药经历，她有了孩子，她又给孩子传递了异常的菌群，她的孩子发生了消化和免疫问题，导致湿疹、哮喘、自闭症和其他学习问题。

在现代社会，似乎很难逃脱这里描述的大多数因素。在这些因素影响下，肠道内的有益菌丧失了能力，不能发挥前面章节我们所讲的那些功能。它们不能很好地保护我们的消化系统，不能抵御机会型和过渡型细菌、病毒、真菌，以至于这些病原菌在肠道和身体其他部位引发了一条链的病机。要进一步了解这种情况下会发生什么，接下来我们看看消化系统内所寄居的机会型细菌。

5. 机会型致病菌群

我们详细谈论了肠道内的必需菌群（有益菌）以及它们的许多功能。现在我们看看第二类细菌——机会型致病菌群。这是一大类的各种微生物，其数量与组合可以说是非常独特。在人的肠道内已经发现有大约 500 种不同的机会型细菌。这些是最为常见的：拟杆菌、消化球菌、葡萄状球菌、链球菌、杆菌、梭状芽孢杆菌、酵母菌、肠杆菌（变形杆菌、克雷伯氏菌、柠檬酸杆菌等）、梭杆菌、真细菌、螺旋体科细菌、螺菌科、粪球菌，各种不同的病毒和许多其他菌。有趣的是，这些机会型细菌中的许多细菌如果数量不多，控制得好，实际上在肠道内会发挥许多好的作用，包括参与食物的消化，降解脂肪和胆汁酸。

在健康肠道里，这些菌的数量是有限的，它们受到有益菌的严格控制，但是当有益菌变弱或者遭到破坏，这些机会分子便失去控制。这些微生物中的每一种都有能力引起各种健康问题。这是一个让人着迷的未来研究的领域，因为似乎我们每个人的机会型细菌的特点决定了我们可能会患怎样的疾病。是的，我们的肠道里与生俱来携带了未来可能发生疾病的致病菌。只要我们保护好自己的卫兵，即有益菌，那些坏东西可能永远都不会显露它们丑陋的面孔。令人遗憾的是，我们的现代生活方式迟早会破坏身体的固有菌群，那些机会分子正在活跃地等待上场的机会。

最为人知的是一种真菌——白色念珠菌，它导致了许多人说不清的病痛。关于念珠菌感染有大量发表的文献，所以这里我就不再集中赘述。但是，我不得不说的是，许多被描述为念珠菌综合征的问题，实际上是肠道失调（肠道菌群异常）的结果，其中还包括许多其他机会型和病原微生物的活动。一方面人体是受到白色念珠菌的影响，另一方面白色念珠菌的活跃度、生存能力以及致病能力则依赖于它的数万亿个邻居——各种不同的细菌、病毒、原虫、酵母菌和许多其他微生物。在健康的肠道内，念珠菌和其他一些致病菌受到有益菌的严格控制。令人遗憾的是，抗生素给了白色念珠菌特别的机会。通常，广谱抗生素能杀死身体内许多不同的微生物，无论是好的还是坏的，但是这些药对念珠菌却无效，所以，每次使用过抗生素之后，念珠菌都会存活下来，而且由于没有了其他菌对它的抑制，念珠菌得以生长繁盛。在使用抗生素初期，医疗专业人员知道这一点，所以有一个原则就是每次开具广谱抗生素药物时需要同时开制霉菌素（针对念珠菌的抗生素）。然而，不知什么原因，从十几年前开始，医生已经不再这样组合开药了，现在我们也付出了代价，念珠菌感染非常普遍。除了抗生素，现在另外一个使得念珠菌过度增长的原因是我们的饮食。糖与加工碳水化合物食品使得念珠菌繁盛，而这类食品恰恰主导了现在西方的饮食习惯。

之前列举的许多其他机会型细菌，一旦失去控制，会通过肠道壁这一层屏障，进入淋巴和血液，进而导致身体许多器官出问题，但最先遭受痛苦的还是消化系统，所以身体的肠道菌群异常，消化系统机能不良就不足为奇了。肠道失调的最普遍的结果就是著名的肠应激综合征（IBS），大量的机会型细菌寄居在肠道内，导致出现 IBS 的许多症状，越来越多的研究将说明克罗恩病和溃疡性结肠炎与机会型细菌失去控制有关。

某些机会型细菌，如果不能被有益菌控制，会接触肠道壁并破坏肠道壁的完整性，导致"肠漏"。比如，微生物学家已经观察到来自螺旋体科和螺菌科的机会型肠道细菌，因为它们的螺旋结构，它们有能力拨开肠道细胞，破坏肠壁的完整性，使得一些原本不应该通过的物质透过肠壁。白色念珠菌也有这样的能力，它的细胞可以黏附在肠壁上，将"根"扎在上面，造成"肠漏"。没有被完全消化的食物通过泄漏的肠壁进入血液，作为外来物免疫系统识别出它们并攻击它们，食物过敏或者不耐受就是这样发展而来的。其结果就是：食物没有被恰当地消化便通过了已经受损的肠道壁。很多时候，当肠道壁修复好之后，食物过敏便消失了。

机会型细菌不断地产出毒性物质，是它们自身代谢的副产物。在健康的情况下，其中许多副产物是生理性的，因为经过进化过程，它们已经被吸纳为人体的正常机能。比如，肠道细菌产生的一种著名的毒素就是胺——氨基酸的代谢产物。其中许多胺类物质在人体的正常生理机能中担当重要角色，一个好的例子就是组胺（Histamin）——身体的一种重要的神经递质。身体的某些细胞通常会产生组胺，但是它也会由变形杆菌属、大肠杆菌属、葡萄状球菌和肠道内许多其他细菌产出。当这些机会型细菌没有了有益菌的控制而过度生长，它们就会产出过多的组胺。组胺参与身体的许多机能，当太多的组胺进入血液则会使得身体的这些机能发生异常。疾病的常见症状包括过敏；持续的低血压；过多地产出体液如唾液；下丘脑机能不良伴激素变化（经前综合征是常见结果）；情绪不稳定；睡眠障碍；对一些事情上瘾。身体内组胺过多被称为组胺高，这一状况是卡尔·普非佛医生从患有抑郁症、精神病、成瘾症以及自闭症的人群当中发现的，但依旧没有人想到通过纠正肠道菌群来使组胺的产出正常化，治疗组胺高的症状。

其他充分研究过的胺类物质，如二甲胺（dimethylamine）、哌啶（piperidine）、吡咯烷（pyrrolidine）、酪胺（tyramine）、章鱼胺（octopamine），是肠道细菌通过氨基酸胆碱、卵磷脂、甲胺、赖氨酸、精氨酸、鸟氨酸和酪氨酸活动产出的，已经知道这会引起大脑抑郁，产生消极情绪，智力减退，行为和情感异常。

一组被称为隐吡咯（kryptopyrroles）的化学物质在精神异常上起到作用。在肠道与心理综合征患者的尿液中经常可以检测到隐吡咯。这种状况被称为吡咯失调（pyroluria），会产生烦躁、易怒、健忘，知识功能受损，免疫力低下，无法处理压力。至今，吡咯失调的治疗是通过补充锌、维生素 B_6 和其他的营养素来改善症状，医学还不能解释吡咯失调到底是怎么回事，现在有研究指出肠道菌群异常是原因。

肠道与心理综合征儿童与成人显现出机会型细菌过度生长，这可以通过检查大便发现（我们也可以检查）。最为常见的菌是白色念珠菌、拟杆菌、梭状芽孢杆菌、变形杆菌属、链球菌和葡萄状球菌。它们的过度生长总是与有益菌的缺失或数量显著减少相联系。令人遗憾的是，现在可应用的大便检查方法依旧很原始，没有足够资金投入在这一领域进行科学研究。对于大便检测的有效性，在专业人员之中有一个争论，大便检测的结果可能仅仅能说明直肠内腔的微生物，并不能给出肠道最重要的栖息者即生活在肠道壁上的细菌的信息，这些细菌维持肠道的完整性和肠道消化吸收食物的能力，对于人体免疫起到重要的作用。有少量的研究通过肠壁活组织检查和微生物分析显示：肠壁细菌与生活在肠道管腔内的细菌非常不同。除此之外，大便检测结果也仅仅反映栖息于直肠部位的微生物情况，不能反映发挥重要消化和吸收功能的上面一段肠道的微生物情况。令人遗憾的是，我们还处于肠道菌群检测发展的初期，但是，已经有大量的研究说明了健康人的大便细菌组成应该是怎样的，与之相比 GAPS 患者微生物状况异常。

有一类机会型细菌，称为拟杆菌，常常被发现于肠道与心理综合征患者的大便中，值得注意。它是在西方世界成人群体中最为普遍存在的机会型细菌，这也可以根据这些细菌喜欢吃的食物来解释，糖、淀粉、乳糖是西方饮食的主干。在人体内，已经发现这一细菌家族的成员超过 22 种，最为常见的是脆弱拟杆菌（Bacteroides fragilis）和产黑色素类杆菌（Bateroides Melaninogenicus），这些细菌总是在消化道感染、脓肿、溃疡、泌尿感染、肺部感染、腹膜炎、心脏瓣膜感染、血液感染、口腔感染、牙齿和牙龈疾病、坏疽以及术后感染中发现，它们作为机会分子，总是埋伏在身体所有的黏膜上伺机制造麻烦。但是，它们自己往往不会导致问题，它们喜欢在运动场掺和到一些"大恶霸"中，这样的联合使得它们有能力引起疾病。比如，经常发现它们与梭状芽孢杆菌掺和在一起，与梭状芽孢杆菌属是好朋友，梭状芽孢杆菌被认为比拟杆菌更危险。如果梭状芽孢杆菌的活动加强，拟杆菌与梭状芽孢杆菌一起就更能引起疾病。

在自闭症儿童和成人的大便检验中总能发现梭状芽孢杆菌的家族成员，现在已经知道有上百种梭状芽孢杆菌。除了在自闭症患者的大便中能发现梭状芽孢杆菌，在精神分裂症、精神病、严重的抑郁症、肌肉麻痹症、肌张力异常以及其他一些神经与精神问题患者的大便中也都能发现梭状芽孢杆菌。有许多种梭状芽孢杆菌在人体肠内是正常的栖息者，比如在健康人和动物的肠道内例行检查发现破伤风梭状芽孢杆菌（Clostridium Tetani）。这一细菌的芽孢可以通过粪便进入土壤，它们可以存活许多年。世界上大多数土壤检测破伤风芽孢为阳性。每个人都知道破伤风是一种可以致命的疾病，因为破伤风梭状芽孢杆菌可以产出一种非常强的神经毒素。如果人受伤后或者身体破损处沾染了土壤，常常被建议赶紧打破伤风疫苗。但是，我们只有当梭状芽孢杆菌直接进入组织或者血液才会感染破伤风。破伤风梭状芽孢杆菌寄居在人的肠道内，通常不会对我们造成任何损害，因为它的毒素不能通过健康的肠壁。肠道与心理综合征患者没有健康的肠壁，就会使得毒素进入身体。

在人体肠内还经常发现芽孢杆菌的其他一些菌种（产气荚膜梭菌、诺维梭菌、败血梭状芽孢杆菌、溶组织梭状芽孢杆菌、污泥梭状芽孢杆菌、难辨梭状芽孢杆菌、臭气梭菌、第三梭菌、产芽孢梭状芽孢杆菌等），它们产出的毒素很像破伤风毒素和其他一些毒素。那么我们怎么会有这些致病菌存在肠内还能保持健康？因为它们受到有益菌的控制，抑制它们的增长繁殖，最重要的是，不允许它们产出的毒素通过肠壁进入血液。

然而，在肠道与心理综合征患者的肠内没有足够的有益菌来保护肠壁和控制梭状芽孢杆菌，神经毒素就有机会进入血液和大脑以及其他神经系统，影响发育和功能。对光和声音敏感是破伤风感染以及像自闭症、精神分裂症、精神病、阅读障碍等 GAPS 病症患者的典型症状，这两者之间可能是有联系的。在诊所，我见过的大多数 GAPS 患者肌肉张力异常，这与接触低剂量的破伤风毒素出现的症状非常相像。通常，伸肌比缩肌有更高的肌张力。或许这是为什么自闭症儿童和成人总是用脚尖走路，而且通过奇怪的姿势拉伸他们的胳臂、手指和腿进行自我刺激的原因。对于这些情况，患者做大便检验几乎毫无例外地发现梭状芽孢杆菌的过度生长。最近英国雷丁大学格兰·吉布森教授带领的一个微生物学团队研究发现 150 名自闭症患儿的肠内有高水平的梭状芽孢杆菌，第二个研究发现另外 60 名自闭症患儿的肠内也同样有这样高水平的梭状芽孢杆菌，而这些患儿的兄弟姐妹（无自闭症问题）则不是这样。

就像白色念珠菌在抗生素的使用中，梭状芽孢杆菌取得了特别的机会，因为它们对抗生素也是耐受的。所以，每一次使用广谱抗菌药物都会消灭有益细菌，留下梭状芽孢杆菌，使得它们不受控制，得以生长。不同种的梭状芽孢杆菌导致消化系统严重的炎症，比如艰难梭状芽孢杆菌（Clostridium difficile）引起潜在的致命的伪膜性结肠炎。一些梭状芽孢杆菌的种属与虚弱型消化障碍克罗恩氏病以及溃疡性结肠炎有联系，我毫不怀疑梭状芽孢杆菌家族对自闭症小肠结肠炎的形成发挥着重要作用，未来的研究将会证明是不是这个状况。但是，已经有一些证据支持这个观点，比如，Great Plains 实验室的威廉·肖报道了许多案例，抗梭状芽孢杆菌的药物甲硝哒唑（Flagyl）和万古霉素能够减轻自闭症状，并且改善自闭症患儿的消化和生化症状。但是，几乎所有病例中，只要停止用药，所有的症状和生化异常又复发。令人遗憾的是，抗梭状芽孢杆菌的药物也是有毒性的，它们存在严重的不良反应，所以我们不能给自闭症儿童或成人长时间用药。梭状芽孢杆菌是产孢子细菌，使得它们几乎不能根除。我们只能控制它们，而最好最自然的方式是利用有益菌。

另外一类经常在肠道失调中过度生长的细菌是硫酸盐还原菌（sulphate-reducing bacteria），这类细菌分很多种，这里只列出一些：变形菌门（Proteobacteria）、硫杆菌属（Thiobacilli）、着色菌科（Chromatiaceae）、脱硫肠状菌属（Desufotomaculum spp）、革兰氏阳性菌、真菌和拟杆菌。这些细菌从食物中代谢硫酸盐为亚硫酸盐，许多都是有毒性的。95%的自闭症患儿被发现严重缺乏硫酸盐。毫无疑问，作用于硫酸盐的细菌对于这种缺乏起到重要的作用。身体的许多功能需要硫酸盐，硫酸盐对大脑神经递质起到解毒作用，是正常代谢所需。作用于硫酸盐的细菌过度生长会使得没有足够的硫供给身体，并将它转变成像硫化氢这样的有毒物质，硫化氢有臭鸡蛋一样的气味。很多自闭症患儿的家长告诉我他们孩子的大便和屁有这样的气味。

这里我们了解了肠道与心理综合征患者肠内发现的一些病原菌。与这些病原菌欢快地集结在一起的还有安德鲁·韦克菲尔德医生研究团队所发现的麻疹病毒，这种病毒受到了相应的关注，还有一些文献指出疱疹病毒（Herpes virus）在自闭症患者的身体里也非常活跃。肠道与心理综合征患者的肠内到底有多少病毒存在还没有研究。有多少其他的病原菌、真菌、原虫和其他微生物至今还没有方法检查出来或是没有研究。我毫不怀疑科学研究迟早会跟上来，将了解到底都是哪些微生物或物质并确定如何去处理它们。那我们现在需要做什么来帮助肠道与心理综合征儿童和成人呢？照例，大自然会给出最佳答案，保持和适当地增加有益菌。肠内保持有益菌是控制梭状芽孢杆菌、念珠菌、拟杆菌、病毒以及其他一些微生物的最佳方式。运作良好的肠道菌群不仅会抑制病原菌，还会维持肠壁的完整性，阻止那些病原微生物制造的毒素透过肠壁进入身体，这是处理病原微生物的自然方式，是对我们来说简单的可以尝试的方法。

因为有益菌的缺失或大量下降，肠道与心理综合征患者的消化系统被机会型细菌和病原微生物菌群占主导，不断地制造出毒素进入身体和大脑。这些毒素很有可能使得儿童和成人出现自闭、精神分裂、多动、运动机能异常、言语困难、抑郁、痴迷上瘾等问题。

我们已经了解了一些毒素，让我们再来看看其他一些。

6. 肠道与大脑的联系

一个人只看自己所寻找的，一个人只知道自己所知道的。

——歌德（德国诗人，作家）

现代医学将我们人分成了不同的系统和领域：心血管系统、消化系统、神经系统等。基于这些分支，出现了不同的医学专业，每一个科室集中关注人体特定的一部分：心脏病学、胃肠病学、妇科学、神经学、精神病学等。这其中有一个原因，那就是医学在过去许多年已经积累了巨量的知识。世界上没有哪一位医生能够详细地掌握所有的信息，所以专业化可以让医生们集中并彻底地学习某一领域的知识，成为一个领域的专家。

但是，在施行分专业的初期，许多医生就意识到一个逐渐形成的问题。某一领域的专家倾向于关注他最擅长处理的器官，却忽略了身体的其他部分。事实上，身体每一个器官的存在和运作与其他那些被遗忘的器官相互联系。身体作为一个整体存活和运作，每一个系统、器官、组织甚至细胞相互依存，相互影响，相互沟通交流。一个人不能不考虑身体的其余部分来看待问题，更不用说你要治疗某一个器官了。

有一个医学领域特别倾向于从身体的其余部分分开来看它的器官，这个领域就是精神病学（精神病科、精神医学）。精神问题会从各个角度去检查，如基因的、儿童时期的经历以及心理影响，而患者的消化系统是最后才可能被考虑到的。现代精神病学不会关注消化系统问题，医学历史也没有很多例子去检查精神病患者的消化系统，但是许多严重的精神病问题却通过简单"清理"患者的肠道而得以治愈。一位著名的日本教授 Kazudzo Nishi，推测精神病患者中至少每十人中就有一人是因为肠内自身诱发中毒引起的。

大多数精神病患者承受消化问题的折磨，但大多数都被医生所忽视了。因为某些原因，肠道与大脑之前的联系是很多现代医生不了解的。医生们开出了大量的抗抑郁药物、安眠药和其他药物,而患者的消化系统却始终处于影响大脑的异常状态,医生们没有能够看见消化系统与大脑之间的联系。每个人都知道酒精会对大脑有影响,我们把酒放在身体哪里?当然是我们的消化系统内。但是,我们没必要摄入有毒的物质来影响大脑,消化系统内一些特别的微生物会提供给我们自己永远的毒素来源。

在前面章节讨论过,存在 GAPS 病症的人其消化系统成为身体的一个主要的毒素来源。这些儿童和成人的肠内有很多未知数量的不同的神经毒素,由异常的菌群制造出来,这些毒素可以通过受损的肠壁进入血液和大脑。每个人体内的毒素组合各不相同,这就是为什么肠道与心理综合征患者的症状都各不相同。如我前面提到的,各种毒素的数量是未知的。但是,关于肠道与心理综合征儿童和成人体内常能发现的毒素我们已经积累了一定的知识,这些毒素可能致使每一个人都患精神疾病。在前面的章节我们已经了解了一些。令人遗憾的是,还需要检查其他很多毒素。

乙醇和乙醛

当想到自闭症、多动症、精神病、言语困难、运动协调障碍和其他精神心理问题时,没有多少人会联系到酒精中毒,但是这其中有密切的联系。我们知道因为各种原因肠道与心理综合征儿童和成人体内病原菌群过度生长。几乎没有例外,这其中有一类病原菌,是酵母菌也有念珠菌。酵母菌需要葡萄糖和其他糖类作为食物,糖是消化碳水化合物而来。健康的人通过被称为糖酵解的生化过程将葡萄糖转化为乳酸、水和能量。体内酵母菌过度生长的人念珠菌抢夺葡萄糖,以不同的方式进行消化,称为酒精发酵。在这个生化过程中念珠菌和其他一些酵母菌将膳食来源的葡萄糖转化为酒精(乙醇),副产物为乙醛。这种现象首先在成年人当中被发现,他们没有摄入任何酒精却表现出醉酒状态。后来发现这些成人的肠道因酵母菌过度生长产生酒精,使得他们像是"喝醉"了。这些人在进食过以碳水化合物为主的一顿饭后会特别"醉",因为碳水化合物被念珠菌制造出酒精,尽管这些人事实上并没有摄入酒精,他们却表现出酒精中毒/酗酒的典型症状。

酒精以及它的副产物分子量小,使得它很容易通过身体的任何屏障,很快地被血液吸收，也有能力通过胎盘影响胎儿。妊娠是免疫力抑制的自然状态，如果女性体内已经是念珠菌过度生长，妊娠则会使其加重。妊娠期女性酵母菌过度生长会产出酒精和其副产物，影响胎儿的发育。孩子出生后还会通过母乳继续吸收酒精及其副产物，母乳中酒精及其副产物的含量与母亲血液中的含量同样多。因为孩子继承了母亲的身体菌群，体内酵母菌过度生长，孩子自身也会产生酒精和其他一些毒素。父亲喝酒以及父亲体内酵母菌过度生长也会对孩子的发育造成影响，所以父亲的酵母菌过度生长也会助长孩子的问题。事实上，我在临床上发现50%自闭症患儿的父亲存在肠道菌群异常和相关的健康问题。

酒精及其副产物会对我们做什么？每个人都知道酒精是有毒性的，尤其对孩子来说。即使是小剂量的酒精，如果持续不断地给身体输入，身体没有哪一个部位不会受到它的影响。以下是酒精慢性作用于身体的一些结果：

- 胃壁产生胃酸的能力下降；
- 胰腺产生胰酶的能力下降，会削弱人体的消化能力；
- 直接损伤肠壁，导致吸收不良；
- 因为对大多数维生素、矿物质和氨基酸的吸收不良造成营养缺乏，缺乏 B 族维生素和维生素 A 特别常见；
- 损害免疫系统；
- 肝脏受损，对药物、污染和其他一些毒素的解毒能力下降；
- 肝脏不能处理老的神经递质、激素和其他代谢副产物，最终导致这些物质在体内积累，出现行为异常和其他一些问题；
- 大脑受到损害，缺乏自我控制、协调障碍、言语发展障碍、攻击性、智力迟钝、记忆缺失和恍惚；
- 周围神经损伤，感觉能力变化，肌肉薄弱；
- 直接的肌肉组织损伤，肌肉收缩和放松的能力改变，肌肉薄弱；
- 酒精有加强大多数药物、污染物和一些毒素的毒性的作用；
- 体内蛋白质、碳水化合物以及脂肪代谢发生改变。

乙醛被认为是酒精的最有毒性的副产物，这一化学物质最具破坏性的作用是它能改变蛋白质的结构。我们人体很大程度上是由蛋白质构建的。无数的活性物质，从激素到酶，都是蛋白质，如果它们被乙醛所改变则不能恰当地履行自己的职责。被乙醛改变的蛋白质被认为会引起许多自身免疫反应，也就是免疫系统会攻击自己的身体。免疫系统制造的抗体去摧毁被乙醛变性的蛋白质，它们也可能攻击与体内正常结构相似的蛋白质。肠道与心理综合征患者经常被发现存在抵抗自身组织的抗体，最为普遍的是一种抵御髓磷脂中蛋白质的抗体。髓磷脂是大脑结构和其余神经系统中的一个主要部分，分布在大脑细胞和它的分支——神经纤维上面。如果成人的髓磷脂受损它会表现出多种硬化症。在自闭症和运动功能不全的儿童和患者中，他们的神经学病症表现与多种硬化症相像，可能是由于孩子体内酵母菌过度生长产生乙醛而引起。

乙醇和乙醛使得体内许多必需营养物质失去作用，比如，结合蛋白质、乙醛使得维生素 B_6 的作用缺失，维生素 B_6 由神经递质产出，是脂肪酸代谢和身体其他许多功能的一个辅助因子。功能缺失是什么？这意味着一个人可能从饮食当中已经摄入了很多维生素 B_6，但是因为乙醛在蛋白质上占据了这种维生素的作用位置，它便不能执行自己的任务，所以，它只是浮于身体中却起不到作用，最后被排出体外。这不仅仅发生在维生素 B_6 上，而且同样会发生在体内其他许多需要结合蛋白质来完成功能的活性物质上。肠道与心理综合征患者的另外一种常见的功能缺失是甲状腺功能不全。甲状腺可以产生很多激素，但是它们的作用位置被乙醛和其他许多毒素占据了，结果这个人表现出典型的甲状腺低能的症状：抑郁、嗜睡、疲劳、体重增加、体温调节不佳、免疫力低下等。

我们谈及了与成人和儿童相联系的酒精中毒，非常震惊，是不是？接下来我们来看一下药物上瘾。

源自谷蛋白和酪蛋白的"鸦片剂"

鸦片剂是药物，像鸦片、吗啡和海洛因，有毒瘾的人经常使用。这与肠道与心理综合征儿童和成人有什么关系呢？

谷蛋白（又称面筋蛋白或麸质）是谷物，主要是小麦、黑麦、燕麦和大麦中存在的一种蛋白。酪蛋白是一种牛奶蛋白，存在于牛奶、山羊奶、绵羊奶、人乳汁以及所有其他奶和奶制品中。在肠道与心理综合征患者体内，这两种蛋白质不能被恰当地消化，会转变成类似鸦片剂，如吗啡和海洛因化学结构的物质。在这一领域，Dohan、Reichelt、Shattock、Cade，还有其他一些人有大量的研究，发现了谷蛋白和酪蛋白多肽，称为谷啡肽（gluteomorphins）和酪啡肽（casomorphins），在精神病、自闭症、多动症、产后抑郁、癫痫、唐氏症、抑郁症和如风湿性关节炎的一些自身免疫疾病患者的尿中能检出。这些来源于谷物和奶中的物质被认为能够穿过血脑屏障，并且阻拦大脑的某些区域，就像吗啡和海洛因所具有的本领一样。

为什么会这样？其解释毋庸置疑隐藏于一个人的消化系统内。

我们前面已经了解到，肠道与心理综合征患者的消化系统状况比较糟糕。人体对蛋白质的消化起始于胃中胃蛋白酶的作用，胃蛋白酶是胃壁分泌的一种酶，胃酸对蛋白质的消化是非常重要的，它为胃蛋白酶提供正常的反应条件，使得胃蛋白酶可以降解蛋白质成为短的肽链。因为肠道菌群异常和病原菌的过度生长，肠道与心理综合征患者通常胃酸不足。比如，单单念珠菌便能产生毒素使得胃酸分泌受到显著抑制。体内念珠菌过度生长的母亲其乳汁可排出这种毒素。在哺乳期间，GAPS 儿童通过母乳摄入了毒素，使得孩子在生命早期胃酸产出就受到损害。因为母乳基本不需要消化便能被吸收，如果只是吃母乳，孩子基本不需要多少胃酸。但是，当引入其他食物时，胃酸过少便成为一个问题。在停止母乳喂养时，孩子的消化系统内可能已经生长了大量的他自己的念珠菌和其他病原菌并会产出毒素，继续造成影响，致使胃酸分泌减少。断奶时孩子消化道接触的蛋白质首先是来自于奶粉中的酪蛋白和来自于谷物中的谷蛋白（又称面筋蛋白或麸质）。胃中胃酸不够，消化这些蛋白质的第一步不会顺利地完成。之后，这些消化不良的蛋白质会进入肠道，胰腺消化酶应该继续降解这些蛋白质。胃酸过少会削弱胰腺消化酶，所以蛋白质消化的第二步也不能顺利完成，再继续，消化不良的蛋白质到达它们消化的最后一个阶段——肠壁。肠壁是被高度复杂的肠上皮细胞排列组合起来的，在它们的表面有大量的不同的消化酶，能够完成各种不同营养物质最后一步的消化。我们已经发现肠道与心理综合征患者的这些细胞因为肠道菌群异常而状况不良。它们无法完成酪蛋白、谷蛋白和其他一些营养物质最后的消化步骤。1999 年 3 月佛罗里达大学的罗伯特·凯德教授在健康科学中心接受采访时说："我们认为自闭症和精神病其障碍基本在肠道，这些人会吸收 β - 酪啡肽 -7，它本应该能在体内降解为氨基酸，而不是长达 12 个氨基酸的多肽链。"

有一些发表的研究指出有一种蛋白质消化酶在肠上皮细胞，它被称为二肽基肽酶 IV（DPP－IV），可以降解酪啡肽和谷啡肽为小分子肽。肠道与心理综合征儿童表现出这种酶的缺乏，有趣的是，那些酒精中毒、精神病、抑郁或自身免疫疾病的人他们体内也缺乏这种酶，因为这些患者的肠上皮也是有损伤的。基于科学研究 DPP－IV 被添加在一些消化酶配方当中，补充给 GAPS 患者，问题是这仅仅是我们所研究和知道的一种酶。肠上皮细胞表面还有多少其他的酶目前我们不知道或知之甚少。有益菌通常栖息在肠上皮细胞上并且滋养它们，照顾它们，保护它们。缺乏有益菌使得肠上皮细胞生病，不能恰当地发挥作用，结果导致肠道与心理综合征患者的肠道发生消化不良和吸收不良。同时，病原菌、真菌和病毒损害肠壁，使得消化不良的蛋白质，如酪啡肽和谷啡肽以及其他一些物质能够被吸收并进入血液，传送到大脑。

这个问题还有另外一方面。通常蛋白质在被肠道吸收之前应该被分解为氨基酸。明显的是，我们都能够吸收一些多肽（部分分解的蛋白质）形式的蛋白质，甚至没有变化的蛋白质。这些来源于膳食的多肽会成为体内被称为肽酶的酶的抑制剂，肽酶负责分解我们的神经递质、激素和其他一些活性物质（在这些物质执行完工作后）。GAPS 患者的这些肽酶受到太多膳食来源的多肽的抑制，体内有太多多肽物质的残留，它们本身会损害身体，导致许多心理症状。

基于对谷啡肽和酪啡肽的科学研究，发展出来了不含谷蛋白和酪蛋白的饮食（被称为 GFCF 饮食）。一些自闭症患儿采用这种饮食，他们的自闭症有显著的改善。但是，许多孩子还是不能得以改善，原因是对于 GAPS，问题远不止谷啡肽和酪啡肽的作用。因此，对大多数患者来说，他们的饮食必须考虑 GAPS 的其他许多方面。

其他毒素

在前面的章节中我们谈到过梭状芽孢杆菌和它们产出的毒素。梭状芽孢杆菌是比较难做研究的，因为它们是严格的厌氧菌。但是，在威廉·肖博士的书中详细描述了一些自闭症患儿通过使用抗梭状芽孢杆菌药物发现其发育和生化检测结果得以显著改善。令人遗憾的是，一旦停止药物，孩子的自闭症又会复发。我们在前面章节已经提到过处理梭状芽孢杆菌与其他一些病原菌的最佳方法是在肠内建立恰当的健康的菌群，因为有益菌是控制梭状芽孢杆菌的自然方式。

艾伦·弗里德曼博士在自闭症患儿体内发现有其他一些令人害怕的毒性物质。这些化学物质被称为δ啡肽（deltorphin）和皮啡肽（dermorphin）。它们首次是在南美毒箭蛙皮肤上发现的，当地人将投掷物涂上毒箭蛙的黏液来麻痹敌人，因为δ啡肽和皮啡肽是强力神经毒素。艾伦·弗里德曼博士认为并不是青蛙自身会产生神经毒素，问题在于生长在青蛙皮肤上的真菌，在自闭症患儿的肠内有可能有这种真菌。希望将来的研究能够为我们解释这个问题。

在肠道与心理综合征患者中发现和研究了其他一些强力毒素，要了解所有这些毒素超出了本书的范畴。重要的一点是 GAPS 儿童和成人体内中毒，这些毒素来源于它们的消化系统，所以要治疗这个病必须将注意力首先全力集中于消化系统。

7. 家庭因素

作为已经痊愈的曾经的自闭症患儿的母亲，我非常熟悉那种内心愧疚的感觉，这是很多家长所经历的，他们觉得是因为自己的所作所为而导致了孩子的病，但这完全是一种自然反应，作为父母，我们必须学会处理 GAPS 孩子给我们生活所带来的一切。当我们开始阅读和学习导致孩子在生化和心理层面生病的原因时，我们感觉更加内疚。如果我们当初能够避免这个那个，如果我们当初做法不同，我们的孩子可能不会是现在这样！在这一章，我要来讲一讲 GAPS 儿童家长的健康以及他们是怎样助推孩子得病的。我绝不是想要任何人因此感到内疚。我们就是我们！我们的孩子是我们生出来的，跟制造我们自己的物质一样，其中一些东西如基因，是我们从出生就携带的，我们什么都不能做。有一些是父母所给予的，比如我们的身体微生物菌群和饮食习惯；一些是由我们自己的生活方式和选择所建立而来的；一些是被我们现代社会和我们所生存的这个世界施加的。我所遇见的大多数 GAPS 患儿的父母，并没有深陷于愧疚之中，他们就孩子的病情尽可能地学习知识，集中精力在他们力所能及的事情上。

所以，让我们继续学习！

就目前科学所知，未出生的胎儿应该是无菌的，他们的身体没有细菌、病毒或真菌。在孩子出生时，随着孩子进入产道，它获得了"第一剂"微生物。它的皮肤、眼睛和口腔黏膜以及鼻腔获得了第一批微生物菌群，通过吞咽母亲阴道内的液体，孩子的消化系统获得第一批细菌、病毒和真菌群。因此，母亲阴道内栖息怎样的微生物孩子便得到什么。

现在，我们来看看母亲阴道都栖息了哪些微生物。健康女性阴道内有大量微生物寄居，称为阴道菌群。通常它是由乳酸菌占主导的，也就是嗜酸乳杆菌（Lactobacillus acidophilus）、干酪乳杆菌（Lactobacillus casei）、发酵乳杆菌（Lactobacillus fermentum）和其他一些乳酸菌，这些有益菌保持阴道的 pH 呈酸性，约 4.7，使其他细菌不能维持和生长。阴道正常菌群对于女性健康绝对重要，正常菌群会保护女性不受感染，保持阴道黏膜与妇科部位其他器官的健康，促进大量免疫细胞和免疫球蛋白在阴道壁的产出，为它抵抗各种外来入侵物质。但是，当这些好的细菌遭受破坏的话，就会发生问题。

让我们看看哪些因素会对阴道菌群有破坏作用。

抗生素和其他一些抗菌药物对阴道菌群的构成有直接影响，因为它们会破坏阴道有益菌，就像破坏身体其他部位的有益菌一样。如果阴道有益菌缺失，就会受到各种细菌、真菌、病毒和寄生虫的侵袭，这些小生物就会占据那里并且继续生长繁殖；阴道的 pH 值会上升，各种需氧菌、厌氧菌、微量需氧微生物开始在阴道内栖息，比如阴道加德纳菌、普氏菌属、消化链球菌属、人型支原体、解脲支原体和其他革兰阴性厌氧棒状细菌（Mobilincus spp.），引起一些炎症或不舒服的症状。真菌家族著名的白色念珠菌是不健康的阴道内常常出现的寄居者，常常引起瘙痒。如果有健康菌群，这种真菌不会在阴道内过度生长。

事实上，避孕药与抗生素一样也会对阴道菌群造成破坏，避孕药中含有的类固醇会抑制机体免疫力，改变体内菌群组成。令人遗憾的是，在现代社会女性年纪轻轻就开始使用避孕药，到她们准备要小孩的时候已经常规使用避孕药很多年了，这对体内微生物菌群的构成有很深的影响。

其他一些药物对阴道菌群也有破坏作用，特别是类固醇、磺胺类药以及一些非类固醇消炎药物等。除了药物，还有其他一些可以影响和改变阴道菌群的因素，比如糟糕的饮食、感染、个人清洁护理品和长期的压力。但是这里我们必须回答一个最为重要的问题：阴道菌群来自哪里？

医学显示阴道菌群来自于肠道。女性肠内的微生物寄居者也会生活在阴道。比如，那些发生复发性真菌感染阴道炎的女性，无论她使用了多少强力外用抗真菌药物，疾病总还会复发，其原因是引起瘙痒和阴道炎的真菌——白色念珠菌也寄居于女性的肠内。直到她处理好肠内白色念珠菌，才能解决这个真菌性阴道炎的问题。但是，这位女性为什么会发生肠内真菌过度生长？因为她缺乏健康的肠道菌群来保护她不受真菌和其他很多微生物的侵袭。这位女性有一个问题称为肠道微生态平衡紊乱，除了白色念珠菌，她的肠内还有很多其他病原微生物，可能引起许多其他健康问题。

我遇到过的肠道与心理综合征儿童的母亲总是有慢性肠道微生态平衡紊乱的征兆。大多数妈妈在有孩子之前曾服用避孕药好多年；很多妈妈使用过太多抗生素；她们中有很多人也没有被母乳喂养过；她们自己的母亲也显示出肠道微生态平衡紊乱的典型症状。她们中几乎每个人都会有一种或多种与肠道菌群异常有关的问题。GAPS 患儿的母亲常常遭受的健康问题是消化功能失调、哮喘、湿疹、花粉症和其他过敏、偏头疼、经前综合征、关节炎、皮肤问题、慢性膀胱炎和阴道炎，这些问题之间似乎并没有联系，但它们都是"同一个家长的孩子"——肠道微生态平衡紊乱。

那父亲的情形又是怎样的呢？很多时候 GAPS 患儿的父亲也遭受消化问题的困扰，出现哮喘、湿疹、偏头疼和皮肤问题，这显现出他们的肠道菌群不正常。通过频繁的性接触，父亲对母亲的阴道菌群也会有很大的影响。事实上，有一些少有的情况是，母亲并未表现出任何肠道微生态失调的征兆，而父亲的肠道问题却很严重。父亲肠道菌群异常，他的腹股沟区域菌群通常也会异常，这样就会传递给妻子。之后，妻子在生孩子时便可能将菌群传递给婴儿。

所以，孩子出生后会如何？最重要的事情是喂养母乳。母乳，特别在刚生完孩子几天内的初乳，对于婴儿的消化系统恰当地栖息上健康的微生物菌群极为重要。已经知道喝奶粉的婴儿与母乳喂养的婴儿，他们建立起来的肠道菌群截然不同。这种菌群的不同使得喝奶粉长大的孩子倾向于患哮喘、湿疹、其他过敏和其他健康问题。我们都知道母乳是最好的！但是，那些浮在母亲血液中的物质也会在母乳当中，肠道菌群异常的母亲体内会有很多毒性物质，是由病原微生物在肠内制造的，还有就是通过消化不良的食物被吸收进入到她的血液中而来，这些毒素会进入母乳当中并喂养给孩子。特别严重的状况是，GAPS患儿的母亲无法喂养孩子，因为小婴儿拒绝喝母乳或者喝几口母乳就睡着了。我们知道一些毒素是由异常的肠道菌群产出的，这些毒素有类似鸦片、吗啡和海洛因的化学结构，如果婴儿通过母乳摄入了鸦片剂样物质，那么就很容易理解为什么孩子喝几口母乳就会睡着了。婴儿拒绝母乳的另外一个原因是过敏，肠道微生态失调的母亲肠壁受损，引起肠漏，使得未完全消化的蛋白质和抗原能够透过肠壁。母乳中能够检测出牛奶抗原，我见到过一些母亲从饮食中移除牛奶后，孩子就会愿意喝母乳了。许多湿疹严重的婴儿，母亲采用这个措施后发现孩子的湿疹问题得以改善。

然而，积极的一面是，母亲肠内也会产生抵抗病原菌的抗体，这些抗体同样也可以进入母乳，喂养孩子。所以，如果婴儿继承了母亲的异常肠道菌群，婴儿在喝母乳期间这些菌群可以被来自于母乳的抗体所控制。不过，当停止母乳喂养后，这种保护机制也就停止了。很多GAPS患儿的家长能想起来孩子是在断奶时出现健康问题的：耳部感染、消化问题、湿疹等。小婴儿可能建立起了异常的肠道菌群，在母乳喂养期间受到抗原控制，它们自身的免疫并没有建立起能够抵抗异常肠道菌群的保护机制。相反，很多证据表明，婴儿的免疫系统接受了这些病原微生物作为体内正常的状态，因为这是孩子们一开始就认识了的，孩子们并没有辨别出这些微生物是外来的，所以不会去抵御它们。结果，在停止母乳喂养后，异常细菌、病毒和真菌在孩子的消化系统内大量生长繁殖。不同的孩子，这个时间长短各不相同，取决于每一个孩子自身的菌群构成，肠道微生态失调的严重程度，以及孩子的饮食状况。

再回来谈一谈GAPS患儿父母的健康状况，当我问及有关孩子祖父母的健康问题时，特别是母亲这一边，就很明显地看到几代人都存在薄弱的肠道菌群，这一问题一代一代加重。在抗生素和避孕药时代，有一段时期母乳喂养也不再流行，而且人们的饮食剧变，这些都促进了肠道微生态失调一代比一代严重的现象。几个世纪以来，医生们早就知道不健康的父母更容易孕育出健康状况不佳的孩子。在长达九个月的时间里，母亲的身体是逐渐长大的胎儿的家，无论在孕期还是分娩后数月，母亲的身体也是孩子获取滋养的源泉，所以，母亲的健康对于孩子尤为重要。在现代社会，我们有几代女性的健康因为现代生活方式而被累及，所以，现在自闭症、多动症、运动协调障碍、言语困难、哮喘、湿疹、过敏、糖尿病以及其他一些儿童健康问题开始流行还会让你觉得惊讶吗？

　　另外还有一个使得孩子脆弱的重要因素——孩子出生时的毒素负荷（Toxic Load）。这是什么？过去很多年我们一直认为孕期女性的胎盘会保护胎儿，不会受到母亲体内毒素的影响。近来的研究显示这种认识是错误的，胎儿会蓄积母亲接触到的大多数毒素，来自于汞合金填充物（补牙用）的汞，来自于食物和环境中的毒素，以及母亲肠道异常菌群产生的毒素，这些也会蓄积在胎儿体内，而取决于母亲在孕期受到毒素影响的程度，每个孩子出生时负载的毒素各不相同。一个出生时毒素负荷很高的婴儿，它从生命初期便处于不利地位，更容易受到各种环境因素（疫苗、感染、食物、药物等）的影响，所以过去的智慧是，善待和尊重孕妇如此重要！孕期女性需要特别小心自己吃的食物和用的化妆品。高质量的饮食，充足的休息，大量洁净新鲜的空气以及在新鲜空气中温和的身体活动都极其重要。保护孕妇不受人造化学物质、烟草、辐射、药物等的影响将帮助她们生出一个体内较少毒素负荷的孩子，给孩子的生命一个良好的开端。

　　家庭中其他孩子的情况又是怎样的呢？我的临床经验中，自闭症、过度活动症和其他一些GAPS患儿的兄弟姐妹往往也会受身体异常菌群的影响。他们经常遇到的问题是湿疹、哮喘、消化问题和贫血，不太常见注意力缺陷、运动协调障碍和自闭症。当然，这些孩子也与自己的GAPS患儿兄弟姐妹继承了相同的菌群，但是因为基因差别，出生时毒素负荷不同以及其他各种不同因素，使得GAPS患儿兄弟姐妹的微生态失调和体内毒素状况不同。功能良好的肠道菌群是我们免疫系统的主要控制器和大管家，像湿疹和哮喘这些疾病是免疫系统机能不良的结果，也是我看到自闭症患儿的兄弟姐妹们常常遇到的问题。

　　他们的消化问题通常不会像患有肠道与心理综合征的兄弟或姐妹那么严重，但是他们也常常存在消化问题，考虑到他们也跟患有GAPS的兄弟姐妹一样从母亲那里继承肠道菌群，这就不足为奇。

　　很少有人将贫血与自闭症、湿疹、哮喘、多动症、精神病以及其他一些GAPS病症联系在一起。我见过的大多数GAPS儿童看上去都脸色苍白，他们的血液检查会显示典型的贫血症变化。但是，当你见到这些孩子的母亲和兄弟姐妹时，几乎毫无例外，这些人也看上去脸色苍白，原因就是大多数肠道菌群异常的人都会有不同程度的贫血。我们在本书前面的章节已经讨论过为什么，这里我只是想说，贫血即使很轻微，都不容忽视，因为这会引起持续的疲惫感，身体缺少能量和精力，很难集中注意力去完成日常任务和学习。

总的来说，接触了那么多肠道与心理综合征患儿的家庭，我认为整个家庭都需要治疗，而治疗的最基本目标是改善肠道菌群，避免营养缺乏。随着整个家庭变得越来越健康，家长会有更多能量和精力来处理孩子的问题，并抚养其他孩子。家庭是一个有机体，应该以一个整体来看并整体治疗。在尽力帮助GAPS患儿的同时，家长很容易忽略自己，但无论如何，一个牢固的家庭才是一切。不是吗？

8. 疫苗：MMR 疫苗会引起自闭症吗？

人的心灵就像一把伞，打开时它的功能是最好的。

——沃尔特·格罗皮乌斯，1965 年

当谈及自闭症时，不可避免会说到 MMR 疫苗和其他疫苗。我在临床上看到一些自闭症孩子的父母将孩子的问题与 MMR 疫苗（麻疹、腮腺炎、风疹疫苗的统称）联系在一起，但是大多数家庭并没有发现这个联系，还有同样数量的家庭将孩子的退行性变化与 DPT 疫苗（白喉、百日咳、破伤风）联系在一起。在韦克菲尔德医生的研究之后，就自闭症与疫苗的联系这个问题引起了公众广泛的关注。英国政府花费了大量精力和资金来说服公众 MMR 疫苗是安全的。MMR 疫苗被放在了聚光灯下，其他疫苗也受到了质疑，因为其中大多数疫苗含有称为硫柳汞的防腐剂，它是一种汞化合物，还有其他一些有毒的引起质疑的物质。在许多国家，含有硫柳汞的疫苗已经被禁。但是，在某些国家，仍然有一定数量的含有硫柳汞的老配方疫苗注射给婴儿。

那么，MMR 疫苗会引起自闭症吗？

我认为事情不是那么简单，在这里必须从整体上来看待疫苗。

让我们来看看在现代社会孩子身上发生了什么。如果你朝四周看看，你能看到多少健康的孩子？儿童期的哮喘、湿疹、糖尿病、过敏、花粉症、消化失调、注意力缺陷多动症以及自闭症系列障碍，达到了流行病的比例！大多数自闭症儿童的兄弟姐妹都有湿疹、哮喘或其他一些问题。尽管所有这些健康问题表现出不同的症状，它们却有一个共同点——被累及的免疫系统。被累及的免疫系统不会对环境伤害作出正常的反应！疫苗是对免疫系统的一个很大的刺激，疫苗的制造商是为免疫系统正常的孩子生产疫苗，这些孩子对疫苗的反应是可预测的。然而，在现代社会，现代生活方式使得我们迅速陷入一种境地，大量的孩子免疫系统不正常，不能对疫苗以一种正常的方式作出反应。对于一些孩子，注射疫苗会对原本已经薄弱的免疫系统造成巨大的压力，成为"压垮骆驼的最后一根稻草"，并从此启动自闭症、哮喘、湿疹、糖尿病等。对于其他一些孩子，他们的免疫系统原本被累及的程度比较轻，疫苗没有促发机能障碍，但它会加重对身体的损伤，使得孩子与疾病更近一步。但是，如果孩子的免疫系统非常薄弱，即使完全避免注射疫苗，孩子也可能得病。现如今，关注疫苗问题的许多家长选择不给孩子注射疫苗。在我的诊所，我见到越来越多 GAPS 患儿，他们实际上没有打过任何疫苗，但他们还是经历了自闭症、注意力缺陷多动症、哮喘、湿疹和其他 GAPS 问题，这表明起决定性作用的因素是孩子的免疫系统状况而非疫苗。

所以，MMR 疫苗和其他疫苗可能并不是导致自闭症的直接原因，对于免疫力受损的孩子，疫苗会造成一些损害，但对其中一些孩子可能足以促发机能障碍。

因为围绕疫苗有一些丑闻，世界上很多人认为应该废弃儿童期注射疫苗，这也不足为奇。但是，这些人忘记了在疫苗时代之前，每个家庭总是会因为儿童时期的感染，比如麻疹、腮腺炎、风疹和其他一些问题，夭折一个、两个、三个，有时候甚至更多孩子。这是自然选择的机制，大自然施加给地球上所有生物的机制。没有动物能够让自己的幼崽全部存活下来。事实上，很多物种的幼崽在很小的时候就会死去，只有那些强壮的可以存活下来。自然选择的机制就是要保证地球上居住的都是最好、最健康的物种。在现代世界，我们人类显然不会去遵从这一机制。如果有方法让孩子活下来，没有哪一位母亲容许自己的孩子遭受死亡，即使事实上这个孩子不是她所生育的孩子当中最健康的。儿童时期的感染是自然筛选的一个工具，存活下来的孩子免疫系统得以加强，更加健康；虚弱的孩子有可能活不下来。疫苗是人类发明的让弱小孩子也能活下去的一种方法。所以，我们不可能一下子废弃所有的疫苗，除非我们已经决定好了去遵循自然的规律，我们必须发展出来更为理性的对待疫苗的方案。

在 20 世纪，疫苗挽救了上百万儿童的性命，现在却变得危险了，这要归因于我们的生活方式。在一些经济欠发达国家免疫系统遭受累及的儿童数量不断增加，而且每天都在增长，医学专家和政府是时候来检视他们对待疫苗的态度了。人人都需要注射疫苗的规则需要改变！

我在本书提议以下流程：在打疫苗之前，应该对每一位孩子做综合性的免疫问题调查。这个调查应该包括：

评估婴儿以及他们父母健康史的问卷；

通过综合性检查以及尿检确定婴儿是否存在肠道微生态失调；

检查评估婴儿免疫状况。

这些问卷和检查必需涵盖在注射疫苗之前的一个专家小组记录中，调查的结果对决定是否走以下步骤起到关键作用。

043

● 不打任何疫苗。如果婴儿的母亲存在肌痛性脑病、纤维肌痛、消化问题、哮喘、湿疹、严重的过敏、自身免疫障碍或者神经问题，那么她的孩子就不要打疫苗。如果一个婴儿表现出湿疹、哮喘、消化问题或任何其他功能障碍，就表明孩子肠道菌群和免疫系统被累及，这是不要打疫苗的一个信号。如果自闭症儿童的妹妹或者弟弟是严重湿疹、哮喘、过敏、注意力缺陷多动症、癫痫和注射胰岛素的糖尿病小患者，同样地不宜注射疫苗。等孩子长大一些，重新来检查评估，如果孩子不再有免疫缺陷，就可以考虑一次注射某种（一种）疫苗。每次注射疫苗的间隔时间至少要超过 6 周。

● 直到检查结果变好后再考虑打疫苗。这种情况适用于母亲健康状况良好而且没有表现出某种健康问题但是检查结果异常的婴儿。这些孩子应该每隔 6~8 个月再做检查，当身体表现良好之后再打疫苗，而且每次只打一种疫苗。

● 执行标准疫苗方案，每次只打一种疫苗，这适用于健康的婴儿，而且他们的父母非常健康，检查结果显示免疫发育正常。

这些只是最初的指导，需要继续改善以期制定出一套更加科学的疫苗方案。

目前实施的疫苗注射方案都是标准化的，现在有很大的争论，希望能够每次只打一种疫苗而不要联合几种疫苗，如 MMR 和 DPT 三联疫苗。在自然情况下，一个孩子不会同时感染麻疹、腮腺炎和风疹。事实上，在过去两种感染同时发生的极端状况非常罕见，医学文献上描述到孩子的身体和智力发展都受到影响。当然，联合疫苗的支持者会说世界上数百万儿童都这样注射了疫苗也没有出现问题。但是，考虑到 GAPS 疾病达到了流行病比例，我们应该重新来检视陈旧的政策，很可能注射联合疫苗需要被废弃。

9. 精神分裂症

精神分裂症是一个大袋子，精神病医生将所有那些很难理解的患者都归到里面。抑郁症、躁郁症、强迫症、诵读困难和精神病之间都会有一定的交叠。经常有一些患者被诊断为躁郁症，但是后来却又被重新诊断为精神分裂症。在精神分裂症发展初期，患者往往是过去多年表现为抑郁症。精神分裂症患者的家庭成员中有人可能患有诵读困难、运动协调障碍、抑郁症、躁郁症、自闭症、注意力缺陷多动症以及强迫症。正如儿童期学习困难的患者，精神分裂症患者不会完全符合哪一个诊断。是不是我们错过了一些潜在的问题？可能是这些深层的问题在不同人身上引起了不同的病症。

对于精神分裂症患者，现代精神病医生可以提供的治疗大多只是开抗精神病药。这些药物的使用是基于反复试验试错的方案，尽管许多情况下药物可以控制精神病症状，但是药物有很强的不良反应而且并不能治愈患者。正如现代医学使用的大多数药物，它只是控制症状，就是说它仅仅抑制症状而不是治疗疾病。可以这样说，抗精神病药物仅能将病症抑制 15% ~ 25%，意味着另外 75% ~ 85% 的症状依然停留在那里，不能得到解决。

在药物统治医学时代之前，精神病医生的例行记录中显示精神病患者不仅有精神问题，身体上也病得很重。最为普遍的身体问题是消化、心血管、糖尿病、肺和泌尿生殖道感染、自身免疫疾病和其他一些免疫异常的征兆。亨德森与吉莱斯皮著作的一本老书《精神病学》，出版于 1937 年，书中清楚地写道："每一个病例，身体全面的检查是相当重要的，精神分裂症患者普遍营养不良。"近来的研究证明这一点是正确的。在精神分裂症患者的病例中经常有记录缺乏维生素（比如烟酸或维生素 B_3、维生素 B_6、维生素 B_{12}、维生素 B_1、叶酸、维生素 C）和许多矿物质（比如镁、锌、锰等）。加拿大的一位医生亚伯兰·霍夫尔通过补充维生素 B_3、维生素 B_{12}、叶酸和维生素 C，成功地治疗了数千例精神分裂症患者。美国的一位医生卡尔·普菲佛研究了 2000 多例患者，他指出通过营养补充剂和饮食治疗远比使用药物更有效。

精神分裂症患者为什么会营养缺乏？我们已经知道答案在他们的消化系统内。法国的一位精神病学家菲利普·皮内尔在 200 年前就写道："精神错乱的主要问题通常是在胃和肠道区域。"美国教授柯蒂斯·道汉医生进行了多年的研究，了解精神病患者的消化异常与他们的心理状态的联系，注意到乳糜泻与精神病之间有一定的联系，道汉医生发现精神分裂症患者的症状可以通过从饮食中移除所有谷类食物而得到大大改善。他还发现在南太平洋的一些民风中，人们从来不吃谷类，也从来没有人患精神病，直到他们开始采用西方的含有很多谷类的饮食之后，才开始出现一些精神分裂症的病例。另外一个例子是爱尔兰，在 1845 年土豆饥荒之前，那里的人从来都不吃小麦，那时爱尔兰从来没有精神分裂症和乳糜泻病例的记录。自从引入小麦作为一种主食，爱尔兰乳糜泻和精神分裂症的发生成为世界上最为严重的国家之一。在 19 世纪 70 年代后期，发现源自谷类当中的谷蛋白和源自奶当中的酪蛋白在人体消化道内可以转变成类鸦片剂样物质，能够进入血液，穿过血脑屏障而影响大脑。这种类鸦片剂样物质可以在精神分裂症、抑郁症和自身免疫疾病患者的尿液当中检查出来。之后，挪威的尔特医生和英国的托克医生在自闭症孩子的尿液当中检测出同样的物质，这样就发现了精神病与自闭症患者在同一条船上，他们认识到精神病与自闭症患者都不能消化来自谷类的谷蛋白和来自奶中的酪蛋白。

精神分裂症患者通常是在十几岁或二十岁出头时发展出精神病症状，但是当我与这些患者的父母深入交谈时，就会看到肠道与心理综合征病症的全景。这些患者的母亲几乎总是存在肠道异常菌群以及相关的失调问题。这意味着，母亲会传递给她的孩子异常的菌群。很大一部分精神病患者小时候没有接受过母乳喂养，这就会进一步累及他们的消化菌群和免疫系统。从儿童期的健康历史可以清楚地了解到患者在出现精神分裂症症状之前，身体已经病了很久。消化问题，过敏和食物反应、湿疹、哮喘发作、营养不良、缺乏精力、过度活跃、注意力缺陷、运动协调障碍、言语困难、疲惫、易怒、睡眠不好、夜惊都比较常见，这些症状表明孩子存在肠道菌群异常。孩子营养不良，身体缺乏很多营养物质，免疫力薄弱，有很多毒素来自于肠道。这些毒素混合显然不完全一定导致自闭症，但是却足以引起其他一些问题。精神分裂症不是无中生有，它属于肠道与心理综合征。

看到精神分裂症症状通常出现于青春期，怀疑青春期对于精神分裂症的发作扮演了重要的角色，这是有道理的，可能青春期激素混乱在某种程度上与孩子体内的毒素相互作用，使得孩子陷入精神分裂状态，也可能是激素为一些毒素打开了血脑之间的屏障，那些毒素一直就在孩子体内，只是之前并没有机会进入大脑。另外一个有趣的可能是大脑发育成熟的过程中哪里发生了错误。在生长的不同阶段，大脑会"修剪"它的受体，"修剪"最为活跃的时期在两岁时和青春期。可能是青春期时类鸦片（活性）肽和其他一些毒素逃脱了年轻人的肠道，与自然的成熟"修剪"过程相互作用，使得大脑发生错乱进而导致精神病。希望将来的科学研究能够解释这一问题。显然精神病的最终呈现是孩子身体的问题发展而来的，并不是从天而降的问题！

患者消化系统内异常的微生物群产出的毒素影响大脑，引起精神分裂症的症状，所以，要想帮助患者，我们需要给他们清除毒素。要达到这个目标，我们需要治疗患者的消化系统。

在临床上，我给 GAPS 患儿制定的营养管理方案对精神分裂症患者效果也非常好。我相信这一点，因为营养管理可以修复肠壁，建立正常的肠道菌群。结果，患者开始恰当地消化和吸收食物。肠道不再是毒素进入体内的通道，它转变为身体取得滋养的主要源头，肠道原本就该这样。当营养缺乏和毒素解除之后，精神分裂症的症状也随之消失了。

药物治疗是怎样的？

这是需要考虑的非常重要的一点。很少见到哪位精神分裂症患者不吃抗精神病药物的。抗精神病药物会改变大脑的生物化学过程，而且，最新研究支持它甚至会改变大脑的结构。最近在《柳叶刀》和《美国精神病学杂志》上发表的文章指出长期使用神经安定药物会导致脑萎缩，并不知道这种变化能不能反转。除此之外，抗精神病药物有一长串的令人不愉快的不良反应，而且本质上是有毒的。所以，每一位患者尽快停用药物是符合逻辑的。但是，在我们通过营养管理来给患者排毒期间，在患者准备好之前最好不要贸然改变他的药物方案。我会解释为什么。当我们确定通过饮食和营养补充，患者身体和精神状态有显著的改善而且能够稳定下来时，可以考虑断药。尽管生产精神安定剂的制药公司容许患者突然断药，但是大量发表的临床证据显示抗精神病药物必须慢慢地小心地戒断，突然断药会引起严重的断药反应，因为大脑的生化机制和结构需要时间来调整到没有药物的状态。如果突然断药，令人遗憾的是断药反应常常好像疾病本身的复发，患者会重新开始服药。与患者的精神医生一起慢慢地一点点地为患者断药，这极为重要，要避免断药反应，这取决于患者服药的剂量以及吃药时间的长短，这个断药过程可能需要几个月时间，也可能需要几年（如果患者做的是鸡尾酒药疗）。这期间断药反应的症状是可预期的：恶心，呕吐，没有食欲，头疼，嗜睡，缺乏能量，睡眠障碍和情绪波动。精神安定药有一个不良反应是体重增长和水分潴留，所以，断药期间出现体重下降也是预料之中的。尽管体重下降可能非常迅速，但它通常会下降到一个人的正常体重范围之内，所以不要因此而特别担心。我要再次强调，在给患者断药之前，首先要构建患者的营养基础，去除再次引起 GAPS 问题的因素。GAPS 患者和他的照顾者需要了解，在断药期间严格执行 GAPS 营养计划是至关重要的！这不是一个可以放松饮食和营养补充的时间段！当药物被安全地断掉而且患者能够稳定至少一年时间以后，偶尔进食 GAPS 饮食之外的其他食物是可以的，但是绝不能在这之前尝试。

糙皮病

有一定数量的精神分裂症患者可能根本不是精神病，而是糙皮病。糙皮病是由于缺乏维生素 B_3（烟酸或烟酰胺）。典型的糙皮病症状非常像精神病：妄想、幻觉、迷糊、头疼、焦虑、抑郁、易怒；有很多身体症状：皮炎、慢性腹泻和黏膜发炎。这种状况在过去经常发生在贫穷人群中，因为他们的饮食主要是玉米。病因未被发现之前，糙皮病患者会被像麻风病患者一样对待。直到发现通过进食富含维生素 B_3 的食物可以完全治愈它之前，人们一直以为糙皮病会传染和蔓延。加拿大一名医生亚伯兰·霍夫尔通过在患者饮食中补充大量维生素 B_3（2～4克/天），帮助了数千名精神分裂症患者，之后他还在治疗方案中增加了维生素 C 和其他一些营养物质。

GAPS 营养方案会提供给患者大量的维生素 B_3，但是，基于霍夫尔医生的研究，我认为精神分裂症除了执行 GAPS 营养方案，在最初几周应该补充维生素 B_3、烟酸或烟酰胺，每天 1～2 克。烟酸会引起皮肤持续 15～25 分钟的面红耳赤过程，这是一个良性反应，患者不需要担心，但如果觉得这是个问题，那么"不面红"烟酸也是可以买到的。最好在专业人员的指导下进行治疗。

总的来说，有一种观点认为精神病是不能治愈的，这是很多患者与他们的家人在接受诊断时被告知的。但是，根据许多医生的经验，像亚伯兰·霍夫尔医生、柯蒂斯·道汉医生、卡尔·普非佛医生，还有许多其他临床医生，他们通过营养治疗发现精神病并不是不能治愈的。世界上有成千上万的患者通过恰当的饮食和营养补充而得以全面恢复。营养治疗对这些患者来说是前进之路，越来越多的精神病医生现在意识到了这一点。但是，正式的精神治疗是有序安排的，患者及其家人必须严格去执行营养治疗方案。这不是一项容易的任务，但是非常有回报。我的一位患者最近说："你的饮食推荐是对的！我现在感觉完全恢复正常了，我会坚持执行这一饮食和营养补充方案。"

10. 癫痫

我的经验是有 30% 存在学习障碍的 GAPS 儿童会经历癫痫发作，最为普遍的是自闭症患儿。有些会癫痫大发作，有些存在各种各样的不自主的动作，如抽搐和痉挛，有些忍受着类似妥瑞氏疾病（抽动症）一样的症状，有些会摆动头并且间歇性地摇晃整个身体，或者是一些紧张不安的动作。有些孩子发作时表现出大哭和发脾气，家长没有办法使孩子停止发作。有一位妈妈这样说："我知道这是某种发作形式，像癫痫。我们无法进入到他的身心，我觉得他根本听不进去我们说的，他只是需要完成发作，当然也没有什么可以阻止发作。我们只能随他去，当发作结束后，他也就消停了。"发作后，孩子通常会困乏或松软下来，或者非常疲劳，或者看上去很痛苦。

癫痫各种各样，而且它的分类广泛且复杂。除此之外，还有很多病症看上去很像癫痫，但是并非真的癫痫（如神经过敏、早期婴儿良性肌阵挛、阵发性斜颈、婴儿胃-食管反流、发抖、惊吓病、阵发性眩晕、抽动、阵发性手舞足蹈、伪癫痫、焦虑状态、药物引起的肌张力障碍、突然休克、突发晕厥、血管迷走神经性晕厥、简单的晕倒、偏头痛、猝睡症、摆头敲头、夜惊，等等）。有很多因素会导致癫痫发作，如发烧、肾或肝衰竭、电解液不平衡、低血糖、缺氧、血钙低、激素异常、代谢过程中各种错误、开始吃某种药、断药、创伤、脑瘤、大脑血管畸形、中风和毒素。癫痫的大多数，尤其是儿童，被归类为"特发性（Idiopathic）"，这是一个医学术语，意思是"我们不知道是什么原因引起的"。虽然现代医学已经发展到先进的水平，我们依然不知道到底是什么引起了大脑如此一般"雷电交加的暴风雨"，表现出来就是癫痫发作。在存在学习障碍的 GAPS 儿童中，癫痫是很常见的。来自不同渠道的数据可能会有些偏差，但是大部分医生认同在轻度残疾的 GAPS 患者中大约 10% 有癫痫症，严重的大约 50%，有些临床医生称在严重自闭症患者中这个数字高达 80%。

令人遗憾的是，自从发明了抗癫痫药物之后，主流医学似乎不再对找到引起每一位病例发生癫痫的原因感兴趣：患者被开了一堆药，并被告知需要长期甚至终身服药。事实上有一种癫痫症的孩子 70% 的人不会有另外一种癫痫症。但是，许许多多孩子在服药。抗癫痫药物的作用机制是抑制大脑活动，药物既不能治愈疾病也不能阻止癫痫症的易感性。药物并不是对人人都有效，药物一般可以一定程度地控制癫痫症（大约 70% 病例），但同时有不良反应。如果年龄比较小的孩子长时间服用这类药物，会导致诸多不良反应并影响孩子的智力和身体发育。除此之外，因为这类药物会抑制大脑的活跃，导致孩子在学习和社交方面很难做好，性格也会发生改变。这些孩子往往嗜睡，即使在清醒的时候也是昏昏沉沉的。有太多太多父母描述说他们的孩子长期吃药后无精打采，好像"行尸走肉"。这种医治方式的结果就是锁住家长，父母和孩子需要经常回到医生那里，每隔几个月都需要回顾一下用药规则。如果父母不去看医生，不按照医生开的药给孩子吃，就会感觉自己违反了权威。很多患者的癫痫发作也只是得到部分控制，也有些患者的癫痫发作并不能得到控制，反倒改变了性格，变得更加严重和烦恼。如果药物无效，患者可能被推荐去做大脑手术或者去做迷走神经刺激。

到底有多少抗癫痫药物是有用的至今还是个谜，所以药物的使用通常是一个试错和反复试验的机制：如果第一种药无效，那么就加第二种，如果第二种还没有效果，那么就可能再加第三种，尽管事实上大多数医生都知道如果两种药都没用，再加药一般也不会有什么起色。对孩子的一线治疗方法是使用丙戊酸钠（sodium valproate）对付全面性癫痫及其综合征，使用卡马西平（carbamazepine）对付部分性癫痫及其综合征。丙戊酸钠有一长串的不良反应：消化问题、恶心、运动失调、颤抖、掉头发、食欲增加和体重增长、凝血功能问题、皮疹、胰腺炎、血细胞异常。卡马西平有同样的不良反应，另外还会引起眩晕、困倦、头疼、迷糊和烦乱、复视、厌食症、发烧、心脏问题、淋巴结肿大、肝炎和急性肾衰竭。其他一些经常用在成人与儿童的药物还有苯妥英（phenytoin）、拉莫三嗪（lamotrigine）、乙琥胺（ethosuximide）、苯巴比妥（phenobarbitone）、氯巴占（clobazam）、氨己烯酸/敕癫易（vigabatrin）、硝基安定（nitrazepam）、类固醇（steroids）、乙酰唑胺（acetazolamide）、加巴喷丁（gabapentin），这些药物全都有一长串的不良反应，而且每一种药都有警示"避免突然停药"，意味着这些药是使人上瘾的。很多抗癫痫药物会致使骨结构异常和骨折，因为这些药物与正常的骨代谢相互作用。一些药物（苯妥英、普里米酮和苯巴比妥）会消耗体内的叶酸，所以这些药物的不良反应很像严重缺乏叶酸的症状。考虑到癫痫症本身也会消耗体内的叶酸，再服用这些药物的话会引起严重的后果，除非在服药的同时注意补充这种维生素。长期服用苯妥英会导致维生素 B_1（硫胺素）缺乏，这本身就会引起癫痫症状。已经知道癫痫症发作会消耗体内的维生素 B_6。一些老的教科书上指出癫痫患者体内常常缺乏维生素 B_6，在考虑药物治疗之前建议先注射维生素 B_6。事实上，在已知的一些病例中仅仅是给患者注射维生素 B_6 就治好了癫痫。令人遗憾的是，现代治疗法并不包括维生素。身体激活维生素 B_6 需要锌，已经知道癫痫患者体内缺乏锌，所以补充锌可以改善维生素 B_6 治疗的有效性。每一次癫痫发作都需要消耗体内大量的营养物质，使得患者体内的许多营养物质被耗尽。已经知道患有癫痫的人体内缺乏营养，最常缺乏的是叶酸、维生素 B_6、硫胺素（维生素 B_1）、其他 B 族维生素、必需脂肪酸、氨基酸、镁、锌、锰、硒、脂溶性维生素和其他一些营养物质，尤其是在癫痫发作后，体内营养缺乏最为严重。有发表的关于癫痫病例的文章指出只是采用营养补充与饮食调整成功治疗了癫痫。在抗癫痫药物发明出来之前，饮食治疗是首选而且唯一成功的治疗方法。

通过饮食治疗癫痫

从古代希波克拉底和伽林起就有采用节制性饮食对癫痫进行治疗的案例。20 世纪初，许多医生也是采用节制性饮食来治疗癫痫。伯纳德·麦克费登、休·康克林、麦克默里医生以及其他一些医生报道过很多患者在结束 21 天的节制性饮食（特别是采用低碳水化合物饮食）之后，再也不受癫痫发作的痛苦了。他们认为孩子会比成人更容易恢复，问题是，一个人不可能永远节制饮食，很多时候癫痫在结束节制饮食之后又再复发，所以探索一种代替节制饮食的适宜的饮食方法一直在进行。在 1921 年发现节制饮食能够改变代谢路径：肝脏利用体脂产生一种称为酮体的物质（羟基丁酸 hydroxybutyrate，乙酰乙酸盐 acetoacetate 和丙酮 acetone），酮体可以穿过血脑屏障为大脑提供能量。通常大脑利用葡萄糖作为能量来源，但是在节制饮食期间不提供葡萄糖，所以大脑转为利用酮体。当时认为是酮体使得癫痫发作停止，所以开始了探索可以产生酮体的饮食研究。20 年代，这种饮食方法由美国的梅奥诊所开发出来，被称为"生酮饮食"，这种饮食严格限制碳水化合物和蛋白质，取而代之的是脂肪。这些方法在儿童身上取得了最佳效果：梅奥诊所报道称最初采用这种饮食控制了 95% 的癫痫发作，其中 60% 的人不再发作癫痫，这一饮食方法在医学领域一时间获得很大的赞同。不过，在抗癫痫药物被发明出来之后，这种饮食方法也就慢慢地被遗忘了。抗癫痫药物对 70% 的病例有效，但是还有很大一批患者是在这之外，所以在 20 世纪 90 年代，人们对生酮饮食的兴趣又复兴了。值得感谢的是，从 20 世纪 30 年代起，美国的约翰·霍普金斯医院一直坚持对生酮饮食的研究工作，该医院开发的模型成为经典的生酮饮食。

传统生酮饮食中脂肪与碳水化合物加蛋白质的比例是 4:1，被称为生酮比率。饮食中主要包括多脂奶油、黄油、鸡蛋、肉、少量的非淀粉类蔬菜和水果，每一顿饭都需要由受训过的膳食营养师仔细计算，并且最初需要在医院开始这一饮食计划。因为这种饮食不能为身体提供所有的营养元素，因此需要额外服用膳食营养补充剂。这种饮食也有不良反应：最为普遍的是便秘、低水平的酸中毒、低血糖、儿童生长迟缓、骨折和肾结石，对成人的不良反应包括体重下降、便秘和月经问题。最近基于 19 篇针对生酮饮食有效性的荟萃分析指出，有一半患者癫痫发作减少 50%，有 1/3 的患者癫痫发作减少 90%。如果成功，这种饮食方法至少需要执行两年时间，许多病例甚至需要执行更长时间，有大约 10% 的儿童执行生酮饮食后不再出现癫痫发作，如果连续 6 个月没有发作，便可以停止这种饮食方式。令人遗憾的是，在停止生酮饮食之后，大约有 20% 的患者又会复发癫痫。很多孩子可以减少或者不再用抗癫痫药物，但是还有很多孩子需要服药。在现代社会，新诊断的孩子其首要治疗推荐是药物，服药孩子的数量之高值得我们重新检视治疗方案。只有那些抗药的孩子得以被提供生酮饮食方案，通常也是最后不得已的尝试。如果饮食方案而非药物成为首要治疗，那么需要用药孩子的数量会截然不同，这可能会与 20 世纪 20 年代梅奥诊所报道的数字一样。

生酮饮食的另外一种方法在 20 世纪 70 年代发展出来，被称为 MCT 饮食，它是基于中链甘油三脂制造的油（Medium-Chain Triglycerides，MCTs）。MCT 油脂诱发的酮体要优于食用传统奶油和黄油（主要含有长链甘油三酯）的生酮饮食。MCT 饮食中 60% 的卡路里来自 MCT 油脂，过去这种油脂是高度精炼的，不怎么可口。除此之外，还会引起许多消化问题，比如腹泻、腹部绞痛和呕吐，但是因为 MCT 油脂在产生酮体方面更好，饮食当中可以添加更多的蛋白质和碳水化合物。MCT 饮食与传统生酮饮食对癫痫发作的控制被认为效果一样好。因为对膳食营养师来说，MCT 油脂更容易做膳食计算，所以 MCT 饮食在很多诊所里受到欢迎。

对有效饮食方法的探索一直在继续，在这一个主题上的另外一个饮食方法显示酮体可能并不是控制癫痫症的最主要部分。2003 年左右，许多患者发现执行阿特金斯饮食法能控制癫痫症，根据这个信息，约翰·霍普金斯医院的团队调整了阿特金斯饮食法来实践他们的目标。在调整的阿特金斯饮食法中生酮率只是 1:1，而且不需要始终坚持，与传统生酮饮食以及 MCT 饮食相比，经调整的阿特金斯饮食法不限制蛋白质和卡路里，而且还可以在家执行，不需膳食营养师的参与。调整后的阿特金斯饮食法不良反应较少，初期的一些研究显示它对癫痫症的控制与传统生酮饮食或 MCT 饮食有一样的效果，甚至更好。

在生酮这条路上继续前进，又发展出了低升糖指数治疗（Low Glycemic Index Treatment，LGIT）来控制癫痫症。尽管这也是高脂肪饮食，LGIT 饮食比生酮饮食或调整后的阿特金斯饮食允许摄入更多的碳水化合物，只要这些碳水化合物是低升糖指数。这种饮食方法的执行不需要在医院进行，也不需要膳食营养师的集中支持，不良反应较少，与调整后的阿特金斯饮食法获得的效果一样。

饮食是怎样起到作用的呢？

生酮饮食是如何起到作用的，至今还被认为是一个谜。最初的假想是酮体减少了癫痫症的活跃，但后来证明这一假设是错误的，因为酮类的水平与抗惊厥作用并不相关。它表现出酮体只是被大脑当作能量的来源，而身体才涉及癫痫症的真正原因。我的观点是，这些饮食方法中的一个联系就是低碳水化合物，特别移除了多淀粉的复杂碳水化合物。GAPS 饮食也是如此，去除所有的淀粉类和复杂碳水化合物。我们在本书前面讨论过，碳水化合物，尤其是淀粉以及精制糖，会喂养体内的病原菌，它们分布在肠道内和所有其他地方。通过饮食中严格限制碳水化合物，病原菌在体内的活跃性被严格控制。

GAPS 饮食营养方案实践之初，在我的许多患者当中，它的不良反应很小，就是发作癫痫症、抽动、痉挛和一些不自主动作的消失，不论患者是不是真的癫痫。有一些孩子的发作停止后再也没有复发过，另外一些孩子癫痫症的严重程度以及发作频率渐渐地下降，或者最终停止，或者稳定在一个可控的水平。我的临床经验推动我总结出一个简单的结论——大多数癫痫症是两个因素的结果，这两个因素相互结合，共同作用。

受损的肠壁。受损的"泄漏"的肠壁使得许多有毒的物质能够进入大脑，促发癫痫症发作、抽动、痉挛和一些不自主的身体动作，等等。毒素是由异常的肠道菌群制造的，体内毒素的组合因人而异，取决于这个人肠内存在的是哪一类病原菌。受损的肠壁同时使得没有完全消化的食物能够通过并刺激免疫系统，形成食物过敏和不耐受，可以表现为癫痫症、抽动、痉挛和一些不自主的身体动作。我在诊所看过的患儿当中，有些孩子只是在吃过某种食物后才会发作。

营养缺乏（我们前面已经讨论过）。一个人肠道菌群异常，肠道不能很好地消化食物，不能滋养身体。缺乏叶酸、维生素 B_6、锰和维生素 B_1，这都曾被记录过会引起癫痫症，而其他一些营养元素的缺乏，比如镁、锌、氨基酸、脂肪酸和脂溶性维生素，它们与癫痫之间的关系还没有研究过，但是这些营养元素一样很重要。一个肠道菌群异常的人往往会营养缺乏，这是肠道与心理综合征的主要部分。

少量的癫痫症是由于身体（大脑）问题促发的，比如肿瘤、血管畸形或者受伤后留下的瘢痕、感染或者中风。即使是这样的情况，改变饮食，消除营养缺乏并降低进入大脑的毒素水平，癫痫症的发生频次也可以下降或者全都消失。有一些癫痫症是由于环境毒素促发的，这个人对这种环境毒素尤其敏感。在我的诊所有一个自闭症患儿只有当闻到油漆味时才会癫痫大发作。这种病例比较罕见。我的经验是大多数病例尤其是儿童，都是肠道与心理综合征的问题。这就是我们主流医学定义的特发性。

设计 GAPS 饮食营养计划是用于控制肠内病原菌，疗愈肠道的。随着肠壁的修复，透过肠壁的毒素水平以及不完全消化的食物水平会显著下降，大脑得以有机会重新正常地运作。同时，GAPS 饮食提供大量有营养的食物，让消化系统足够健康以能够消化食物，这会很快地改善营养缺乏，要知道营养缺乏会促进癫痫症的发作。

我们来看一个典型的病例，可以将情况展示得非常好。

一个 7 岁男孩，名字叫 M，他存在典型的 GAPS 综合征病史，父母双方也都存在肠道菌群异常。孩子在出生后第一年是接受母乳喂养的，发育表现正常。但是他曾经发生过肠绞痛，引入固体辅食后他对许多食物的反应是腹泻，还有一些食物会让他便秘。M 同时非常容易感冒和肺部感染，采用了顺势疗法来治疗，注意了避免抗生素。他的父母意识到疫苗的风险，除了脊髓灰质炎和破伤风疫苗，没有给 M 打过其他疫苗。M 在出生后的第二年发育正常，智力和身体在同龄人中也是有优势的。他非常聪明而且合作性也很好，但是他的消化系统始终比较弱，大便不规律，肚子还会胀气。在两岁生日以后他的饮食呈现出典型的 GAPS 风格，主要是一些淀粉类和含糖的食物，他拒绝吃别的食物。到 3 岁时，M 的食物主要限制在面包、豆沙、糖果、棒状小食、甜的焙烤食品、奶酪、甜酸奶、苹果、梨、脆片、葡萄干和香蕉。他的消化更差了：他开始肚子疼，大便发绿而且气味像腐烂的鱼。M 变得非常瘦弱苍白，眼周还呈现黑眼圈。在 3 岁时，M 开始要玩具，执拗于一些事物而且变得不合群。他的父母担心他是自闭症，尝试了 6 个月的无谷蛋白无酪蛋白饮食（GFCF 饮食），但是没有效果。在三岁半的时候，经过一次发烧感冒后，M 变得笨拙却又活动过度，更加挑食。之后，他开始出现失神以及癫痫症症状：他会向上翻眼睛几秒钟，僵住而且无反应，这些结束后出现了他第一次癫痫大爆发。他被诊断为特发性全身型癫痫，医生开的药是丙戊酸钠，从此改变了发作的性质：M 开始每天有 10～15 次癫痫小发作。癫痫症发生在 M 绕圈快走时，开始是完全有意识的，之后形成缓慢的不自主的动作。丙戊酸钠的用药剂量提高了，还是没有效果，之后用药剂量再一次提高。癫痫症变成了失神发作，数量下降到每天 2～4 次，但是时不时地 M 每天会出现 15 次失神发作的情况。自从三岁半开始药物治疗后，M 的学习能力和发展减退，到 7 岁时他还不能阅读，并且经常无精打采、烦躁、不安，有时候过度活动，并且对学校里其他孩子表现出攻击性。他的注意力集中的时间很短，无法完成学校里的课程，他的社交能力非常糟糕，没法交朋友，他只能和自己 4 岁的妹妹玩耍。在 M 5 岁的时候，他被诊断为阿斯伯格综合征。我第一次见到 M 的时候，他很高但非常瘦弱，而且眼周呈现黑眼圈。他超级好动，注意力集中的时间很短，他无法安静地待着，他的语言发展也很迟缓。他的消化功能很差，大便异常，而且有轻微的胀气。

055

　　他被推荐尝试 GAPS 饮食，从起始餐——食物引入部分开始。当开始完全 GAPS 饮食之后，他变得安静多了，注意力集中的时间也延长了，学习能力也有了提高。他的消化功能改善了，大便正常了，也不再出现肚子疼，但是失神发作的频率依旧没有变化，他的父母认为是药物导致的癫痫症。M 每天要服用 800 毫克的丙戊酸钠，我们开始一点一点地减少用药量。花了一个月的时间将服药量减到每天 600 毫克，M 变得更加安静了，并且更"像他自己"，他的注意力集中的时间改善了，学校里的老师也说他的行为改善了。最为重要的是，他的癫痫症次数减少了。随着丙戊酸钠用药量的继续减少，癫痫症频率也越来越少了。大约花了 18 个月才完全停药，这个停药过程有所减缓，因为期间 M 有过一些腹泻，孩子偶尔还在饮食上骗大人，使得癫痫症暂时更加活跃了。当药物全部停掉以后，M 每周有一次或两次的失神发作，程度非常轻微，只有父母才能发现。M 变得安静，注意力集中的时间和行为都变得正常了。在学习能力上，他还是比同龄人迟缓一些，但他在努力追赶。他看上去很好，身体能量很足，也不再有消化问题了。

我们来讨论一下这个病例。这个孩子在出生时继承了父母薄弱的肠道菌群，尽管他是接受母乳喂养的，曾经注意避免抗生素和疫苗的问题，但是异常的肠道菌群还是导致了轻度的消化问题。非常典型，肠道菌群异常的孩子倾向于将饮食限制在淀粉类食物、甜食，拒绝咸味可口的饭（请看本书"孩子的进食问题"一章的内容）。甜食和淀粉类食物喂养肠内病原微生物，使得它们能够生长繁殖破坏肠壁。同时，这些肠内过度生长的病原菌开始产出大量的毒素，透过肠壁，进入血液，被输送到大脑。因为肠道功能减退，食物无法被良好地消化，有些未被消化的食物成分会穿过已经破损了的肠壁。一旦被吸收进入血液，这些仅仅被部分消化的食物会促发复杂的免疫反应（称为食物过敏或不耐受），这可以引起癫痫症。毒素与未被完全消化的食物（被免疫系统处理）从肠道流入大脑，导致了癫痫活动。这就是发生在 M 出生后第三年时的状况，他的情况属于 GAPS 范畴。从 GAPS 饮食起始餐——食物引入部分开始，执行 GAPS 饮食使得 M 可以修复肠壁，改变肠道菌群，癫痫症的发生大大减少。他的抗癫痫药物必须一点点地停，有两个原因：首先，抗惊厥剂是成瘾的；其次，M 在饮食执行上经常会欺骗家长。尽管进展比较慢，M 和他的父母对饮食治疗结果都很高兴。他们现在不必去癫痫治疗的诊所，可以过正常的家庭生活了。

我的诊所里治疗的癫痫症患者大多数是孩子，但是，我经常收到来自全世界各地患者的邮件，他们在没有人监控的情况下自己执行了 GAPS 饮食。这里是其中的一封电邮，来自 40 岁的 H 女士：

"我患肠易激综合征已经很多年了，曾经被诊断为乳糜泻病……我的整个人生阶段同时有颞叶性癫痫，昏昏沉沉，奇怪的感觉，短暂昏厥，视物和听声音失真，最近还有肌肉抽搐，转头，怪异的面部表情，等等。我开始执行你的饮食方案，那些问题大多数都消失了……在执行了一年以后，我不再继续坚持，我开始吃米饭和一些精制糖，抽搐又复发了。我重新执行 GAPS 饮食，症状就又停止了。"

总结:如何对待癫痫是患者或患者父母的个人选择,有些人永远都不会考虑改变饮食而是选择药物或者手术。另外一些人希望了解问题的原因并且尝试自然疗法。我觉得知情决策非常重要,而不是仅仅接受医生所说的。对于患有癫痫的孩子来说,尤其是还未服用药物的孩子,饮食治疗更容易一些。我觉得不论是否可能,饮食治疗应该是在考虑药物之前儿童癫痫治疗的首选方法。孩子每天都在生长,他们的身体和大脑以一种从一出生时就启动的极其复杂的程序一直在发展。现代医学对这一神圣的程序知之甚少,更没有能力去改变它。药物非常野蛮地作用于孩子的智力和身体发展,而且其作用不可预测,这可能会影响孩子的一生。美国久负盛名的约翰霍普金斯医学院的约翰·弗里曼医生是世界上著名的癫痫病专家,我在此引用他的话:"我们对癫痫的了解还很少。至于癫痫症在大脑的蔓延机制,我们知道得也很少。我们不明白为什么在这一刻癫痫会发作而下一刻又不发作。说实话,我们对各种抗惊厥剂是如何工作的知道得也很少。"所以,将药物作为首要治疗方案并不一定是正确的方向,尽管某些紧急情况时可能需要药物。选择饮食治疗也不是一条简单的路。在我诊所的一些小患者,他们开始采用传统的生酮饮食后来转换成 GAPS 方案而取得了很好的结果。成功与否也取决于病症的严重程度和患者的个体情况。

感谢我们现在生活在一个很好的时代,大量的免费信息几乎触手可得!我们现在相比过去更有条件做到知情决策,去决定对我们自己和对孩子最为合适的治疗方式。

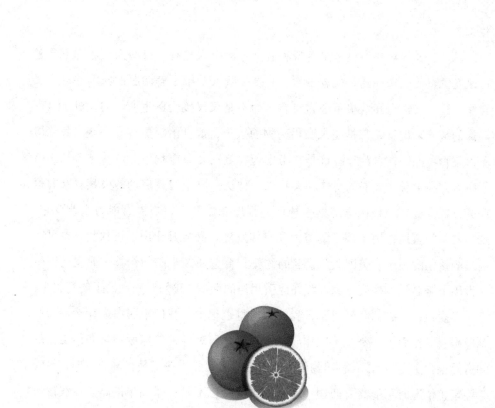

第二部分　治疗

医学的艺术在于宽慰病人，继而自然治愈病人。

——伏尔泰（法国启蒙思想家、哲学家、作家、历史学家）

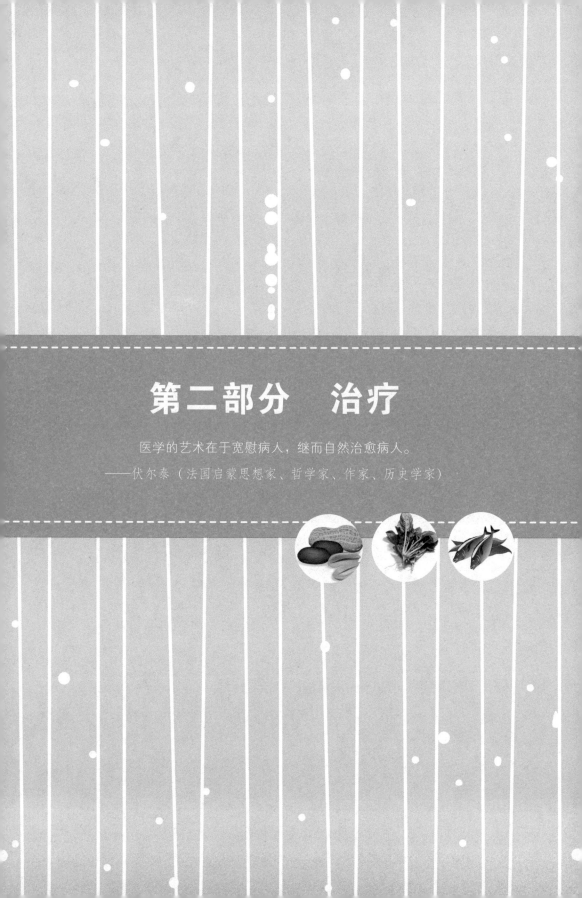

肠道藏着心理的秘密

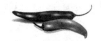

只要得到正确的帮助，人体具有不可思议的自愈能力。我认为任何孩子不论病得有多重，伤残有多重，都不可能没有改善的余地。在神经外科工作时，我每每都被孩子们强大的自我修复能力所震撼，有些孩子经历了非常严重的手术，大脑很大一部分被切除，但是他们依旧能够很好地恢复。孩子出院的时候还是坐着轮椅，一年以后再回来复查时几乎没有一点神经缺陷的痕迹了。

然而，自然的作用没有那么快。生病可以发生得很快，但是恢复却需要很长的时间。我告诉GAPS患儿的家长和GAPS成年患者的照顾者们至少需要给自己两年时间，有些GAPS患者需要更长时间。治疗的目的是排毒，将毒素从大脑中清除掉，让大脑能够正常地发育，正常地运作。要实现这个目标，我们需要：

首先，要清理和修复消化系统，不能让它继续成为体内毒素的来源，它应该成为身体滋养的来源，本来消化系统就应该为身体提供滋养。其次，要清除毒素，清除已经在患者体内各个组织中的毒素。

通过GAPS饮食营养计划来实现这两个目标，这个营养计划是从我治疗自己的孩子，治疗来自世界各地数以百计的儿童和成年患者的临床经验中发展出来的一套方案。

那么，这个计划包括哪些内容呢？

肠道与心理综合征（GAPS）患者的营养计划：

饮食；

营养补充；

排毒和生活方式调整。

在下一章我们将详细来看这三点。不过，除了营养计划，还有另外一项干预尤为重要，特别是对儿童，这项干预就是适宜的教育。讨论教育将超出本书的范畴，但这里要说明的是，执行营养计划后，孩子的身体开始排毒，他将能够学习功课。老师和家长经常提到在执行了 GAPS 营养方案后，孩子在学习课程方面的进步真的是非常快。

饮 食

1. 关于饮食的讨论

没有哪一个学科像饮食领域有这么多的误解和混乱的信息。一方面，有太多的专业人员以及其他一些参与到照护自闭症、精神病、注意力缺陷多动症和其他一些 GAPS 患者的人会告诉你饮食与这些病症一点关系都没有。而另一方面，有一些书，主要是家长写的，谈及饮食改变对改善孩子病症的神奇效果。在这中间，有许多孩子的父母试过各种各样的饮食干预治疗，结果各不相同，有的没有效果，有的有一些改善。

对父母来说，能够找到的有关自闭症饮食的大量信息，但各种信息却又让人迷茫。首先被极为推广的就是不含谷蛋白与不含酪蛋白的饮食（GFCF Diet），其次是不含水杨酸盐与不含酚类的饮食，还要考虑抑制念珠菌的饮食，因为毫无疑问 GAPS 患者受到这类酵母菌的影响。食物过敏与不耐受是许多 GAPS 儿童与成人的一个大问题。而且，单单这些限制还不够，许多 GAPS 患儿的父母还要无奈地面对一个现实，就是他们的孩子几乎不吃任何其他东西，大部分 GAPS 患儿非常挑食。结果，许多家庭尝试过各种饮食方案一段时间之后，看不到效果便放弃了这些方案。

不容置疑的是合理的饮食对治疗慢性退行性障碍包括 GAPS，是非常重要的。但是，究竟应该执行怎样的饮食呢？

在我们讲针对 GAPS 综合征的合理饮食之前，我们需要先清除一些误解。

不含谷蛋白和不含酪蛋白的饮食

在前面章节，我们详细讲述了很多由 Dohan、Reichelt、Shattock、Cade 还有其他一些人做的研究，谷蛋白和酪蛋白多肽类被称为谷啡肽和酪啡肽，在自闭症、精神分裂症、精神错乱、抑郁、注意力缺陷多动症以及其他一些自身免疫疾病患者的尿液中检出。这种多肽与阿片类药物化学结构相似，被认为可以像阿片类药物那样影响大脑。不含谷蛋白、不含酪蛋白的饮食（GFCF Diet）是基于这些研究发展出来的。这种饮食被极力推广，几乎成为自闭症的官方饮食推荐。让我们来详细看一看。

谷蛋白（也称面筋蛋白，麸质）来自于谷物，主要是小麦、黑麦、大麦和燕麦。酪蛋白来源于奶和奶制品。不含谷蛋白且不含酪蛋白的饮食的目标是去除含有这两种蛋白的所有食物源。在这个饮食推荐背后的理论是合理的，问题在于应用。自闭症患儿因为肠道菌群异常，渴望吃加工碳水化合物类食品，而恰恰是这类食物喂养肠内病原菌。自闭症发展过程中有一个典型规律是，孩子在出生后的前两年的饮食局限于加工碳水化合物、乳品和糖，包括面包、饼干、蛋糕、糖果、脆片、早餐谷物、意大利面、调味奶和甜酸奶。大多数情况是很难改变孩子的这种偏食习惯，他就是不接受其他食物，于是家长为孩子转换成不含谷蛋白、不含酪蛋白的饮食，只是把含有谷蛋白的碳水化合物换成不含谷蛋白的加工碳水化合物，主要由大米、糖、马铃薯淀粉、木薯粉、大豆、荞麦粉加工而成，这类食物与之前的含谷蛋白的食物一样会喂养肠内病原菌，它们会继续恶性循环，破坏肠壁，因为肠漏而使得毒素能够进入血液和大脑。当然，在众多毒素来源当中，有两种毒素即谷啡肽和酪啡肽被避免了，这会有一些好处，且对于一些孩子效果比较明显。但令人遗憾的是，对于大部分病例，它的效果甚微或者根本没有效果，因为其余的许多由病原菌制造的毒素还在那里。只要念珠菌、梭状芽孢杆菌以及其他许多病原菌依旧大量寄居于肠道，那么炎症和肠漏就还会在，使得数以百计的各种未被消化的以及有毒物质进入身体。

令人遗憾的是，这种无谷蛋白无酪蛋白的饮食作为自闭症饮食在全球范围内获得接受，它仅仅强调自闭症整个局面当中的一小部分——谷啡肽和酪啡肽。

一如既往，许多商业公司跳上"乐队花车"，在市场上供应各种无谷蛋白无酪蛋白的加工食品，配料中满满的糖，加工碳水化合物，变性了的和改变了的脂肪与蛋白质，还有其他许多自闭症患儿需要避免的物质。关于自闭症的很多报道中有太多这类食品的广告，使得家长建立了一种虚假的安全感——食品中无谷蛋白无酪蛋白对孩子是安全的。各种各样的书上提供了许多食谱，都是关于这些加工碳水化合物、糖、改变了的脂肪和蛋白质的。无论网站上还是聊天群组里，也都有很多关于此类食谱的交流。

这只是我们人类历史上错误地利用科学数据的一个例子。从自闭症患儿的饮食当中清除谷蛋白和酪蛋白是不容置疑的，但这两种物质绝不是引起自闭症、精神分裂症以及其他 GAPS 病症的唯一决定性因素。我们必须处理的核心问题是被异常微生物控制的不健康的肠道。合理的饮食绝对是治疗的关键部分，但绝不仅仅是无谷蛋白无酪蛋白饮食。

酚类和水杨酸盐类饮食

有一个理论是肠道与心理综合征儿童和成人对酚类和水杨酸类（属于酚类）物质有反应，所以要在饮食中清除含有这两类物质的食物。这一理论的支持者建议忌食几乎所有的水果、蔬菜、坚果、种子和脂肪。我不知道为什么要忌食这些，因为这个星球上几乎没有什么食物是不含酚类化合物的。所有的谷物、肉、鱼、蛋、奶、水果、蔬菜和植物都含有酚类。

酚类是小分子的芳香类物质，它们为我们的食物赋予颜色和风味。它们以自然状态保护食物不受病原菌的侵害，并在种子发芽和生长的过程中起到积极的作用，还会吸引花的传粉者。进入身体内，它们是强有力的抗氧化剂和解毒剂。我们身体必需的一些营养元素和活性物质是酚类，我们来看看其中一些。

维生素 C：没有它任何人都难以存活下去。

维生素 K：凝血和身体其他许多功能所必需的营养元素。

维生素 E：大脑发育以及体内其他许许多多功能所必需。

维生素 B_1、维生素 B_2、维生素 B_3、维生素 B_6 与叶酸都是酚类。所有这些维生素都是我们日常生活所必需的。

氨基酸—胆碱、苯丙氨酸、色氨酸，等等。如果没有这些物质，我们无法为大脑和神经系统制造神经递质。

一些神经递质本身：多巴胺、去甲肾上腺素和组胺也都是酚类。

没食子酸：清除这种酚类物质是法因戈尔德饮食或低水杨酸饮食的基本原则。没食子酸存在于70%含有食品色素的食物当中。虽然食品色素、欧洲E码添加剂和其他一些添加剂应该从GAPS患者的饮食中清除，但彻底清除70%的这类食品是相当费力的。

这个列表还可以继续，所有的天然蛋白、脂肪和碳水化合物也含有酚类化合物。如果要清除所有这些，估计我们会饿死。

不过，自闭症、多动症、言语困难、哮喘、糖尿病、精神分裂症和其他一些GAPS患者确实对酚类以及食物中其他许多物质有反应。有些人对茄科的蔬菜（番茄、马铃薯、茄子和各种辣椒）有反应。这种反应不同于经典过敏，或者可以说并不是过敏，因为它不会显示像过敏一样的免疫变化，对于这些反应还没有清晰的科学解释。这里我讲一下我自己的观点：很多来源于食物的酚类拥有很强的抗氧化和解毒能力，任何自然疗法、顺势疗法或精通自然医学的医生都会告诉你，在感觉变好之前任何解毒剂开始时总是让你感觉更糟糕，这是因为我们体内的组织中都存在各种各样的毒素。当摄入解毒物质后，它会清理储存部位的毒素，使毒素进入血液形成共轭物，输送到排泄器官并且排泄到尿液、汗液或胆汁中。在这期间的几个小时中，这些毒素会浮在血液中，被身体处理，这会产生一些症状，取决于毒素的特性以及个体的敏感性，这些症状各种各样，可能是头疼、行为异常、皮肤起疹子或打喷嚏，等等。所以，实际上，身体所发生的是源自食物的酚类在努力帮你做"清理"，这种现象被称为"排毒反应"或"赫克斯海默反应"。在患者做排毒护理时经常观察到这种现象，储存的毒素并不仅仅是待在体内组织中，它会引起慢性疾病的症状，为癌症的形成奠下埋伏，所以排毒是值得去做的一件事情，应该是我们一生当中都需要持续去做的。大自然为我们提供了许多机会来做排毒，比如通过存在于食物当中的酚类和许多其他强有力的解毒物质帮助我们。

肠道与心理综合征儿童和成人的体内毒素水平都很高。通过检查可以看到他们体内组织中存在重金属、石油化学品和其他有毒物质，有些人体内毒素量之高非常吓人，其中的许多毒素或许与GAPS患者在智力和身体上的症状有关。

比如汞、铅还有其他一些毒素的急性中毒症状与这些自闭症和精神错乱患者的症状有很多相像之处。基于这个发现，有很多人关注自闭症患者体内重金属的螯合，目的是从它们体内清除毒素。熟悉螯合机制的人都知道这个过程总是需要孩子经历一段时期的排毒，过程中孩子的自闭症症状更加严重而且还有很多令人不愉快的新的身体症状发生。为什么呢？因为螯合药物将体内组织中的重金属冲洗到血液当中，进一步排泄到身体以外。这个"清理"的过程会引起一些症状，而且会比较严重。

毫无疑问，排毒或清理毒素是治疗 GAPS 的一个重要部分，来源于食物的天然酚类物质是每天从身体向外清理毒素的一个自然的方式。所以，我们最后做的才是从饮食中将它们清除。当然，在"清理"的过程中，它们会引起"排毒反应"。食物当中的大多数酚类物质不会引起严重的反应（除非患者真的对某种食物过敏）。儿童或成人可能经历行为方面更为严重的表现：睡眠问题，更多的自我刺激，更加活跃，情绪波动。这个过程是暂时的，大多数患者能够承受下来。身体开始排毒之后，负面反应通常会消失。如果你的 GAPS 儿童或成人对某些食物特别敏感，你可以从饮食中清除这些食物 4~6 周，之后慢慢地再将这些食物一个一个地引入回来，开始食用很少的量，逐渐地增加摄入量。这样你可以让排毒反应在控制之中，应该确保此人不是对某种食物真的过敏。要想知道对于哪些食物过敏，可以在医疗机构进行检查。

临床经验显示，当患者通过合理的饮食来处理肠道与心理综合征，他对于酚类的敏感性会改变，过去一些引起反应的食物不再引起反应。我们接下来会讲，饮食能够治愈肠壁，所以过去那些由于肠漏进入身体的毒素和消化不良的食物不会再进入身体，于是过去身体需要去处理的毒素的混合就会大大减少。这样，身体对有解毒效应的酚类物质的反应随之改变。通常，随着肠道的修复，身体对许多酚类化合物以及不耐受的食物的反应随之消失。随着你"修复肠漏"，身体需要做的"清理"任务减少了，所以与之相关的症状也就减少了。

与此同时，有一种非常有效的处理酚类和其他食物成分敏感的方法可以尝试，也可以尝试使用这种方法处理真正的食物过敏，这种方法被称为中和法。中和法是 1979 年杨百翰大学的罗伯特·加德勒医生发明的。他发现只要几滴稀释的纯酚类化合物就可以完全中和个体对食物的过敏。关于这个方法是如何起到效应的，至今还没有解释，但是有数据显示它的效果非常好。可将这个稀释液滴入患者的舌下，但每个人所需的特定的中和剂量是不同的。现在，中和法已经成为比较成熟的处理过敏与食物敏感的方法，在大多数发达国家过敏治疗的专家都会有这个操作。有许多中和法或脱敏法的技术已经被采用，比如生物共振治疗、强化酶脱敏（EPD）、增量免疫疗法、Nambudripad 过敏的消除技术（NAET）、chirokinetic 疗法、顺势疗法。这些方法中没有哪一种方法可以适用于每一个人，但是每一种方法都有成功的记录。中和法治疗可以让 GAPS 儿童或成人改变对过去非常敏感的食物的反应，不再限制摄入这些食物。

总之，没有必要让自闭症、注意力缺陷多动症、精神分裂症、言语障碍、运动协调障碍等患者不吃水果、蔬菜、坚果和许多富含酚类的食物。这些食物含有很多滋养身体的物质，可以帮助 GAPS 患者更快地解毒，激发自身的全部潜力。

我们过去对酚类物质是有敏感反应的。Tom 会耳朵发红，易怒，表现出"不寻常"的行为。开始合理的 GAPS 饮食以后，我们再尝试含有酚类的食物，结果发现不再有敏感反应了。万岁！

——Tom 的妈妈（来自邮件联系）

抗念珠菌的饮食

我们在之前已经讨论过，抗生素和类固醇药物给了酵母菌和真菌特别的机会，这些普遍存在的微生物一直都在我们体内。但是，在健康人体内，因为有有益菌的控制，它们不会对人体造成损害，但是当有益菌被抗生素和其他一些药物破坏之后，酵母菌失去控制，从一位无害的邻居变成了可怕的威胁。酵母菌的一个种属，称为念珠菌，受到的关注最多。这是很大的一个真菌属，会引起一些很多人都知道的问题，如"鹅口疮""念珠菌阴道炎"等。当发生这种状况时，念珠菌会从它的无害的单细胞状态转变成破坏性的活跃状态，当它长出长的黏性菌丝，好像扎根于身体组织。这种生长可以发生在消化系统和很多其他的器官上，制造出大量的毒素，酒精和乙醛便是其中的产物。从关节炎、消化问题到经前综合征、多发性硬化征、慢性疲劳综合征、纤维肌痛、神经障碍和癌症，许多慢性退行性疾病与念珠菌的过度生长都有一定的联系。GAPS 儿童和成人几乎没有例外，受到念珠菌属和其他一些真菌的严重影响。

因为糖会促进念珠菌和其他一些酵母菌的生长，抗念珠菌的饮食目标是去除所有这些病原菌的食物来源：糖以及所有含糖的食物，果糖、麦芽糖、乳糖和其他的糖，包括枫叶糖浆和蜂蜜。水果也需要被排除，因为水果是单糖的来源。因为念珠菌的过度生长会导致对其他真菌和霉菌过敏，所有真菌和发酵食品需要被清除，包括酵母和使用酵母发酵的烘焙食品（面包、酥皮点心等），以及酸牛奶产品、所有的奶酪、所有的发酵饮料、醋、麦芽、蘑菇、茶和咖啡、干果和果汁。但是，谷物并没有从这种饮食中清除，如玉米、大麦、小麦、黑麦、小米、燕麦、大米等，以及这些谷物加工而成的食品，只要这些食物当中不含酵母。淀粉含量高的蔬菜也没有排除在外，如土豆、红薯、芋头，但这些是问题所在，让我们来看看为什么。

念珠菌并不是单独存在于消化系统内的，它与大约 500 多种不同的微生物共同生存，引发疾病。确实，检查 GAPS 患者的肠道菌群会发现除了念珠菌，还有其他很多病原菌，最常见的是梭状芽孢杆菌属。这些病原菌与它们制造的毒素会破坏肠壁，使得肠上皮细胞（肠道上主要的消化和吸收细胞）不能很好地完成自身功能，无法将碳水化合物分解成可以被吸收的小分子物质，结果那些存在于谷物和高淀粉蔬菜中的复合碳水化合物不能被消化，成为病原菌群的食物。它们在肠内发酵腐败，不但没有很好地消化，反倒成为毒素来源，进一步破坏肠壁，削弱免疫系统。大部分病原菌包括各种细菌、真菌、原虫以及蠕虫，获得了未被消化的碳水化合物的喂养。

抗念珠菌饮食、结合无谷蛋白无酪蛋白饮食和不含酚类饮食，被推荐给自闭症儿童。在实践中，因为自闭症孩子喜欢吃加工碳水化合物，最终使得饮食局限于大米及其加工制品、土豆、土豆脆片、不含谷蛋白的面包、饼干和其他烘焙食品。令人遗憾的是，碳水化合物会使得已经发炎和损伤了的肠道始终发炎和继续遭受破坏，毒素始终存留在体内，这些毒素致使孩子出现自闭症。

肠道与心理综合征患者到底应该避免怎样的饮食？

要了解这一点，我们需要知道食物是如何被人的消化系统吸收的。食物的吸收消化发生在小肠，主要在小肠的上面两部分：十二指肠和空肠。消化系统这两部分的管壁形成微小的好似手指一样的凸起，称为绒毛，它能够增加吸收表面积。这些绒毛是由肠上皮细胞排列构成的，这些细胞吸收和传递食物营养，进入血液来滋养身体。

这些细胞对人体健康非常重要，它们在绒毛的底端生长出来，然后在其短暂的生命期行进到绒毛的顶端，并在这个过程中慢慢地成熟。当它们到达绒毛顶端时，紧接着脱落，因为在这个时候它们已经执行完了很多工作，已经被消耗殆尽了，这个肠上皮细胞不断更新的过程受寄居在它上面的有益菌的控制。在本书肠道菌群一章中我们已经提到过，肠道有益菌保证肠上皮细胞健康和履行自己的职责。如果缺少有益菌，肠道的吸收表面反倒被病原微生物所侵占，肠上皮细胞就很难健康，不能履行自身的职责。动物研究显示，缺少有益菌会使得肠上皮细胞形状改变，肠上皮细胞走到绒毛顶端的时间拉长，这可能形成癌细胞。但最重要的是，它们无法执行消化和吸收食物的工作。我们来看看肠上皮细胞是如何吸收不同营养物质的。

069

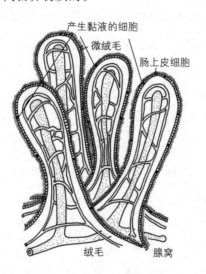

图 3　小肠的吸收表面

首先，碳水化合物。

所有的碳水化合物都是由称为单糖的小分子组成的，有各种各样的单糖碳水化合物，广为人知的是葡萄糖、果糖和半乳糖。

这些单糖很容易穿过肠壁进入血液而不需要再被消化。葡萄糖和果糖存在于各种水果蔬菜当中，蜂蜜主要是由果糖和葡萄糖组成的，不需要怎么消化。半乳糖存在于酸牛奶制品，比如酸奶中。存在于水果和一些蔬菜当中的单糖是我们最容易消化的碳水化合物，应该是每个存在消化障碍的人其饮食中碳水化合物的主要形式。

另一类碳水化合物是双糖，是由两个单糖分子组成的，最为常见的是蔗糖（我们常用的食糖/砂糖）、乳糖和由淀粉消化而来的麦芽糖。不经过肠上皮细胞的一些努力，这些双糖无法被吸收。肠上皮细胞表面上被称为刷状缘的细小绒毛会产出一种酶，叫作双糖酶，会将双糖分解为单糖后被人体吸收，这就是有消化障碍的人的最大问题。生了病的肠上皮细胞丧失了制造双糖酶的能力。结果双糖，像蔗糖、乳糖以及淀粉消化后的物质无法分解成单糖，然后无法被吸收。它们存留在肠内成为病原菌、病毒、念珠菌以及其他一些真菌的食物，进而转化成一条毒素的河流，破坏肠壁，进一步毒害身体。缺乏双糖酶几乎总是伴有各种各样的消化障碍。近来，马里兰大学的霍瓦斯医生与哈佛大学的布伊医生确认了自闭症儿童体内缺乏这种酶，所以，GAPS 儿童和成人的饮食中应该清除含有双糖的食物以避免喂养异常的菌群，给肠绒毛时间来恢复，让老旧生病的肠上皮细胞脱落，长出一层健康的上皮细胞。

我们提到过麦芽糖是淀粉消化的产物，除了蔗糖，淀粉是我们摄入的碳水化合物的主要形式。所有的谷物和块根类蔬菜（土豆、山药、红薯、芋头、木薯）淀粉含量都很高。淀粉是巨大的分子，是由数百个单糖连接而成的长链，长链上又有许多分支（支链）。消化淀粉需要消化系统的不少工作，即使是健康的人，因为淀粉的复杂结构，很多淀粉也不能被消化，未被消化的淀粉就成了肠内病原菌群最好的食物，使得它们能够繁盛并产出毒素。

不论什么淀粉，其消化产物都是麦芽糖。麦芽糖是双糖，如果不能被分解成单糖，则无法被肠上皮细胞所吸收。肠道菌群异常的人其肠上皮细胞无法分解双糖，所以麦芽糖不能被消化、吸收，成为异常微生物的猎物。要让肠上皮细胞得以修复，停止喂养异常肠道菌群，GAPS 儿童和成人的饮食中必须清除淀粉。这意味着这类人群只能食用无谷物加工制品以及不含淀粉的蔬菜。临床实践显示，当肠道能够空出足够的时间不接触双糖和淀粉，它便有很好的恢复机会。当修复好之后，这个人可以开始进食谷物和含有淀粉的蔬菜而不再有任何生病的症状。

当然，自然界没有任何事物非黑即白。大部分水果，特别是在未成熟时，含有一定量的蔗糖即双糖。所以这就是为什么应该吃成熟的水果的原因。大部分蔬菜和一些水果含有少量的淀粉，但是水果和非淀粉类蔬菜中蔗糖和淀粉的含量相比谷物、淀粉类蔬菜和食糖来说非常低。对于大部分有消化障碍的人来说，他们的肠道还是可以处理这么一点点来自水果和非淀粉类蔬菜中的蔗糖和淀粉的。

其次，蛋白质。

胃中的胃蛋白酶和十二指肠中的胰蛋白酶作用于人体摄入的蛋白质类食物，蛋白质以多肽的形式到达肠上皮细胞。多肽是小链的蛋白质，由氨基酸组成，通常只有它被降解为单氨基酸时才会被吸收，这一过程是由肠上皮细胞来完成的。在肠上皮细胞的毛状表面（刷状缘），健康的肠上皮细胞有消化多肽的酶，称为肽酶。每一种肽酶只能处理某一种肽链，甚至只是处理这个肽链上的某个化学键。这些酶将多肽降解为单个的氨基酸，之后被人体吸收。肠道菌群异常的儿童或成人的肠上皮细胞生病了，无法制造许多不同的肽酶去完成蛋白质降解的最后一步并吸收氨基酸。同时，病原菌、真菌和病毒破坏肠壁，使得未被消化的多肽穿过肠壁。我们已经知道了有两种蛋白质的多肽不能被很好地降解和吸收，即来源于谷物的谷蛋白和来自奶中的酪蛋白。或许还有更多的蛋白质，我们还没有进行研究，它们的多肽也不能被很好地消化和吸收。希望将来的科学研究能够揭示。

同时，蛋白质是人体所必需的，特别是在生长期的孩子。最容易被吸收和最滋养人体的蛋白质食物来源是蛋、肉、鱼。重要的是，肠道与心理综合征儿童和成人需要摄入更容易消化和吸收的蛋白质，好让他们的消化系统工作得更为轻松一些。我们烹调肉和鱼的方式对消化效果是有影响的，水煮的、慢炖的肉和鱼更容易被消化，其次是煎、烤或炙的。鸡蛋是大自然的一个藏宝箱，它富含高质量的蛋白质、大部分 B 族维生素、锌，以及其他很多有用的营养物质。除非患者表现出对鸡蛋有明确过敏，鸡蛋应该是膳食中的重要组成部分。

最后，脂肪。

脂肪要被吸收，需要胆汁。据我们所知，肠上皮细胞不需要为吸收脂肪而费力工作。这就是为什么临床实践中发现很多有消化障碍的人能够很好地耐受脂肪的原因。不过，肠道菌群异常的人还是有一个问题：肠道壁黏膜受到病原菌的攻击时会分泌许多黏液来自保。存在消化障碍的人，黏液的分泌过多。这大量的黏液会与食物的消化包括脂肪消化相互作用，然后涂布在食物颗粒的表面，阻碍食物接触到胆汁和消化酶，结果是很多脂肪未被消化，排出的大便呈现苍白和油腻样。脂肪吸收欠佳则会引起脂溶性维生素 A、维生素 D、维生素 E 和维生素 K 的缺乏。临床经验显示，当饮食中清除淀粉和双糖足够的时间之后，肠黏膜黏液分泌会回归正常，继而脂肪的吸收将得到改善。

小结：肠道与心理综合征患者需要避免以下食物。

所有谷物和谷物制品：小麦、黑麦、大米、燕麦、玉米、高粱、大麦、荞麦、小米、斯佩耳特小麦、黑小麦、碾碎的干小麦、木薯粉、藜麦、蒸粗麦粉，这会排除很多淀粉以及膳食中的所有谷蛋白。

所有的淀粉类蔬菜及其制品：土豆、山药、红薯、欧洲萝卜、芋头、木薯、竹芋。

糖和所有含糖的食物。

富含淀粉的豆类和豌豆：大豆、绿豆、四季豆、豆芽、鹰嘴豆、蚕豆。

乳糖以及任何含有乳糖的食物：液体或者干制的任何形式、商业加工的酸奶，白脱牛奶（酪乳）和酸奶油，添加乳糖的加工食品。

请继续阅读下一章的内容，了解需要避免的食物的完整清单。

请拒绝精加工食品

我们生活在一个方便食品的时代，精加工的食品随处可见。大自然创造了我们人类，同时为我们提供了维持健康、活力和能量所需的每一种食物。但是，我们需要以自然赋予的形式来摄入这些食物。自从我们开始破坏自然的食物以后，我们便开始出现很多问题。我们给予食物的加工过程，改变了它的化学和生物结构。我们的身体设计不是要这些变化了的食物的！食物越是精加工，它的营养流失越多，化学结构改变越大。除了损失营养价值，加工食品还会损失许多其他特性：味道、风味和色泽。因此，为了弥补这些损失，食品中被添加了各种各样的化学物质：风味增强剂、色素、各种各样的添加剂和防腐剂。这其中有很多化学物质已经被证明会促进多动、学习障碍、精神障碍和其他一些健康问题。天然食品不容易保存，因此工业生产将天然食品加以改变来延长保质期。所以，天然食品被施以高温、压力、酶、溶剂和无数的各种各样的化学品进行处理，油脂被氢化处理，蛋白质被变性。天然食品被变成各种各样的化学混合物，然后加上漂亮的包装，作为"食品"呈现给我们。"食品"被制造出来迎合商业目的，而健康考虑很少被计算在其中。加工制造商被要求在标签上列出配料表。然而，如果一个制造商使用的原料本身就是加工制品或者原料由加工制品制造而来，那么制造商不必列出这些配料是由什么加工而来。所以，如果你要特别避免一些食物，比如糖或者谷蛋白，只看食品配料可能不一定能帮到你。

如果我们看超市的货架，会看到大量的加工食品是碳水化合物。所有那些早餐谷物、脆片、饼干、克力架、面包、酥饼、意大利面、巧克力、糖果、果酱、调味品、糖、果脯和榨菜、冷冻的预制饭菜都是精加工的碳水化合物。我们将详细地来看看这些食品，不过我们首先要把它们作为一大类来看。

一般来说，食物中所有的碳水化合物都被消化成葡萄糖进而被吸收。大自然以水果、蔬菜和谷物的形式为我们提供了许多碳水化合物。如果我们以这些食物未被改变的天然的形式食用，这些碳水化合物会被身体慢慢地吸收，血糖是慢慢升高的，我们的身体可以很好地处理。精加工碳水化合物会被很快地吸收，导致血糖不自然地迅速升高。血糖是我们的身体要努力去平衡到一个限制水平的因素，因为太高太低都会危害身体。血糖迅速升高，称为高血糖症，将身体置于一种"冲击"的状态，刺激身体快速地分泌大量的胰岛素来处理多余的葡萄糖。结果这种胰岛素过度分泌，一个小时以后这个人又出现低水平的血糖，称为低血糖。你是否注意到早上在吃过一顿含糖的早餐谷物以后，很快就会感觉到饿？这就是低血糖。人们通常在早上那个饿的时候找什么来满足呢？饼干、巧克力、咖啡或其他类似的食物，整个血糖像过山车一样起伏，对任何人的身体都会有很大的损伤，更别说 GAPS 儿童和成人，已经证实很多多动症、有学习障碍的儿童就是受到这种血糖迅速上下如过山车一般的波动所影响（图4）。在高血糖阶段，会产生一种非常"高涨"的感觉，表现出多动症、狂躁趋势和自闭症儿童的自我刺激；而在低血糖阶段他们经常感觉头疼、心情糟糕、发脾气、有攻击性，之后非常疲惫，出很多汗。精加工碳水化合物的另外一点是它对肠道菌群的破坏作用。我们已经详细讲述了正常肠道菌群对健康的重要作用。精加工碳水化合物喂养肠内病原菌和真菌，促进这些菌的增殖。此外，这些精加工碳水化合物还会形成像黏胶一样的环境，使得蠕虫和寄生虫能够生存生长。所有这些小生物毒害人体，不论有没有谷蛋白，GAPS 儿童和成人摄入越多的精加工碳水化合物，他的身体毒素就越多，你会看到他的自闭症、精神分裂症、多动症或其他症状就会越严重。

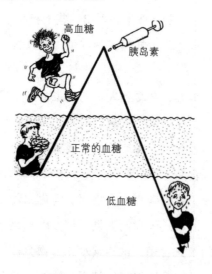

图4 血糖变化犹如过山车

在前面的章节我们已经仔细了解了 GAPS 患者的免疫系统状况，被削弱了的免疫力对 GAPS 病症的发展和形成起到重要的作用。精加工碳水化合物会对肠道菌群有负面的影响，这会损伤一个人的免疫系统。然而，除此之外，有充足的证据显示精加工食品，特别是精加工碳水化合物和糖会直接削弱巨噬细胞、自然杀伤细胞和其他白血球的功能，破坏整个系统的抗感染能力。一个免疫力薄弱的人如果每天还是在喝含糖饮料吃脆片，这样的食物选择会使得他们的免疫系统状况越来越差。

让我们来看一看最为普遍的精加工碳水化合物食品的形式。

早餐谷物片

很多人都认为早餐谷物片是健康食品,是不是?这是无数的电视广告传递给我们的信息。遗憾的是,真相恰恰是相反的。

● 早餐谷物片是高度精加工的碳水化合物,含有很多糖、盐和其他不健康的物质。以一碗早餐谷物片开启孩子的一天,这会启动第一轮的血糖过山车,你不得不去处理孩子那些让你熟悉却异常的行为。

● 作为精加工碳水化合物的来源,早餐谷物片会喂养肠内异常菌群和真菌,它们将制造新的一部分毒素,维持肠道与心理综合征的恶性循环。

● 那纤维怎样?制造商声称一碗早餐谷物片可以为你提供所需的膳食纤维。令人遗憾的是,对 GAPS 患者,这种纤维是不对的。早餐谷物片中的纤维含有大量的植酸,这种物质会结合矿物质,使得矿物质流失,促进患者矿物质营养缺乏。

● 有一个食品实验室曾经做过一个有趣的实验。他们检测了一些品牌的早餐谷物片和这些谷物片的外包装盒的营养价值,分析结果显示,这些由木头和纸浆制造而成的纸盒居然比盒子里面的谷物片更有营养。事实上,这些早餐谷物片营养价值非常低。为了强化营养,制造商会添加合成的维生素,声称每天早上吃一碗便可以满足你一天的维生素需求。不过,人体可没有这么简单,人体的精良设计让它能够辨别和使用来源于天然食品的天然维生素。合成的维生素吸收率非常低,这意味着摄入的合成维生素中大部分通过并排出了消化系统,并未给身体带来益处。而被吸收进体内的部分合成维生素,无论有多少量,通常不被人体所认可,会直接进入肾脏排入尿液当中。我们现代人吃太多合成的维生素营养补充品,又出现了一个新的综合征——昂贵的尿液综合征。

所以,不管广告怎么说,对 GAPS 儿童和成人来说,早餐谷物片根本不健康。

脆片和其他淀粉类小零食

各种各样的脆片和爆米花,是现代儿童饮食当中常常包括的食品,这些食品是高度精加工碳水化合物，对肠道菌群有破坏作用。但这还不是全部，这些食品的加工中使用大量的植物油并经过高温处理。任何植物油被高温处理后都会形成一种称为反式脂肪的物质，是不饱和脂肪酸的化学机构被转变形成，它们会在人体的细胞结构中替代重要的 omega-3 与 omega-6，使得细胞功能失调。食用反式脂肪酸对免疫系统有直接的破坏作用，已经知道它会增强 Th2 的活性，削弱 Th1 免疫力。你是否记得我们之前讲过，许多 GAPS 患者的 Th1 免疫力已经被抑制而 Th2 过于活跃。癌症、心脏病、湿疹、哮喘和许多神经心理疾病与饮食当中的反式脂肪也有联系。想要全面了解脂肪的加工过程，可以阅读后面的章节——脂肪：好脂肪与坏脂肪。

近来还有新的论证来反对食用各种脆片。

有关丙烯酰胺的事

2002 年，瑞典国家食品管理局与斯德哥尔摩大学报告称，他们在薯片、炸薯条、面包和其他一些烘焙和油炸淀粉类食品中发现一种高度毒害神经和致癌的物质，这种物质是丙烯酰胺，挪威、英国和瑞士的科学家也确认了这一发现。他们发现特别在高温烘焙和油炸的淀粉类食品中丙烯酰胺含量更高。最近，速溶咖啡也上了含有丙烯酰胺的食品列表。因为丙烯酰胺致癌，造成神经破坏和不孕不育，世界卫生组织、联合国食品与农业组织以及美国食品药品监督局制定了计划，来确定丙烯酰胺在食物中是如何产生的以及如何去除它。丙烯酰胺对健康的危害很大，所以一直有对包装材料中丙烯酰胺含量的限定。过去许多年，政府机构投入了很多精力来控制塑料包装材料中的丙烯酰胺量，但是没有人去检查包装里面食物的丙烯酰胺量。现在发现塑料包装内的食品中居然含有数量可观的丙烯酰胺，远远超过允许的范围。丙烯酰胺的事情告诉 GAPS 儿童和成人要避免各种各样的脆片和淀粉类小零食。

小麦

自闭症、精神分裂症和乳糜泻患者被推荐清除谷蛋白，所以不含谷蛋白的面粉制品成为他们饮食当中的主要部分。但是让我们整体来看一看小麦——不管含谷蛋白还是不含谷蛋白。基本上没有人会自己买小麦去加工成面粉然后制作食物，我们买小麦面粉加工后的食品。预包装的面粉混合物运输到烘焙工厂来生产各种各样的面包、饼干和酥饼。这些面粉混合物实际上已经在之前的加工过程中损失了各种营养成分，然后它们被"强化"，还会使用防腐剂、杀虫剂预防虫害，用化学成分预防面粉吸入水分，另外还有颜色和风味改善剂、软化剂，这里只举例这么多。烘焙工厂使用这种"化学鸡尾酒"制作面包、酥饼、蛋糕、饼干等给我们吃。制造商很高兴从面粉混合物中去除谷蛋白，制作不含谷蛋白的产品。所以，你得到的是含有各种添加剂的精加工碳水化合物，只是这次不含谷蛋白了。一旦吞咽进肚，一块白面包变成了黏胶一样的物质，可以喂养肠内寄生虫、病原菌与真菌，加重了 GAPS 患者体内原本的毒素负荷。作为西方世界人们的主食，小麦也是第一位的食物过敏和不耐受原因。

糖和任何含糖的加工食品

糖曾经被称为"白色恐怖"，它绝对配得上这个头衔。在过去一个世纪，全球糖的消费量增长为一个巨大的数字。据估计西方人平均每人每年消费 70 ~ 90 千克精加工的糖，到处都可以发现糖，几乎没有哪种精加工食品不含糖。除了导致血糖如过山车一般起伏和损害肠道菌群，糖还对免疫系统有直接的破坏作用，要知道 GAPS 患者的免疫系统原本已经薄弱。除此之外，要处理糖的猛攻，身体不得不以惊人的速度耗用矿物质、维生素和酶，最终导致这些重要物质的耗尽。比如，要代谢糖的一个分子，身体需要大约 56 个分子的镁。摄入太多的糖是现代社会广泛缺乏镁的一个主要原因，会导致高血压、神经系统、免疫和其他很多问题。GAPS 患者已经缺乏镁和很多其他重要的营养物质，不能再进食任何形式的糖。蛋糕、甜点和其他糖果都是以糖和淀粉作为主要原料，加上许多化学物质如色素、防腐剂、香精等加工而成。不用说这些食品都要从饮食中清除（不管含不含谷蛋白）。

软饮料是现代饮食中糖的一个主要来源，更不用说所有那些化学添加剂。一罐苏打饮料含有 5 ~ 10 匙的糖。果汁中含太多果糖和霉菌，除非鲜榨，果汁也不应该包括在饮食当中。阿斯巴甜，所谓的"低糖饮料"中的代糖，被发现能够致癌和毒害神经，GAPS 儿童和成人的饮食当中绝对需要清除它。食品工业领域持续地开发出各种人造的或精加工的甜味剂（木糖醇、玉米糖浆、其他糖等），没有一种是可以信赖的，GAPS 患者应该避免所有这些甜味剂。

糖和小麦到处都有潜伏，超市货架的精加工食品几乎没有哪种找不到它们。

总之，GAPS 患者，无论是自闭症、精神分裂症、多动症、言语障碍还是哮喘等，在他们的饮食中不能有精加工食品。所有的食物都应该是新鲜的，尽可能地接近天然，并且应该是在家自己制作。消化系统是一个长管子，你在管子里装入什么对它的健康有直接的影响，GAPS 患者的消化系统已经有损伤，非常敏感。你不可能相信任何一家食品制造商，让它们来填充这根管子。你必须用新鲜烹制的滋养性食物亲自填充 GAPS 患者的消化系统，这样你才能掌控真正的配料和制作工艺。

避免大豆

大豆是非常大的生意，尤其是在美国。食品工业中使用的大部分都是转基因大豆，生产大豆成本非常低，一些研究建议更年期女性食用大豆有益，整个大豆制品市场井喷。在很多加工食品中都能找到大豆的影子，如人造黄油、色拉酱调料和调味酱、面包、饼干、比萨、婴儿食品、儿童零食、甜点、蛋糕、素食产品、乳制品替代品、婴儿配方奶粉，等等。这中间有没有问题呢？让我们来了解一些事实。

（1）在日本和东方国家发现豆制品对更年期女性有益，是因为大豆的传统食用方法。整个大豆或发酵为酱油、纳豆、味噌（日本豆酱）和豆豉。而西方使用大豆的形式是分离大豆蛋白。它是怎样制成的呢？先用碱性溶液将大豆的纤维去除，然后放入一个巨大的盛有酸性洗液的铝制大容器中，酸会让大豆吸进铝，这会在最终产品中有存留。铝与阿尔茨海默症有联系，近来确实有很多发表的研究事例将食用大豆与这些精神疾病联系起来。经过铝酸洗过之后，大豆还要经过许多其他化学物质如硝酸盐的处理，硝酸盐与癌症的形成又有牵连，最终产品成为几乎无味的粉末，方便添加在任何食品当中使用。多达 60% 的精加工食品包括豆奶和婴儿豆粉中，含有这种粉末。

（2）大豆是一种天然的致甲状腺肿因子。这意味着什么？意味着大豆会影响碘的吸收，降低甲状腺的功能。因为 GAPS 患者体内存在各种毒素，很多人甲状腺功能减退，这意味着他们的甲状腺功能已经被损害。甲状腺功能降低对生长发育中的儿童有很严重的影响，包括大脑发育和异常成熟，再在饮食中包含大豆的话则会进一步降低孩子的甲状腺功能。

（3）大豆中植酸含量很高。这种物质在所有谷物中都存在，特别是在麸皮当中。植酸结合矿物质的能力很强，影响矿物质营养在体内的吸收，尤其是钙、镁、铁和锌。我们已经知道 GAPS 儿童和成人体内缺乏这些矿物质营养，在他们的饮食中再含有大豆的话会加重营养缺乏。

（4）Great Plains 实验室对大批自闭症儿童做过过敏检测，发现几乎每一个孩子都对大豆特别过敏。基于他们的实验，实验室的领头人威廉·肖医生直接建议自闭症孩子不要食用大豆。

（5）大豆作为治疗更年期综合征的一种物质得到推广，因为大豆中含有天然雌激素或植物雌激素，这些物质对更年期女性或许有用，但给小孩子就不一样了。一些健康专家担心婴儿和小孩通过豆奶和婴儿配方奶会摄入一定量的植物雌激素。因为肠道与心理综合征孩子体内的毒素，他们的激素平衡已经被扰乱，以植物雌激素的形式再增加一个干扰实在不是一件好事情。

全世界产出的大豆超过 90% 是转基因大豆，但是这些产品都很少标识转基因。所以，无论从哪一个角度来讲，GAPS 患者都应该避免大豆食品。在完成 GAPS 饮食治疗后，可以食用传统发酵的豆制品，如味噌和酱油。但要确定其原料是有机种植的而非转基因大豆。

一位家长的来信（2003 年 11 月 23 日）

Walker 在三岁半的时候被诊断为中度到重度的自闭症和言语困难，他不说话，专家告诉我们他可能永远都不会说话了。

我们采用了研究者的建议给他执行严格的不含谷蛋白和酪蛋白的饮食，我们取得了一些成功，但是感觉还需要再进一步做点什么。直到我向你咨询营养计划时，我意识到关于健康饮食和修复 Walker 的肠道还有很长的一段路需要走。很讽刺的是，我们一直认为自己家在饮食上比较注重健康。我很快意识到我们过去掉进了一个陷阱，我们吃了太多精加工的、化学处理的方便食品。我们开始执行您的建议，以最接近食物原始的状态吃天然食物，几乎立即看到 Walker 的变化。几个星期后，Walker 第一次说话，那是我们的历史性突破。

您提供给我们的营养建议对 Walker 的恢复是无价的。

我使用这个词"恢复"，因为我儿子现在（5 岁）上的是主流学校，交了很多朋友。实际上，他很会社交，他的学习能力正常了，自闭症和言语障碍几乎一点都看不出来！所有那些过去认识 Walker 的人简直不能相信他发生的"转变"。一个完全没有情感表现的自闭症患儿怎么可能变成现在这么好？这太美妙了。现在我会跟别人讲起"饮食与营养"，他们无法理解食物怎么会对一个人有那么大的转变！毕竟，没有经历过我们所亲历的这种情况的人无法完全理解这种神奇的力量。

尽管有很多书为自闭症、注意力缺失症、多动障碍等患儿推荐特定的饮食，我也看过几乎所有这方面的书，我没有遇到类似您给 Walker 的这种营养建议。实际上，我发现有些书上建议的食品会让 Walker 的问题更严重。过去的研究主要讲严格执行无谷蛋白和无酪蛋白饮食，可这仅仅是冰山一角……还有很多很多需要去做。我看到很多家庭只是简单地执行无谷蛋白和无酪蛋白饮食建议，他们购买无谷蛋白和无酪蛋白的"精加工"食品，这些食品含有很多其他的有害物质。这些家长还会成箱成箱地购买健怡可乐和无谷蛋白与无酪蛋白的薯片！

Walker 的妈妈萨里，UK

2. 肠道与心理综合征患者的合理饮食

我们在前面几个章节集中了解了饮食的一些方面。现在，我们来讨论肠道与心理综合征患者的合理饮食是怎样的。

肠道与心理综合征本质上是消化功能障碍，应该从这一方面进行治疗。当落实到为消化功能障碍设计饮食时，没有必要重新发明，从头再起。有一种过去发明的饮食，它是非常有效的饮食方案，有超过 60 年的卓越疗效记录，这种饮食帮助了各种消化功能障碍的人，包括如克罗恩病这么严重的问题和溃疡性结肠炎，这种饮食被称为特定碳水化合物饮食（SCD）。

特定碳水化合物饮食是由美国著名的儿科医生西德尼·哈斯博士在 20 世纪早期发明创建的。那还是过去很好的时候，医生们会采用饮食与自然方法治疗他们的患者。哈斯医生延续了他的同事艾米特·霍特、克里斯蒂安·赫特和约翰·豪兰德的工作，投入了很多年时间来研究饮食与乳糜泻以及其他一些消化功能障碍之间的关联。他和同事发现存在消化功能障碍的患者能够很好地耐受膳食中的蛋白质与脂肪，但是来自谷物和淀粉类蔬菜的复杂碳水化合物却会让问题更糟，需要从饮食中清除蔗糖、乳糖以及其他双糖。不过，某些水果蔬菜不仅会被患者很好地耐受，还会改善身体状况。哈斯医生治疗了 600 多名患者，都取得了卓越的效果，患者执行他的饮食方案至少一年，之后会"完全恢复没有复发、没有死亡、没有肺损害、没有生长迟缓"。这项研究的结果发表在他与美林·哈斯医生在 1951 年合著的一本综合医学教材《乳糜泻处理》中。这本书中讲到的饮食，被全球医学界认可作为治疗乳糜泻的方法，西德尼·哈斯医生因为在儿科领域的前沿工作受到尊敬。

遗憾的是，在人类历史上并不总是有"快乐结局"。在过去那个年代，乳糜泻未被清晰地定义。诊断乳糜泻涉及很多各种各样的肠道炎症，所有这些症状都可以通过特定碳水化合物饮食得以有效治疗。接下来几十年发生了很糟糕的事情。乳糜泻最终被定义为面筋蛋白不耐受或面筋蛋白肠病变，这就导致诊断中不再去考虑其他的很多肠道问题。现在一提起无面筋蛋白饮食似乎就对应了乳糜泻的治疗，特定碳水化合物饮食被遗忘，成了过时的信息。而其他很多肠道病症，从乳糜泻这个范畴中被忽略了，也被遗忘了。真正的乳糜泻是非常少见的，而那些被遗忘的肠道病的一大群患者，过去被诊断为乳糜泻，执行无面筋蛋白饮食并没有取得疗效。恰巧的是，很多"真正的"乳糜泻患者对无面筋蛋白饮食的反应也不是很好。而所有这些病症对哈斯医生创建的特定碳水化合物饮食反应良好，GAPS 就属于这一类。

081

因为这一系列有关乳糜泻的矛盾，如果不是家长们的重视，特定碳水化合物饮食或许会被彻底遗忘。

伊莲·戈特沙尔竭尽全力帮助自己的小女儿，她的小女儿遭受严重的溃疡性结肠炎和神经系统问题，她在 1958 年找到哈斯医生，经过两年时间执行特定碳水化合物饮食，她女儿的症状完全消失了，变成了一个非常有能量、有活力的小女孩。自从女儿通过特定碳水化合物饮食治疗成功之后，伊莲·戈特沙尔在以后的很多年帮助了数千名遭受克罗恩病、溃疡性结肠炎、乳糜泻、肠憩室炎和各种各样慢性腹泻的患者。但是她报道说最为显著而且恢复最快的是小孩子，他们除了有消化问题，还有严重行为异常，比如自闭症、多动症和夜惊。她投入了很多年时间来研究这一饮食的生化和生物基础，并出版了一本书《打破恶性循环——肠道健康的饮食治疗》。这本书成为全世界成千上万的孩子和成人的真正救星，此书加印过很多次。人们创建了很多网站和网上的社群，分享特定碳水化合物饮食食谱与经验。

推荐给肠道与心理综合征患者的合理饮食很大程度上是基于特定碳水化合物饮食设计的。这么多年，我需要根据特定碳水化合物饮食做一些调整来适合我的患者。随着时间的推移，我的患者开始把这种饮食称为 GAPS 饮食。

乳制品可以食用吗？

特定碳水化合物饮食允许食用不含乳糖的乳制品，乳糖是双糖，在鲜奶和许多商业制造的乳制品中含有乳糖。不同渠道的数据显示全球人口当中 25% ~ 90% 的人因为体内缺乏乳糖酶而无法消化乳糖。GAPS 儿童和成人以及存在肠道问题的人基本上也不能消化乳糖，因此应该避免摄入乳糖。而经过良好发酵的乳制品，比如酸奶、酸奶油和天然奶酪基本不含乳糖，因为发酵过程中执行发酵的细菌会消耗乳糖作为它们的食物。

但是，除了乳糖，乳品中还含有其他的肠道治疗者需要避免的物质，研究最多的物质是酪蛋白。本书前面的章节已经讲过酪啡肽，其结构类似鸦片剂的多肽，在自闭症、精神分裂症、抑郁症以及其他一些 GAPS 病症患者的尿液中能够检出。酪啡肽来自于消化不良的奶中的酪蛋白，它可以穿过 GAPS 患者已有损伤的肠壁，进入血液，穿过血脑屏障，影响大脑功能。事实上，将乳制品从一些（不是所有的）自闭症患儿或精神分裂症患者的饮食中完全清除，我们发现他们的临床表现会有改善，有时候改善非常显著。对哪种形式的酪蛋白会造成问题有一个争论，一类称为 beta - 酪蛋白的蛋白质受到最多的关注。比如，卡德和其他一些研究者指出在不健康的消化系统内 beta - 酪蛋白会转化为 beta - 酪啡肽 -7，会被大脑中 32 个不同区域接收，这其中很多区域负责视听和交流沟通。

乳制品的另外一个问题是它常常会引起过敏和不耐受。对奶真正过敏是现今最为普遍的一种过敏，因为乳制品中存在范围广泛的抗原（各种各样的免疫球蛋白）。很多研究文献指出这是导致小儿疝气的一个主要原因。甚至是母乳喂养的小婴儿，如果妈妈进食乳制品，孩子有可能发生肠绞痛，因为对乳制品中的抗原敏感，这些抗原通过母乳传给了孩子。很多时候，提供母乳的妈妈停止进食乳制品后，孩子的肠绞痛会消失。

如果你不考虑一个称为发酵的极佳的自然过程，所有上面讲述的状况确实会发生。如果在家进行牛奶的恰当发酵，很大一部分蛋白质被预先消化，免疫球蛋白被降解，乳糖被发酵微生物处理。发酵后牛奶更容易让人体肠道处理。此外，发酵微生物会产出乳酸，乳酸有疗愈和舒缓肠壁的作用，微生物的发酵作用还会制造出很多维生素（B 族维生素、生物素、维生素 K_2 和其他）和活性酶。遗憾的是，工业制造的发酵乳制品其发酵时间通常不够长，并不适合 GAPS 患者。此外，这些乳制品在发酵完成后往往还会经过巴氏杀菌，这会杀掉有益菌，破坏酶和许多维生素，改变产品中蛋白质、脂肪和其他一些营养物质的结构。这就是为什么 GAPS 患者只能吃家里自行发酵制作的乳制品的原因（可以在"食谱"章节了解更多信息）。依据我的经验，大部分 GAPS 儿童和成人可以耐受自己家制作的酸奶、酸奶油和开菲尔，这可以作为 GAPS 起始阶段饮食中很好的一部分。无论你是否确认自己是不是属于这一类人群，我建议你首先做敏感性测试来看看自己是否真的对乳制品过敏。方法是取一滴家庭自制的酸奶、酸奶油或开菲尔，放在手腕内侧上。晚上睡前操作，让这一滴在皮肤上自然晾干，患者睡一夜，早晨起来时查看，如果没有反应，可以继续使用，乳制品可以作为 GAPS 饮食起始阶段的一部分。如果皮肤测试发现手腕处出现有刺激感的红点，这说明存在过敏。这种情况下，执行 GAPS 饮食起始餐不能含乳制品，之后在饮食中尝试执行引入乳制品的部分，在每个阶段都使用敏感测试。

好消息是对许多敏感的患者，乳制品并不是永远都不能包含在饮食当中，经过肠壁的休整，很多过去对乳制品有反应的 GAPS 患者后期还是可以引入这些食物的。

乳制品引入程序

这个程序是针对：

（1）敏感性测试显示对乳制品过敏的人；

（2）那些选择不执行 GAPS 起始阶段饮食（起始餐），直接开始完全 GAPS 饮食的人。起始阶段的饮食（起始餐）可以让肠道修复得更快，这就是为什么我们要先介绍发酵乳制品，将它作为起始阶段饮食的原因。一些人，特别是那些并没有严重消化问题的人，决定直接执行完全 GAPS 饮食。在这种情况下，我建议还是先执行乳制品引入程序。

乳脂，几乎不含乳蛋白或乳糖，通常大多数人耐受，甚至那些显示对其他奶制品过敏的人也可以耐受。纯乳脂被称为酥油或清黄油，使用有机黄油在家自制酥油是很容易的（请查看"食谱"一章的内容）。遗憾的是，商业销售的酥油常常含有防腐剂和其他一些添加剂，要确保酥油是纯的，最好还是在家自制。酥油含有很多有价值的营养物质，非常适宜烹饪和烘焙。有些对乳制品严重过敏的人甚至连酥油都不耐受，不得不避免它。不过，根据我的经验，大部分 GAPS 儿童和成人对酥油不会有负面反应，可以在饮食治疗的一开始就使用酥油。如果你的患者在敏感性测试中显示出对酸奶、开菲尔和酸奶油有反应，那么你可能需要在 GAPS 起始餐的第二阶段引入酥油。在引入酥油之前，还是要先做敏感性测试。

继酥油之后，饮食中要引入的第一种乳品是黄油。黄油实际上是纯乳脂，但含有少量的乳清，患者在饮食的某个阶段其身体是可以处理的。更好的办法是购买有机黄油，因为非有机黄油是非有机奶牛产出的，可能含有很多农药、激素和抗生素。对于敏感人群，我通常建议在执行 GAPS 饮食 6 周以后再引入黄油，做敏感性测试可以帮你确定患者的身体是否已经准备好进入这一步了。最好使用无盐黄油，类似其他很多含盐产品，加盐为的是更好地保存黄油，其中含有流动助剂和其他的添加剂。我再次强调黄油和酥油含有很多儿童和成人所需的价值很高的营养物质，不要不吃黄油和酥油，除非对它们真的是过敏。黄油和酥油提供各种脂肪酸，对健康非常有益的维生素 A、维生素 D、维生素 E、维生素 K_2、β-胡萝卜素，以及其他一些很容易被消化吸收的营养物质。

在饮食中引入酥油和黄油之后，在为期 6 ~ 12 周的时间内，可以渐渐地引入含蛋白但不含乳糖的乳品，如酸奶、酸奶油、开菲尔和奶酪。随着肠道菌群的建立和消化系统的愈合，很多 GAPS 患者可以消化和吸收牛奶蛋白，不再以类鸦片剂的酪啡肽这样的形式进入体内。不过，患者不同所需要花费的时间也不同，有些人在几个月之内便可以进展到这一步，而其他一些人可能需要更长时间。小心而且慢慢地推进饮食计划，这是非常重要的，每次应该只引入一种含乳蛋白的食物，开始时摄入量要小，注意观察身体的反应。肠道与心理综合征儿童和成人如果表现出任何症状上的退步则意味着他的身体还没有准备好接纳乳蛋白，这可能使自我刺激行为增加、眨眼睛现象加重、睡眠不安稳、焦虑增加、心情变化、过度活动、尿床、湿疹爆发或过敏加重。每个患者都有他自己典型的症状。通常，根据临床经验，患者越年轻他能够进展到这一步的速度会越快。成年人，一般来说，比起孩子需要更长的时间。有些时候，不得不无限期地忌食乳蛋白，特别是长期存在的精神分裂症、复杂状况的癫痫、严重的哮喘和湿疹。最先引入的含乳蛋白的产品可以是家中自制的酸奶和酸奶油。

有一个问题是，制作酸奶最好使用哪种奶？牛奶还是羊奶？市场上也有一些其他不常见的奶产品，比如绵羊奶、鹿奶，对这些奶的研究很少，即使有研究一般也不是很深入，在此讨论这些不是很实际。羊奶被认为更容易被人体吸收，因为羊奶中酪蛋白、不同脂肪酸和蛋白的含量更低。不过，羊奶比牛奶含有更多的 β-酪蛋白，而 β-酪蛋白被认为对自闭症和精神分裂症患者是不利的。遗憾的是，在这一方面并没有很多科研数据供我们参考。不过，在临床上一些患者（不是所有的）称羊奶要比牛奶更耐受。所以，开始的时候，你可能会尝试使用羊奶而不是牛奶制作开菲尔或酸奶。如果你很难买到羊奶，那么就尝试使用牛奶制作酸奶，伊莲·戈特沙尔使用牛奶制作的酸奶也有效地治疗了她自己的孩子和数千名患者。这里很重要的一点是要使用有机牛奶，临床观察发现食用非有机酸奶和有机酸奶的结果是有差别的，一些人对非有机酸奶会有反应，对有机酸奶却能够很好地耐受，因为非有机饲养的动物会摄入一系列的化学物质，从抗生素到农药，这些物质最终都会进入到乳汁当中。

引入家中自制的酸奶要注意一点一点地增加量，开始时每天一匙，慢慢地增加到每天两杯。原因是，酸奶会供应给身体活的益生菌，会引起一种坏菌的死亡效应。死亡效应是什么？益生菌攻击并杀死肠内的病原菌，这些病原菌会释放毒素。这就是引起自闭症、多动症、哮喘等问题的毒素。这种病原菌的死亡效应在每个人身上表现各不相同。在饮食中逐渐地引入益生菌食品有利于我们控制病原菌死亡效应引起的症状（你可以在后面的"益生菌"一章了解更多相关信息）。你在饮食中引入酸奶，可以添加到家里自制的汤和炖肉当中，与水果和蜂蜜一起当作甜点，或者与水果奶昔和果汁混合。你还可以用滤布沥干酸奶来制作厚实的酸奶或白软干酪（农家干酪）。在引入酸奶的同时可以引入酸奶油（使用发酵酸奶的菌种发酵的奶油），这可以为 GAPS 患者的免疫和神经系统提供很好的营养。跟引入酸奶一样，引入酸奶油也要一点一点慢慢来，开始时每天一匙。酸奶和酸奶油为饮食增加了品种，但是我要重复强调，必须是在患者的消化系统准备好之后才能在饮食中增加酸奶和酸奶油，所以，不要在这一步着急。

一旦 GAPS 患者能够耐受家中自制的酸奶和酸奶油之后，接下来可以尝试引入开菲尔。开菲尔类似酸奶，但是制作开菲尔的菌种不同，它使用不同组合的发酵细菌和酵母。你可以从一些商业公司那里购买到开菲尔菌种。开菲尔通常比酸奶产生更为明显的病原菌死亡效应，这就是我建议在开菲尔之前引入酸奶的原因。GAPS 患者受到病原酵母菌，特别是念珠菌的影响。引入开菲尔中的有益酵母菌能够帮助控制病原酵母菌。你也可以使用开菲尔菌种发酵奶油，在引入牛奶制作的开菲尔的同时可以引入奶油制作的开菲尔。跟酸奶一样，开始时每天一匙，之后逐渐增加每天开菲尔的食用量。在饮食中引入开菲尔的同时，继续每天食用一定量的酸奶和酸奶油（与酸奶一起发酵）。

在很好的引入酸奶、酸奶油和开菲尔之后，可以开始尝试引入天然有机奶酪。这里需要说明的是，引入奶酪会更困难一些，因为奶酪提供的是浓缩的乳蛋白，而且奶酪容易滋生酵母和霉菌，很多 GAPS 患者不耐受。一些 GAPS 患者发现自己可以耐受家中自制的酸奶但不能耐受奶酪。不过，大多数情况下，当消化系统恢复好之后，GAPS 儿童和成人还是可以享用许多天然奶酪的，比如切达奶酪和帕尔马奶酪（在本章最后查看列表）。跟开菲尔和酸奶的引入一样，引入奶酪时每一次限定为一种，开始时量要很小（不要超过一口），观察患者的反应。

在饮食中安全地引入奶酪几个月之后，许多患者发现他们的消化系统已经足够好，能够处理商业制造的天然活性酸奶（没有添加剂）、法式酸奶油。执行这一饮食第二年的年尾可以在饮食列表中增加新鲜的奶油。

乳制品引入程序总结

第 1 步：只允许使用家中自制的酥油。这个阶段持续 6 周时间。如果你的GAPS 患者不能耐受酥油，你可能会发现这位患者对其他任何乳品都不耐受。不过，可以停一段时间（几个月时间），之后重新尝试引入。记得要在引入之前做敏感性测试。

第2步：如果敏感性测试显示阴性，有机黄油的加入要逐渐进行。观察身体反应，大部分人在6个星期以内可以完成这一步。

第3步：引入家中自制的酸奶和酸奶油（使用酸奶菌种发酵），开始时每天一匙，逐渐增加每天的食用量。如果有任何不良反应，等一个月以后重新尝试。大部分GAPS患者在引入黄油以后，在6～12个星期的时间里可以完成这一步。

第4步：引入家中自制的开菲尔和开菲尔菌种发酵的酸奶油。开始时每天一匙，然后逐渐增加每天的食用量。在进入这一步之前先做敏感性测试。继续每天食用已经引入了的乳品，即酥油、黄油、酸奶和使用酸奶菌种发酵的酸奶油。

第5步：吃饭时尝试食用一口有机切达奶酪。在后面的3～5天内观察身体是否有不良反应，因为反应可能会延后。如果没有不良反应，逐渐增加食用量。如果身体可以耐受切达奶酪，之后可以尝试引入另外一种天然奶酪（在本章末尾查看可被允许的奶酪完全清单），在确定可以耐受家庭自制酸奶以后再尝试这一步。

第6步：尝试一些市场上销售的天然活酸奶、酸奶油或鲜奶油，不要着急推进到这一步。大部分GAPS患者在执行饮食计划的第二年年底可以增加这部分食物。

执行饮食治疗两年以后，很多GAPS患者会发现自己可以偶尔进食一些天然的乳品而不会出现明显的问题，这些天然乳品包括被允许的食物清单之外的奶油和奶酪。不过，我建议还是限定这些产品为偶尔食用，坚持饮食清单上允许的乳品更为安全，这里只有鲜活原奶可以是一个例外。

鲜活原奶是什么？它是直接取自牛或羊身上的奶，未经巴氏杀菌、均质化处理或任何其他有损营养的加工处理的奶。这种奶可以称为活奶，因为这种奶里满是活性物质。鲜活原奶中含有大量的酶，这可以帮助你消化奶，自身消化系统只需要做很少的工作。例如，很多不能消化乳糖的人却可以处理原奶，没有任何问题。活奶中含有丰富的"活性"维生素、氨基酸、蛋白质、必需脂肪酸，以及其他很多以我们身体所需的生化形式存在的营养物质。当我们将奶巴氏杀菌之后，其中的很多营养物质被破坏，生化结构被改变，奶变得很难被人体消化和分解，结果便导致过敏以及其他一些问题。数千年以来，人们给孩子喂食直接从奶牛身上挤出来的原奶，这对身体有很多益处，没有什么问题。我们喝奶会出现问题是从开始给孩子喂食加工过的灭活奶开始的。世界上仍然还有很多国家的人在给孩子吃原奶，没有什么问题。他们知道孩子不能吃巴氏杀菌的、蒸煮过的、均质过的或任何其他加工形式的奶，因为小婴儿吃了加工过的奶会有问题发生。过去，西方国家的兽医很清楚巴氏杀菌奶的坏处，不会给猫、狗或其他一些动物吃加工奶，所有这些动物都生长得非常好。因为一些原因，人类在健康方面却没有注重这个细节，我们没有被告知巴氏杀菌奶的缺点。

我们为什么要饮用巴氏杀菌奶呢？因为有从原奶当中招致严重感染的风险。但是，这种感染是来源于遭受感染的牛羊。如果这些动物很健康而且得到兽医定期的检查，它们产出的奶不会引起感染。事实上，沙门菌、大肠杆菌和许多其他的有害菌不会在原奶中生存，它们会受到原奶中天然存在的有益菌、酶和免疫复合物的围剿。如果这些病原菌进入到巴氏杀菌后的奶中，这些菌会生存下来，因为奶中原本存在的有益菌和酶等物质已经在巴氏杀菌过程中被破坏了。这就是为什么喝巴氏杀菌奶一样还会有严重感染暴发的可能。因为在西方绝大多数奶都要经过巴氏杀菌处理，农场主并没有强制义务去足够严格地照顾奶牛的健康，如果奶牛生病了并将感染传递到奶中，巴氏杀菌处理可以杀灭这种感染。幸运的是，还是有很多饲养奶牛的农场主采用认真尽责的方法，他们很好地照顾饲养的动物，能够为他们的消费供应有机原奶，没有任何感染你的风险。想要了解这些农场主的更新信息，可以浏览 www. westonprice. org 和www. realmilk. com 网站。如果幸运的话，你或许能在居住当地找到供给你取自健康牛羊身上的有机原奶的人。如果有这个条件，你可以使用原奶制作所有的酸奶、开菲尔和酸奶油，购买生奶油和生黄油。根据我的临床经验，大部分人可以很好地耐受原奶。不过，GAPS 患者在尝试生鲜原奶之前，还是要执行乳品引入程序，当确定身体可以耐受所有家中自制的发酵原奶制品和奶酪之后，很多 GAPS 患者可以开始饮用有机鲜活原奶。与引入其他乳品一样，开始时食用很少的量，后期逐渐增加食用量。超市出售的几乎所有鲜奶都是灭活奶，GAPS 患者不要饮用。为了让这些奶对我们有用，我们必须使用有益菌发酵，重新赋予它生命活力。如果你无法买到鲜活原奶，可以购买有机的巴氏杀菌奶进行发酵。

关于乳品另外很重要的一点：增加乳清、酸奶和开菲尔对那些容易腹泻的人可以产生神奇的效果。酸奶中的各种物质，特别是乳酸，可以舒缓和加强肠壁，减慢食物从小肠到直肠的运输并且让大便成形。所以，如果你的患者倾向于腹泻，就可以执行 GAPS 饮食起始餐食物引入部分，并且在一开始就引入发酵乳制品。但是，便秘却不一样，如果你的患者存在慢性便秘，要小心乳制品，在一开始可以引入酸菜汁或其他发酵蔬菜汁。根据我的经验，便秘的人可以很好地处理高脂肪乳品，比如酥油、黄油和酸奶油，但高蛋白的乳品不行，比如酸奶、乳清、开菲尔和奶酪，高蛋白乳品会加重便秘。这可能并不适用于所有便秘的人，因为我们每个人的肠道菌群各不相同，但是我的经验是有一半的情况如此。

那么，晚餐吃什么？

在前面的章节我们详细讲述了饮食中允许摄入的碳水化合物或糖。单糖，来源于水果和非淀粉类蔬菜。所有存在于谷物和淀粉类蔬菜当中的复合碳水化合物必须严格从饮食中清除。我无法过度强调这一点有多么重要，要确定菜单中连一丁点制作于糖、谷物或淀粉类蔬菜的食物都没有。就此，我通常会看到家长露出十分惊慌的表情，特别是那些已经经历过无面筋蛋白无酪蛋白饮食痛苦的家长们。忌食米饭、忌食饼干、忌食蛋糕、忌食酥饼、忌食面包、忌食各种各样的脆片、忌食爆米花、忌食冰淇淋、忌食糖果……但这些都是他们的孩子喜欢吃的食物，不吃孩子会饿死！

的确，GAPS 儿童和成人通常会限定他们的饮食为精加工碳水化合物，因为异常的肠道菌群，他们非常想吃这类食品。所以，重要的是找到所有这些食品的替代品，能够兼容在 GAPS 饮食当中。GAPS 患者要忌食谷物和糖的事实并不意味着他们必须被剥夺吃面包、蛋糕、饼干、克力架、薄饼、华夫和妙芙的机会。GAPS 饮食提供给你非常好的能够滋养身体的食谱，你可以用坚果粉替代小麦粉，使用非精炼的天然蜂蜜和干制水果来替代糖。在本书食谱章节，你可以找到很多美味食谱。伊莲·戈特沙尔的书中有更多美妙的配方，如果上网，你还能通过以下网站学习更多：

089

www. gaps. me

www. scdiet. org

www. breakingtheviciouscycle. com

www. geocities. com

www. pecanbread. com

www. uclbs. org

你的孩子不但不会饿着，他还会接受最滋养身体的饮食。我们接下来看看肠道与心理综合征患者将会吃哪些食物。

推荐的食物

在本章末尾你可以按照字母表顺序查看列出来的推荐食物清单和忌食食物清单。

肉和鱼

所有新鲜的或冷冻的肉、内脏类肉、禽肉、鱼和贝类。

肉和鱼是营养的优质来源。与普遍推广的观念不同的是，肉、鱼和其他动物食品含有丰富的维生素、氨基酸、滋养人体的脂肪、很多矿物质和其他人体每天所需的营养元素。肉和鱼中含有的这些营养物质都是有利于人体吸收的。我发现一些书上的维生素表格中显示谷物提供所有的维生素，这很误导人。首先，谷物中含有的这些维生素更难被人体吸收；其次，与肉、鱼及其他动物食品相比，谷物中维生素含量是不如动物食品含量的。我们现在来看看其中的一些营养信息。

维生素 B_1（硫胺素）：最丰富的来源是猪肉、动物肝脏、心和肾（腰子）。

维生素 B_2（核黄素）：最丰富的来源是蛋、肉、奶、禽类和鱼。

维生素 B_3（烟酸）：最丰富的来源是肉和禽类。

维生素 B_5（泛酸）：最丰富的来源是肉和动物肝脏。

维生素 B_6（吡哆醇）：最丰富的来源是肉、禽类、鱼和蛋。

维生素 B_{12}（氰钴维生素）：最丰富的来源是肉、禽类、鱼、鸡蛋和奶。

氰钴胺素：最丰富的来源是动物肝脏和蛋黄。

维生素 A：最丰富的来源是动物肝脏、鱼、蛋黄和黄油。我们说的是真正的维生素 A，可以被身体直接利用的。你或许在很多出版物上看到过说可以从水果蔬菜中以类胡萝卜素的形式获得维生素 A。问题是类胡萝卜素必须在体内转化成真正的维生素 A，我们很多人是无法完成这个体内转化的，因为我们体内都有毒素，或者体内有一些正在发生的炎症。所以，如果你不从动物食品中获得真正的维生素 A，尽管吃很多胡萝卜，你也可能会缺乏维生素 A。维生素 A 缺乏会削弱免疫力，引起眼睛问题，使学习发展能力下降。肠道心理综合征患者无法将类胡萝卜素转化为真正的维生素 A，必须从动物食品当中直接摄取。

维生素 D：最丰富的来源是鱼肝油、蛋、鱼。

叶酸：最丰富的来源是动物肝脏。尽管植物中的叶酸含量较低而且更难消化，绿叶蔬菜也被认为是叶酸好的来源。为了预防胎儿神经管缺陷，叶酸对妊娠期女性尤其重要。这就是为什么很多传统风俗是孕期女性经常吃一些健康的动物肝脏，来供应足够的叶酸和其他许多营养元素的原因，它是以人体更容易消化和吸收的生化形式存在的。

维生素 K_2（甲基萘醌）：最丰富的来源是动物内脏、全脂奶酪、优质的黄油和奶油（草饲动物产出，呈自然的黄色或橙色）、动物脂肪和蛋黄。这种维生素对于钙的正常代谢是必需的，缺乏维生素 K_2 可能引起软组织中钙的沉积和炎症的发生，而骨骼和牙齿却得不到足够的钙。除了高脂食物，这种维生素的另外一个重要来源是我们的肠道菌群，肠内有益菌会制造和释放维生素 K_2。发酵食品中维生素 K_2 含量丰富，因为细菌在发酵的过程会产生维生素 K_2。纳豆（发酵大豆制品）是维生素 K_2 最丰富的植物来源。

至今我们所知的有两种被广泛研究的维生素是肉和鱼不能供给的，它们是维生素 C 和维生素 K_1（叶绿醌），必须从蔬菜和水果当中摄取。

水果，除了牛油果，通常会干扰肉类食物在体内的消化，水果应该在两餐之间吃。但是，蔬菜与肉和鱼的结合很好，可以提供肉和鱼当中缺乏的营养元素。还有另外一个一起食用肉鱼和蔬菜的原因，就是我们代谢食物的方式。消化和食用肉和鱼后我们的身体组织积累了酸，而消化大部分的蔬菜后身体呈碱性。一餐中组合肉和蔬菜可以平衡身体中的酸性，这一点是重要的，因为身体酸性太高和碱性太高都不利于健康。生的蔬菜比烹调制熟的蔬菜更偏碱性。但

091

是，就这一点，你需要在引入生食蔬菜之前确保患者的消化系统能够处理生蔬菜。

大部分肠道与心理综合征患者贫血。贫血的人应该经常吃红肉（羊肉、牛肉和健康的动物内脏），因为这些是补救贫血最好的食物。它们不仅以血红素的形式提供铁，是最易于人体吸收的，这些食物还可以提供 B 族维生素和处理贫血所必需的其他营养元素。肉还可以促进更好地吸收来自于蔬菜和水果的非血红素形式的铁，同时来自于蔬菜水果的维生素 C 又会促进人体从肉中吸收铁。大型流行病学研究显示在全世界进食红肉较多的国家，人们缺铁的概率会低很多。

对贫血的人绝对有利的是吃健康动物的肝脏。健康动物的肝脏是营养动力室，你会发现肝脏中含有各种营养物质，包括 GAPS 患者缺乏的所有营养元素。你的 GAPS 患者如果能经常吃健康动物的肝脏，对于改善他们的营养状况，比吃世界上最贵的营养补充剂都管用。一个贫血的人应该每周至少吃一次健康动物的肝脏或者其他内脏。儿童所需量要少一些，每隔一天 1 ~ 2 匙研磨成粉的动物的肝脏，可以与任何肉类菜一起进食或者每周一次完全进食动物肝脏作为一餐。想要了解一些烹制肝脏的方法，可以查看本书"食谱"一章的内容。

要确保你购买的肉和鱼是新鲜的或者是屠宰后立即冷冻的，一定不要是处理过的，因为保存的处理过的肉类含有很多添加剂（欧洲 E 码添加剂、防腐剂、淀粉、糖、太多的盐、乳糖和其他配料），这些都会妨碍消化系统的修复。火腿、腌熏肉、熟食肉和所有商业制造的香肠都是保存类肉制品，应该忌食。香肠是非常受喜爱的食物，孩子们都特别喜欢。我建议找本地屠肉人根据你自己的要求来制作香肠，要求他为你加工纯的香肠。香肠中仅有的配料应该是绞碎了的带有脂肪的肉、盐和辣椒。如果你想在肉里添加一些新鲜的大蒜、洋葱或新鲜的香草，这是可以的。一定要注意不能添加商业销售的那些调味料或香肠混合料。大多数用于加工香肠的调味料含有风味增强剂或味精，肠道与心理综合征患者需要忌食。

肉汤、骨头汤和鱼汤是补充身体营养和修复肠道特别好的食物。你用水炖肉、骨头和鱼时，很多营养物质会抽提到水中。你可以用这些老汤做汤羹、炖肉或者只是作为两餐之间或餐前温暖疗愈的一杯饮品。在本书"食谱"一章，你可以查看有关如何制作肉汤、骨头汤和鱼汤的详细指导。不用说，所有商业销售的汤粉和小包装汤料都应该忌食。它们与家中自制的肉汤相比没有任何疗愈作用，而且含有各种不利于身体的配料。消化系统敏感的人吃文火慢炖的肉会更有利于消化。不要只使用瘦肉，我们的生理需求是一块完整的肉（全食），同时提供肉纤维、脂肪、胶原和其他营养物质。肠道与心理综合征患者需要很多健康的动物脂肪，在烹制肉类时要包含肥肉，不能只取瘦肉部分。当我们吃禽肉时，皮、脂肪和肉都要吃，在吃鱼时也要去鳞吃皮。

鸡蛋

鸡蛋几乎是地球上最滋养人体，最容易消化的食物。生蛋黄可与人乳相媲美，因为它几乎不需要消化就可以 100% 被人体吸收。蛋黄能够提供大多数必需氨基酸，很多维生素（维生素 B_1、维生素 B_2、维生素 B_6、维生素 B_{12}、维生素 A、维生素 D 和生物素），必需脂肪酸，很多锌、镁和 GAPS 患者体内缺乏的很多其他营养元素。蛋中维生素 B_{12} 含量很高，是神经系统和免疫力正常发育所需要的一种重要营养物质。大部分 GAPS 患者缺乏维生素 B_{12}，也会因此贫血。

蛋黄中含有丰富的胆碱，它是神经系统和肝脏发挥功能所需要的一种氨基酸。胆碱是一种称为乙酰胆碱的神经递质的组成部分，大脑在发挥它的诸多功能时使用这种神经递质完成认知、学习和记忆的过程。那些神经系统损伤、记忆力缺失和学习能力差的人会被推荐吃胆碱营养补充剂。肝脏有问题的人也会被推荐吃胆碱。很多肠道与心理综合征患者存在认知障碍和承受过度压力的肝脏，在饮食中注意补充胆碱是有益的。蛋黄，尤其是未经烹制的蛋黄，是胆碱的最佳食物来源。

悲哀的是，尽管蛋的营养构成这么好，基于许多错误的"科学"和商业宣传，蛋被搞得不再那么受欢迎。发生这样的情形是因为胆固醇。在过去 10 年，有很多临床研究已经证实吃鸡蛋与心脏病或动脉粥样硬化没有任何关系，事实上经常吃鸡蛋的人在这些问题上表现出更低的风险。大部分人并不知道 85% 的血胆固醇并不是来自于动物食品，而是人体对精加工碳水化合物和糖作出反应后由肝脏制造出来的。所以，要保护心脏，确实有需要去避免的食物，但不是鸡蛋。想要了解有关这个议题的更多信息，可以阅读我的书《把你的心放在口中》（*Put your heart in your mouth*）。

093

我建议购买来自可信赖的渠道的鸡蛋。自由放养的有机鸡蛋是最好的，因为这样的母鸡营养状况更好，没有吃过抗生素和农业化学品，生长过程中接触的是阳光和洁净的空气。从另外一个角度看，自由散养的有机鸡蛋也会更好，这出于对沙门菌的担心。根据国家蛋品营销委员会的数据，每7000枚鸡蛋中有1枚可能潜藏沙门菌。感染沙门菌的鸡蛋实际来源于受到感染的母鸡。自由散养有机饲养的母鸡感染沙门菌的概率会小很多，因为这样喂养的鸡有更为健康的免疫力。生蛋黄比烹制过的蛋黄更有营养。不过，如果你对生蛋黄的安全性不确定，你可以按照任何你喜欢的方式烹制它。鸡蛋完全烹熟后，沙门菌会被杀死。

人们通常都会将蛋白加以烹制，因为大部分人并不喜欢生蛋白的味道。如果能确保鸡蛋的安全性，生蛋白也是能吃的。对鸡蛋过敏的人大部分是对蛋白过敏，因为蛋白中含有非常复杂的蛋白质和抗原，而蛋黄中含有的是单氨基酸，基本上不需要人体再去消化就可以直接被吸收。这就是为什么很多对鸡蛋过敏的人在仔细将蛋白和蛋黄分离之后能吃蛋黄的原因。

如果你怀疑对鸡蛋真正过敏，这可能会非常危险，在引入蛋类食物之前要先做敏感性测试。你需要分别测试蛋黄和蛋白，取一滴生蛋黄（仔细将蛋黄从蛋白中分离出来，确保蛋黄中没有沾染蛋白）置于患者的手腕内侧，晚上睡前进行，让这一滴在皮肤上自然晾干，睡一觉第二天早上起来时查看情况。如果有刺激的反应，发红发痒，那么要在几周时间里避免蛋黄，之后再重新做一次敏感性测试。如果没有反应，那么可以继续逐渐地在饮食中引入鸡蛋，开始时还是比较少的食用量。第二天按照同样的方式再去测试对蛋白是否敏感或者过敏。如果一个GAPS儿童或者成人对鸡蛋真正过敏，那么饮食中要忌食鸡蛋。你在本书"食谱"一章能找到很多不含鸡蛋的食谱，依然能够制作出美味。如果不存在过敏，那么鸡蛋应该是GAPS患者饮食当中常常包含的食物。我通常会建议GAPS儿童每天吃2~6个未经烹饪的或轻微烹饪的蛋黄（可以加蛋白，也可以不加蛋白），大人可以每天吃4~8个鸡蛋，可以加蛋白也可以不加蛋白。

非淀粉类新鲜蔬菜

法国洋蓟、甜菜、芦笋、西蓝花、抱子甘蓝、卷心菜、菜花、胡萝卜、黄瓜、芹菜、青豆、菜豆、西葫芦、茄子、大蒜、洋葱、羽衣甘蓝、莴苣、蘑菇、香芹、青豌豆、各种颜色的辣椒、南瓜、红花菜豆、菠菜、番茄、红萝卜、豆瓣菜。

可以冷冻蔬菜，只要蔬菜表面没有淀粉、糖或者其他什么材料涂层。如果有腹泻情况，在腹泻彻底好之前，所有的蔬菜都要挑选，去籽并加以烹制，之后才可以在饮食中慢慢地引入生鲜蔬菜，加入到每餐中或者当作零食吃。

有很多出版物宣扬过如何吃蔬菜，在此我们就不花时间再多讲。不过，有一点很重要：有机蔬菜优于非有机的。我的一些患者吃某种蔬菜会腹泻，转成进食对应的有机蔬菜后则不会腹泻。肠道与心理综合征患者消化系统非常敏感，会对非有机蔬菜中的农药和其他一些化学物质有反应。

如果你对茄属食物（番茄、茄子和辣椒）敏感，那么开始时要忌食。在完成饮食治疗起始餐－食物引入阶段后，你可能会发现自己不再对这些食物敏感了。应该慢慢地引入这些食物而且每次限于一种，后期再逐渐地增加量和品种。

所有的水果，包括莓果

水果可以是新鲜的，烹制过的或生的，干制的（无山梨酸盐、无硫、无额外添加的糖、无淀粉或其他任何添加物）和冷冻的（没有任何额外的添加物）。如果患者存在腹泻，开始时要忌食水果。腹泻好了之后，开始先引入烹制水果（在烹制之前削皮去籽）。当大便长期表现正常之后，可以慢慢地引入生水果作为两餐之间的零食。进餐时吃水果并不好，因为这会影响身体对肉食的消化。可以与肉食搭配的水果是柠檬、新鲜的柠檬汁、牛油果和口味比较酸的苹果品种。

吃的水果应该成熟，未成熟的水果淀粉含量高，比如，香蕉最好有少许棕色的斑点在上面，代表已经很熟了。

牛油果是极具营养的水果，而且可以与肉食搭配。牛油果很容易消化，而且含有很多滋养人体的脂肪。要确保牛油果成熟，可与肉、鱼、贝类和沙拉搭配。用牛油果给孩子做奶昔非常好（请查看本书"食谱"一章的内容）。

莓果更是营养的动力室。莓果含有丰富的维生素、矿物质和很多抗癌和解毒的物质。可以吃各种各样的莓果：草莓、蓝莓、蔓越莓、黑加仑、红加仑、白加仑、黑莓、接骨木浆果，等等。但是，腹泻的人不能吃。腹泻彻底好之后，慢慢地引入莓果，开始时要烹制或者烘焙制成派和妙芙。在身体能够耐受烹制过的莓果之后，再尝试生鲜莓果。有些人的消化系统太过敏感，则需要过筛去除莓果种子。

坚果与种子

坚果与种子包括核桃、巴旦木、巴西胡桃、山核桃、榛子、腰果、花生、葵花籽、南瓜籽以及芝麻。吃的坚果和种子应该是保留果壳储存的，或者是新鲜去壳的。不要烘烤、盐焗、涂层或者以其他什么形式加工。花生酱的成分应该只有花生和盐，要确保自己对花生没有过敏。很多花生过敏是因为花生产品被霉菌或者其他一些毒素污染，要确保自己食用的是优质花生。可以在健康食品商店购买去皮磨成粉的美国巴旦木，用于做烘焙食品。

坚果和种子是非常有营养的。它们含有很多重要的矿物质、氨基酸和脂肪，如镁、硒、锌、omega-6 和 omega-3 脂肪。流行病学研究指出那些经常吃坚果和种子的人患心脏病、癌症和其他一些退行性疾病的概率更低。

GAPS 饮食方案中使用大量的坚果和种子。不过，它们是多纤维的，如果有腹泻需要在腹泻彻底好之后再引入到饮食当中。能够耐受坚果粉制作的烘焙小食之后，可以在饮食中慢慢地引入原味生坚果，作为两餐之间的零食。不管什么原因，如果不能耐受巴旦木磨成的粉，你可以尝试使用山核桃粉、腰果粉或者核桃粉做烘焙食物，但需要自己来磨粉。

只有腹泻彻底好之后才能食用种子。葵花籽、南瓜籽和芝麻最好在水中浸泡约 12 小时或者轻微发芽，这样会更有利于消化而且更有营养。你可在蔬菜沙拉或做好的菜上撒些浸泡过或发过芽的种子，也可以在烘焙用的混合料中加上浸泡过或轻微发了芽的种子，磨成粉使用，还可以在自己做的烘焙小食上加芝麻酱、巴旦木酱、榛子酱、花生酱和南瓜籽酱，要确保这些酱中没有任何添加剂。

有些人很难消化坚果和种子，因为坚果和种子中含有天然酶抑制剂、植酸和其他一些保护性物质。但并不是所有人都存在这个问题，如果你觉得这对你的患者来说是个问题，购买了坚果之后，为了好消化，我建议你做些处理：在盐水（每升水中加一勺盐）中浸泡坚果（去壳）24 小时，控水，将盐洗掉，在烤箱（50℃）中烘烤 3～24 小时（中间经常检查检查，因为不同的坚果烘干需要的时间不同）。浸泡过的坚果和种子未经烘干也可以吃，或者直接磨成粉做烘焙小食。烘干的坚果和种子要保存在密封的容器或封存良好的塑料袋中。这些坚果和种子又香又脆，与水果干搭配着吃是很好的零食。用加有乳清的水发酵坚果和种子也有利于消化，用水覆盖坚果，加半杯乳清，放在温暖的地方保持24小时，控水，擦干，湿的可以用于烘焙食品制作，用烤箱烘干则可以保存起来随时使用。

豆子和杂豆

除了海军豆或者白扁豆、青菜豆（干且新鲜）、四季豆、小扁豆以及豌豆这几种豆，所有其他豆子中淀粉含量都太高，不适合给肠道与心理综合征患者食用。干的小扁豆和豌豆需要先在水中浸泡至少12个小时，然后晾干水分，用流水再次冲洗，将一些有害物质冲掉（植物凝集素和一些淀粉），最后用于烹制食物。不要使用市场上销售的现成的豆粉，因为这些预包装的豆粉产品大多在磨粉前没有经过泡豆预处理。如果患者对坚果过敏，可以使用白扁豆粉来制作烘焙小食。在腹泻和其他一些消化系统症状彻底消退之前，不要食用豆子、小扁豆和豌豆。

豆子、小扁豆和其他豆类通常都很难消化，因为它们含有很多抗营养素，比如植酸、凝集素、酶抑制剂与淀粉。所以，不要着急在患者的饮食菜单中引入这类食物，当你身体准备好之后，先尝试发酵处理过的豆子：泡豆至少12小时，冲洗干净，用水和乳清覆盖豆子（1升水中加半杯乳清），在室温下放置发酵4～5天，最后冲洗干净豆子，这时就可以用这些豆子做饭了（可在本书食谱一章中查看烘焙豆子的方法）。

蜂蜜

可以食用天然蜂蜜，冷处理的蜂蜜更好。很多蜂蜜制造商为了加快从蜂巢中提取蜂蜜而进行加温，这会破坏蜂蜜中的一些微量营养元素。尽量购买加工简单的蜂蜜。蜂蜜比食糖甜很多，含有两种单糖——果糖和葡萄糖，GAPS患者的消化系统能够处理，可以使用少量蜂蜜调甜味。但在饮食治疗的最初阶段需要尽量限制甜的东西，包括蜂蜜，因为蜂蜜可能促进肠内白色念珠菌的生长。

在17世纪引入蔗糖之前，人类使用的甜味剂只有一种，就是蜂蜜。在17世纪末，因为蔗糖更便宜也更容易取得，蔗糖便在人们的饮食中取代了蜂蜜，开始了一个因糖而生健康问题的时代。

蜂蜜对我们的身体更有天然的好处，其具备许多有益健康的特性。人类使用蜂蜜作为食物和药物已经有几千年的历史。在希腊神话中，蜂蜜被认为是"供给上帝的食物"，有许许多多的书介绍过天然蜂蜜有益健康的特性。蜂蜜有抗菌的功效，含有维生素、矿物质、氨基酸和其他许多生物活性物质。因蜜蜂采集花粉的花儿的品种和生长环境不同，蜂蜜的味道、营养和生物活性物质的组成会各不相同。传统有使用蜂蜜来治疗消化障碍、肺部和喉咙感染、关节炎、贫血、失眠、头疼、虚弱和癌症的实践。蜂蜜还可以外用来处理伤口、湿疹、皮疹、皮肤和口腔溃疡。

饮料

肠道与心理综合征成人和儿童应该饮用白开水、新鲜压榨的果汁、肉汤和鱼汤。

大人可以喝淡茶和不加奶的咖啡。茶和咖啡必须是新鲜制作的，不能是速泡型茶或咖啡。在茶里放一小片柠檬是有益的。花草茶也是可以饮用的，但必须是新鲜的单一花草制作的茶，不能是市场上售卖的现成的花草茶茶包；新鲜的姜茶有利于消化。

一些奶的替代品是可以的：家中自制的巴旦木奶和自制的椰奶。请查看本书"食谱"一章了解如何制作。

饮用白开水是非常健康的习惯，应该鼓励小孩子养成这个习惯。一般来说，大人平均每天需要饮用 1.5 升水，但不建议直接饮用自来水，除非是净化过。自来水是经过处理的，不利于肠道菌群平衡，可以饮用瓶装天然矿泉水或瓶装过滤水。GAPS 患者的每一天应该开始于一杯白开水、矿泉水或过滤水，可以是常温水也可以是温水。在水中加一片柠檬或一匙苹果醋是有益的，两餐之间也要记得喝水。在进餐时喝大量的水是不推荐的，因为这样会干扰消化。进餐时最好饮用家中自制的肉汤，这会刺激胃中消化液的分泌。

强烈建议饮用新鲜压榨的水果和蔬菜汁，可以加快身体的排毒过程并且支持肝脏工作。你需要一个优质的家用榨汁机，好的榨汁机一般都会提供榨汁食谱书，但你也可以试验自己的果蔬汁组合（查看本书"食谱"一章）。想要了解更多有关果蔬汁的信息，可阅读本书"排毒和生活方式调整"一章的内容。

除了新鲜压榨的果蔬汁，基于很多原因，我不推荐市场上销售的任何预包装果蔬汁。商业生产的果蔬汁会经过巴氏杀菌，这会破坏很多营养，这些精加工果蔬汁通常也会添加很多糖。一些销售的果蔬汁在标签上可能并不会提及防腐剂、甜味剂和其他一些额外添加的物质。大部分商业销售的果蔬汁容易存在霉菌和真菌，GAPS 患者对这些往往会有身体反应。更不用说，所有甘露酒和其他软饮料都需要忌食。

肠道与心理综合征患者应该避免酒精饮料，因为它会增加肝脏需要处理的毒素水平。不过，偶尔喝一点干红、杜松子酒、苏格兰威士忌、波旁威士忌和伏特加是可以的，但必须完全忌饮啤酒，因为啤酒中淀粉含量高。

脂肪或油脂

所有存在于如牛肉、猪肉、禽肉等肉类中的天然脂肪对 GAPS 患者都是很好的。它们可以提供所有恢复免疫、肠道和神经系统所需的恰当的营养物质。GAPS 患者需要摄入足量的脂肪。实际上，患者摄入的脂肪越新鲜，他的身体恢复得越快。

动物脂肪是最佳烹饪用油，因为在加热时动物脂肪不会改变化学结构。大多数植物油中含有有害的反式脂肪酸，应该避免使用这样的油脂。烹饪应该用黄油、酥油、猪油、牛油、羊油、鹅油、鸭油或鸡油。如果你做烤鸭，可以在烤盘中收集鸭油，用筛子或者滤布过滤一下，可以做出一大瓶优质烹饪用油。如果烤一只鹅，收集到的油足够使用半年。在做烘焙时如果你不用黄油或者酥油，你可以用鸭油或鹅油。如果有天然的非氢化的椰子油，也可以用这种椰子油做烘焙或烹饪。遗憾的是，西方大商场销售的椰子油不少都是精炼油，患者不宜使用这种油。

除了特级冷榨橄榄油，最好忌用市场上销售的各种植物油。不要使用橄榄油高温烹饪，因为高温会破坏其中很多营养物质，转化不饱和脂肪酸为反式脂肪。橄榄油可以用于拌沙拉，洒在已经做好的饭菜上面，使用足够的量即可。其他那些冷榨的油，比如冷榨亚麻籽油、冷榨月见草油、冷榨牛油果油等是好的油脂，但是，这些油不能加热使用。

忌用所有人造脂肪比如人造黄油（玛琪琳）和黄油替代品，也要避免食用这种油加工制造的食品。

想要了解有关脂肪或油脂的详细讲解，请阅读本书"脂肪：好脂肪与坏脂肪"一章的内容。

盐

全球盐产量中只有一小部分用于人类食用。超过 90% 的盐用于工业生产，如制造肥皂、清洁剂、塑料、农业化学、PVC（聚氯乙烯）等。这些工业应用需要纯的氯化钠。但是，自然当中的盐含有很多其他元素，实际上所有的天然水晶盐和天然海盐含有构成人体所需的所有矿物质和微量元素。这种天然形态的盐不仅有益于人体，而且是必需的。因为工业界需要纯的氯化钠，所有其他元素和矿物质被从天然盐中去除。我们现在食用的盐被称为"食盐"而非天然盐，所有精加工食品大量添加的也都是食盐。

这种食盐进入身体后会从基本水平抑制体内平衡。我们身体需要的是与所有其他矿物质和微量元素结合在一起的氯化钠，这是天然盐能提供的。纯氯化钠会结合水，造成水液潴留和许多后果，比如高血压、组织水肿、血液循环差。因为身体要努力去处理多余的氯化钠，会形成许多有害的酸液，导致胆结石和肾结石。钠的作用发挥是要与体内其他矿物质以及微量元素（钾、钙、镁、铜、锌、锰等）共同协作来完成的，其他这些物质失去了正常的平衡。摄入过多的氯化钠不良反应很多，而且比较严重。这是为什么大多数医生包括主流医生告诉我们要少吃盐的原因。

地球上有足够多高质量的盐供我们食用。纵观人类历史，盐一直都被高度重视，过去曾经称盐为"白金"，罗马帝国发给士兵的报酬就是盐（这是薪资"Salary"一词与盐"Salt"的联系）。天然盐与水一样是我们人体生理所必需的。我们应该食用天然状态的盐，像水晶盐（如喜马拉雅粉晶盐）或者完全非精制海盐（如凯尔特盐）。全球范围内有许多公司供应高质量的天然盐。

执行 GAPS 饮食

GAPS 饮食主要由三个部分组成：GAPS 饮食起始餐——食物引入；完全 GAPS 饮食；脱离 GAPS 饮食。

（1）GAPS 饮食起始餐——食物引入

设计起始餐（食物引入部分）为的是更快地修复肠壁。可通过三方面的因素来实现这一目标：

● 给肠壁提供大量的滋养性物质，如氨基酸、动物胶、氨基葡萄糖、脂肪、维生素、矿物质等，这些都是构成肠壁的物质。我们在前面的章节已经讨论过，肠壁通过脱落老旧的肠上皮细胞同时生出新的上皮细胞而得以不断地更新。要生长出健康的肠上皮细胞，患者的肠壁需要特别的滋养。

● 大多数 GAPS 患者存在肠道黏膜炎症和溃疡，他们自己可能并没有意识到这一点，因为身体没有表现出明显的症状。患者的肠黏膜可能只是非常敏感，有灼痛的感觉。GAPS 起始餐（食物引入部分）需要从饮食中排除纤维和其他一些会刺激肠道、干扰肠道修复的物质。

● 肠黏膜细胞的再生过程受有益菌的控制和协调。如果没有有益菌，无法进行修复！GAPS 饮食起始餐从一开始就要提供来自于食物的益生菌。

我建议所有肠道与心理综合征患者在开始完整的 GAPS 饮食之前先执行起始餐。这取决于患者病情的严重程度，你可以根据身体症状适度调整这一部分饮食推进的速度，比如你可能在一到两天之内就会结束第一阶段的饮食方案，而在第二阶段需要投入很长时间。

消化系统存在明显症状（反流、腹泻、异常疼痛、胀气、严重便秘等）的人要完全执行起始餐方案，这一点绝对重要。这部分的饮食方案可以很快减轻症状，开启消化系统的修复过程。即使是健康的人，如果你或者你的孩子发生胃病或者腹泻，执行 GAPS 饮食起始餐几天便能使症状很快地消退，不需要吃任何药。

存在食物过敏和不耐受的人应该先执行起始餐饮食方案，为的是修复肠黏膜。导致过敏和食物不耐受的原因是所谓的"肠漏"，这是肠壁被异常微生物菌群破坏的结果。食物没有被很好地消化便穿过破损的肠壁进入身体，导致免疫系统不得不作出反应。很多人努力去检查自己对哪些食物有反应。但是，如果肠壁受损，他们很可能会吸收很多没有完全消化的食物，这可能引起身体迅速的反应，也可能是延长的身体反应（一天，几天，甚至几个星期）。因为这些反应互相交叠，你很难确认究竟是哪种食物引起了身体的反应。食物过敏检查并不可靠，如果他们有足够的资源在为期两周的时间内每天检查两次，会发现他们对吃的任何一种东西都过敏。只要肠壁仍保持损伤状态，你会因为食物一直纠缠，清除饮食中的各种食物并不是一种合理的对策。从我的临床经验来说，最好还是集中精力通过执行 GAPS 饮食起始餐来实现肠道的修复。一旦肠壁得以修复，食物在被吸收之前会被很好地消化，很多食物不耐受和过敏的问题就解决了。

如果你怀疑对某些食物有真正的过敏（会非常危险），在引入这种食物之前要先做敏感性测试。取一滴自己怀疑的食物（如果食物是固态的，那么磨碎，加一点水搅拌）置于患者手腕内侧，晚上睡前操作，睡一觉，第二天早上起来后检查，如果有发红或发痒的反应，要在几个星期以内忌食这种食物。之后，再做敏感性测试。如果没有反应，可以尝试慢慢地引入这种食物，开始时食用量要很少。测试的食物形态应该是你准备引入到饮食当中的食物形态，比如，如果你计划在饮食中引入生蛋黄，那么要测试生蛋黄而不是全蛋或烹制过的蛋。

没有严重消化问题和食物不耐受的人，可以很快地推进起始餐部分。但是，不要跳过这一部分直接进入完全 GAPS 饮食。因为起始餐可以为你修复肠道以及为身体其他部分提供最好的机会。我见到有些人跳过起始餐（食物引入部分），后期很长一段时间都有绵延不断的问题，很难处理。

如果你决定直接进入完全 GAPS 饮食，必须记住患者吃的食物中 85% 必须是肉、鱼、蛋、发酵乳制品和蔬菜（一部分烹饪过的，一部分发酵蔬菜，一部分生鲜蔬菜）。几个星期之内都必须忌食烘焙食物和水果，之后也必须仅限为两餐之间的零食，不能替代主食。家中自制的肉汤、汤羹、炖肉和天然脂肪不能是可选食物，而必须是患者的主要食物。请查看本书有关乳品的章节，学习如何安全地一个一个地将乳品引入到饮食当中。即使不打算执行起始餐（食物引入部分），我还是建议你对这一部分的内容进行学习，确保能够逐渐地引入发酵食物。

要以一杯白开水、天然矿泉水或过滤水开始每一天，确保水是温的，至少是常温，不要喝冷水，因为冷水会刺激消化系统，可能加重患者的病情。只有清单上的食物是被允许的，在第一阶段，腹部疼痛和腹泻这些明显的消化系统症状可以很快消退。当引入一种新的食物时，如果患者再次发生腹泻、腹痛或任何其他症状，身体又返回到原来的情况，这就说明他的身体还没有准备好接受这种食物。要等几个星期之后，重新尝试。

GAPS 饮食起始餐，第一阶段

● 家中自制的肉汤或鱼汤。肉汤和鱼汤为构建肠黏膜提供物质基础，而且有舒缓肠道炎症的作用。这就是肉汤和鱼汤有助消化的原因，多少个世纪以来这都是修复消化系统的民间疗法。不要使用市场上销售的现成的汤粉或浓缩汤料胶冻，这些产品没有修复肠道的作用，而且都是精加工的含有很多不利于身体的配料。鸡汤对胃来说非常温和，很适合在一开始时先尝试鸡汤。要制作一锅好的肉汤，需要包含关节、骨头（骨头上带些肉），一个整鸡，鸡内脏，鹅或鸭、整只鸽子或其他不是很贵的肉。熬汤时必须包含骨关节和骨头，因为它们提供修复物质，而肉本身含量并不高。让卖肉的将管状骨从中间一切两半，这样熬煮之后能有骨髓出来。将骨头、骨关节和肉放进一个大锅中，装上水，根据自己的口味加上天然未加工的盐，一匙稍微研磨的黑胡椒，先煮开锅，然后调到小火炖 2.5 ~ 3.5 小时（也可使用文火煲或慢炖锅炖一夜）。你可以用同样的方法炖鱼汤，使用一条整鱼或者鱼鳍、鱼骨和鱼头，炖鱼汤需要 1 ~ 1.5 小时。炖好之后，将骨头和肉取出来，剩下的汤料用筛子过滤，将小骨头和胡椒去掉。尽量将骨头上的软组织都拆下来，放进汤里。一定要吃骨头上的软组织。在骨头还热的时候，将骨髓捣出来，可以在一块厚的木头菜板上用力磕。骨头上胶原状的软组织和骨髓是修复肠壁和免疫系统最好的物质，患者每一餐都要吃。从鱼骨和鱼头上拆下所有的软组织，放进汤里。鱼汤和肉汤可以在冰箱中保存 7 天，或者可以冷冻起来。患者应该在每一餐都喝一杯这样的热汤，两餐之间也要喝。不要用微波炉热汤，要用普通的炉子加热。一定要吃汤中的脂肪，这些脂肪是肠黏膜修复所必需的。每一碗汤中都要添加益生菌食物（后面会讲如何引入益生菌食物）。

● 使用家中自制的肉汤或鱼汤制作汤羹。请在本书"食谱"一章查看一些食谱。这里我们讲一些细节，特别是起始餐部分。取一些肉汤加热到沸腾，加入剁碎的或者切成片的蔬菜，如洋葱、胡萝卜、西蓝花、大蒜苗、菜花、小胡瓜、西葫芦、南瓜等，炖 25 ~ 35 分钟。你可以自己组合以上这些蔬菜，不要用纤维特别高的蔬菜，比如卷心菜和芹菜。使用的蔬菜中的高纤维部分要去掉，比如南瓜、西葫芦的皮和种子，西蓝花和花菜的梗，等等。将蔬菜炖得很软之后放入 1~2 匙剁碎的大蒜，再将汤烧开，开锅之后关火。让患者喝汤，吃肉、骨髓和从骨头上拆下来的那些软组织。你可以用料理机混合这些物料使其变得细碎，也可以直接吃。每一碗汤中都要加益生菌食物（接下来我们讲益生菌食物的引入）。患者每天都需要尽量多吃这些肉汤和软组织。你做好一大锅汤后，可以保存在冰箱中 5~8 天，吃的时候取出来加热。

- 益生菌食物：在一开始的时候就要引入益生菌食物。这里说的益生菌食物可以是乳品形式或者蔬菜形式。为了避免任何身体不适反应，要逐渐引入益生菌食物，开始时每天 1~2 匙并持续 1~5 天，之后每天 3~4 匙并持续 1~5 天，如此逐渐加大食用量，直到能接受每一碗肉汤和每一碗汤羹中能加入几匙益生菌食物。开始时尝试在每一碗肉汤和汤羹中加入家中自制的酸菜或发酵蔬菜的汁液以及菜叶。不要只加蔬菜，这些蔬菜纤维太多。请查看本书"食谱"一章了解如何发酵蔬菜。除了提供益生菌，这些取自发酵蔬菜的汁能帮你恢复胃酸的正常分泌。在添加益生菌食物之前，要确保肉汤不要太烫，温度太高会破坏益生菌。除了一些罕见的例外，GAPS 患者能很好地耐受发酵蔬菜汁，发酵乳制品则不同。根据我的经验，大部分 GAPS 儿童和成人在一开始就能够耐受家中自制的发酵充足的乳清、酸奶或酸奶油。但是，有些人还是不能耐受。所以，在引入乳品之前，要先做敏感性测试。那些明确对乳品过敏的人，请看本书"乳制品可以食用吗？"那部分的内容。

增加乳清、酸奶和开菲尔对那些容易腹泻的人可以产生神奇的效果。酸奶中的各种物质，特别是乳酸，可以舒缓和加强肠壁，减慢食物从小肠到直肠的运输并且让大便成形。所以，如果你的患者倾向于腹泻，可在一开始就引入发酵乳制品（同时引入取自酸菜和其他发酵蔬菜的汁液），开始先尝试乳清和酸奶油。但是，便秘却不一样，如果你的患者存在慢性便秘，要小心乳制品，在一开始可以引入酸菜汁或其他发酵蔬菜汁。根据我的经验，便秘的人可以很好地处理高脂肪乳品，比如酥油、黄油和酸奶油，但高蛋白的乳品不行，比如酸奶、乳清、开菲尔和奶酪，高蛋白乳品会加重便秘。这可能并不适用于所有便秘的人，因为我们每个人的肠道菌群各不相同，但是我的经验是有一半的情况是这样的。

所以，那些主要倾向于腹泻的人，在引入酸菜汁和其他发酵蔬菜汁的同时可以引入乳清，乳清是从自制酸奶中沥出来（沥水可以去除很多蛋白质）的澄清液体。先做乳清的敏感性测试，如果测试显示没有反应，开始时尝试在汤羹或肉汤中加入一匙乳清。每天1匙乳清执行1~5天后，增加到每天2匙，如此继续，直到患者能够接受每天半杯或者一杯乳清。在每天食用乳清的同时，尝试引入自制酸奶油（用酸奶菌种发酵的奶油），酸奶油中的脂肪酸对患者免疫系统和肠黏膜修复极为有益。当你感觉患者能够很好地耐受乳清和酸奶油时，尝试每天吃一匙家中自制的酸奶（无须沥掉上面的乳清），逐渐增加每天的食用量。继酸奶之后，引入家中自制的开菲尔。开菲尔比酸奶更厉害，可能会引起体内病原菌的"死亡效应"。所以，我会建议在引入开菲尔之前先在饮食中引入酸奶，在引入酸奶的同时，你可以尝试引入用开菲尔菌种制作的酸奶油。

如果存在严重便秘，开始时先引入取自酸菜和其他发酵蔬菜的汁液，每天逐渐地增加食用量。当大便形态恢复正常并且也能每天排便之后，开始尝试引入酸奶油（用酸奶菌种发酵的奶油），开始时每天一匙，逐渐增加食用量。当患者每天能够吃一杯酸奶菌种发酵的酸奶油之后，开始尝试引入开菲尔菌种发酵的酸奶油。

- 在两餐之间可以饮用加了一点蜂蜜的姜茶、薄荷茶或洋甘菊茶。制作姜茶：磨一些新鲜的或冷冻的姜（大约1匙）到茶壶中，加上沸腾的热水，盖上盖子保持3~5分钟，然后用细网筛过滤。

水样腹泻的极端情况，忌食蔬菜。让患者每隔一小时喝添加了益生菌（最好是乳清、酸奶油或酸奶，如果还不能耐受发酵乳制品，就使用取自发酵蔬菜的汁液）的肉汤，吃炖煮好的胶冻样的肉和鱼，同时考虑逐渐加入生蛋黄。在腹泻消失之前不要吃蔬菜。当肠壁严重发炎时，它无法耐受纤维，这就是你不能着急引入蔬菜的原因（即使蔬菜都经过烹饪）。

GAPS饮食起始餐，第二阶段

- 坚持让患者喝带骨髓和炖肉的肉汤或鱼汤，以及从骨头上拆下来的软组织。他需要坚持喝肉汤和姜茶。坚持在每一碗肉汤或汤羹中加入益生菌食物，其取自自制酸菜或发酵蔬菜中的汁液或自制的发酵乳品。

- 增加有机的生蛋黄，可以从蛋白中小心翼翼地分离出蛋黄。最好在每一碗汤羹或肉汤中都加入生蛋黄。开始时每天食用一个生蛋黄，逐渐增加食用量，直到患者能够耐受每一碗汤中加一个生蛋黄。能耐受生蛋黄后，尝试在每一碗汤羹中加半熟的鸡蛋（蛋白已经煮熟，蛋黄还是流质的）。如果你担心鸡蛋过敏，先做敏感性测试。没有必要限制每天吃几个蛋黄，因为蛋黄的吸收非常快，几乎不需要消化。这会给患者提供极佳的营养，这些营养都是他们需要的。要从值得信赖的渠道购买鸡蛋，自由散养的鸡，新鲜有机的鸡蛋。

● 增加炖肉和蔬菜制作的砂锅菜。这个阶段要忌辛辣，炖肉时只能加盐和新鲜的香料（在本书"食谱"一章查看"意大利砂锅菜"菜谱）。这样一餐中的脂肪含量必须很高，患者食用的脂肪越新鲜，他就会越快恢复。每一碗中都要加入益生菌食物。

● 如果已经引入乳品，持续增加每天食用的自制乳清、酸奶油、酸奶或开菲尔的量。持续增加每天食用的自制酸菜汁、发酵蔬菜汁。

● 引入经过发酵的鱼或腌制三文鱼，开始时每天一小块，之后每天逐渐增加食用量。在本书食谱一章查看食谱。

● 引入家中自制的酥油，开始时每天一匙，之后每天逐渐增加食用量。不管是否腹泻或便秘，或对其他乳品有反应，大多数 GAPS 患者都能够很好地耐受酥油。所以，所有 GAPS 患者在引入其他乳品之前就可以尝试酥油。

GAPS 饮食起始餐，第三阶段

● 继续食用之前引入的食物。

● 增加成熟的牛油果，将牛油果捣成糊状添加到汤羹中，开始时每天 1 ~ 3 匙，后续逐渐增加食用量。

● 增加煎饼，开始时每天一个，后续逐渐增加食用量。用三种原料制作这种煎饼：1）有机坚果酱（巴旦木酱、核桃酱、花生酱，等等）；2）鸡蛋；3）一小块南瓜、西葫芦或小胡瓜（去皮，去籽，在食物料理机中充分搅碎）。用酥油、鹅油或鸭油煎制出一小块薄饼，注意不要煎糊了。

● 用足量的酥油、鹅油、猪油或鸭油煎蛋，搭配牛油果（如果能耐受的话）和烹制的蔬菜一起吃。烹制的洋葱对消化和免疫系统特别好，在平底锅中融化 4 ~ 5 匙动物脂肪（猪油、牛油、鹅油、鸭油，等等）或者酥油，放入已经切成薄片的白洋葱，盖上盖子，用小火烹制直到变软、变甜而且呈现半透明。

- 引入酸菜和发酵蔬菜（这时患者已经饮用酸菜和发酵蔬菜汁有一段时间了）。开始时食用量要小，逐渐增加食用量到每餐1~4匙酸菜或发酵蔬菜。

GAPS 饮食起始餐，第四阶段

- 继续之前的食物。

- 逐渐增加烤或炙（但不是烧烤或油煎的）的肉类，注意不要烤煳或者把颜色烤成褐色。让患者搭配炒过的菜和酸菜（或其他发酵蔬菜）一起吃。

- 开始增加冷榨橄榄油到食物中，开始时每餐几滴，逐渐增加到每餐1~2匙。

- 引入新鲜压榨的果蔬汁，以几匙胡萝卜汁开始，要确保果蔬汁是清澈的，如果浑浊则需过滤。让患者直接喝，用温水稀释或与家中自制的酸奶或乳清混合。饮用果蔬汁要慢慢地喝，试着"咀嚼"每一口。如果能够耐受，那么逐渐增加到每天一整杯果蔬汁。能够耐受一整杯胡萝卜汁后，尝试把胡萝卜、芹菜、卷心菜、生菜和新鲜的薄荷叶混合榨汁。患者需要空腹时喝，所以每天早上的第一件事就是喝这种鲜榨果蔬汁，下午三四点钟也是比较合适喝鲜榨果蔬汁的时间。

- 尝试使用巴旦木粉烘焙面包，或者使用其他坚果和种子做成的面粉。配方（可以在本书"食谱"一章查看）中只有四种原料：1）坚果粉；2）鸡蛋；3）南瓜、西葫芦或小胡瓜（去皮去籽，切成丝或搅碎）；4）天然脂肪（酥油、黄油、椰子油、鹅油或鸭油）和一些盐。患者需要从每天一小片开始，逐渐增加食用量。

107

GAPS 饮食起始餐，第五阶段

- 如果患者已经能够耐受前面介绍的所有食物，就可尝试苹果泥。苹果去皮去核后在水中炖软，炖好后，加入一大块酥油，用马铃薯捣碎器捣碎苹果。如果饮食中还没有引入酥油，可以添加任何其他动物油脂（猪油、牛油、羊油、鸭油或鹅油）。如果苹果太酸，可以根据自己的口味加一点点天然蜂蜜，开始时每天几匙。观察身体反应，如果没有不良反应，就可逐渐增加每日食用量。

- 增加生鲜蔬菜，开始时尝试生菜上比较软的部分和去皮的黄瓜。同样，开始时食用量要小，如果能够很好地耐受，就逐渐增加食用量。能够耐受这两种蔬菜后，逐渐增加其他生鲜蔬菜：胡萝卜、番茄（先确定对茄属没有不良反应）、洋葱、卷心菜等。患者在吃生鲜蔬菜时，要充分咀嚼，观察大便状况。如果有腹泻则回到之前的饮食，先不增加这部分生鲜蔬菜，等身体准备好之后再尝试。

● 在身体能够很好地耐受胡萝卜、芹菜、卷心菜、生菜和薄荷压榨的混合果蔬汁之后，可以开始增加其他一些水果做鲜榨果汁，如苹果、菠萝和杧果。在这一阶段不要做柑橘类果汁。

GAPS 饮食起始餐，第六阶段

● 如果身体能够耐受前面引入的所有食物，就可尝试吃去皮的生苹果。确保苹果足够成熟。逐渐引入生的水果，蜂蜜的食用量也可以适当增加。

● 逐渐增加饮食清单中允许的烘焙蛋糕和其他一些甜的食物。在做烘焙时，使用干制水果作为甜味剂。

取决于每个人的不同症状，患者可能会或快或慢地推进起始餐这一部分饮食方案的实施。有一些人可能在几个星期之内便完成了起始餐部分的饮食实施，而有的人可能需要一年的时间才能慢慢地推进各个阶段。最为常见的现象是腹痛和大便的改变。在腹痛和腹泻完全消失之前，不要推进到下一阶段的饮食方案。取决于患者自己的敏感程度，有些食物可能需要晚一点引入。患者在完成了 GAPS 饮食起始餐部分之后，还是要确保每天至少喝一次肉汤和汤羹。

因为在起始餐前期阶段对纤维的限制，有些人可能会发生便秘。经常灌肠或结肠灌洗不仅能够控制便秘，还可以帮患者身体排毒。请阅读本书"便秘"一章的内容。

实施完起始餐饮食方案，当患者主要的消化问题解决之后，可以开始执行完全 GAPS 饮食。

(2) 完全 GAPS 饮食

完成了 GAPS 饮食起始餐部分之后，你可能已经非常熟悉 GAPS 烹饪和饮食概念了，也已经非常了解患者对食物的独特反应了。这是非常有针对性又有价值的知识，可以帮助患者后续在生活中的长期饮食规划。所以最好在实施起始餐以及后续的饮食方案时坚持写饮食日记，记录患者在整个过程中的症状和身体反应。

完全 GAPS 饮食需要执行大约两年时间。有些症状轻微的人可以在实施一年以后开始引入清单中不被允许的食物，而有的人必须严格执行很多年。

GAPS 饮食典型菜单

以一杯白开水、天然矿泉水或过滤水开始每一天，过滤水中可以加一片柠檬或一匙苹果醋。水可以是温水或常温。为了排毒，患者也可以以一杯新鲜压榨的果蔬汁开始每一天。

每天早晨喝的可以是 40% 苹果 +55% 胡萝卜 +5% 甜菜根（当然，都是生鲜的）压榨的果蔬汁。你可以制作各种不同的混合果蔬汁，但是通常需要保持至少 50% 的疗愈性食材：胡萝卜，一小块甜菜根（不要超过总量的 5%），芹菜，卷心菜，生菜，绿叶菜（菠菜、香芹、莳萝、罗勒、新鲜的荨麻叶、甜菜茎叶、胡萝卜茎叶），白球甘蓝和红球甘蓝，以及 50% 帮助提升口味的食材（菠萝、苹果、柚子、葡萄、杧果等）。患者可以直接喝鲜榨出来的果蔬汁，也可以用温水稍微稀释后再喝。

每天我们的身体经过 24 小时的循环：活动与休息，进食和净化（排毒）。从早上 4 点到上午 10 点，身体处于净化和排毒的模式。吃新鲜的水果、喝水、喝鲜榨的果蔬汁、进食益生菌食物可以促进这个过程。如果身体此时摄入太多的食物则会干扰排毒。这是为什么我们大多数人早上起来并不感觉饿的原因之一。最好在早上 10 点开始吃早餐，这时候身体已经完成了排毒的阶段，准备进食了。这时候，我们通常会感觉饿。不过小孩比大人需要早点吃早饭。

早餐选择

根据个人喜好将鸡蛋烹制到一定程度，可以搭配香肠和蔬菜，一部分蔬菜是烹制过的，一部分以沙拉的形式生食（番茄、黄瓜、洋葱、芹菜、任何新鲜的绿色沙拉等），牛油果和（或）肉。鸡蛋最好将蛋白做熟，而蛋黄还是流质的，并使用充足的冷榨橄榄油洒在沙拉和鸡蛋上面。沙拉中拌上一勺提前泡过的或者发芽过的葵花籽、芝麻和（或）南瓜籽。香肠（全脂）必须是整肉加工而成的，里面只添加盐和胡椒（你也可以加剁碎的洋葱、大蒜或新鲜的天然香料）。要确保香肠中没有添加任何商业的调味料或味精，我建议找卖肉人帮你制作纯正的香肠。如果发生腹泻，那么蔬菜要炒熟，患者在这个阶段还不能增加种子类食物，还可以一杯家中自制的肉汤作饮品。

109

- 牛油果搭配肉、鱼或贝类，一部分生鲜蔬菜、一部分炒熟的蔬菜，柠檬和冷榨橄榄油。进餐时喝一杯家中自制的温肉汤。

- 家中自制的汤羹加上酸奶油和肉。

- 用坚果面粉制作的煎饼。这种煎饼使用黄油和蜂蜜，非常美味，也可以当零食吃。你还可以混合一些新鲜的或者解冻的莓果，加些蜂蜜，做成果酱，放到煎饼上一起吃。柠檬淡茶、姜茶或薄荷茶当作饮品。

- 任何自己烘焙制作的食物：妙芙、水果蛋糕或面包。

午餐

自制的汤羹或炖肉，里面加入一些酸奶油和肉/鱼。

牛油果和肉、鱼、贝类以及生鲜或炒过的蔬菜。使用冷榨橄榄油和一些柠檬汁来拌沙拉，以一杯温暖的自制肉汤做饮品。

任何肉/鱼，加上蔬菜和益生菌食物。

晚餐

可以选一种和早餐或午餐一样的食物组合。

两餐之间的零食可以是水果、坚果和自制的烘焙食物。如果患者想在睡前吃点东西，可以吃一杯自制的酸奶、开菲尔或酸奶油，加一点点蜂蜜或俄罗斯蛋奶饼（请查看本书"食谱"一章的内容）。

（3）脱离 GAPS 饮食

严格的 GAPS 饮食需要执行至少 1.5 ~ 2 年时间。取决于病症的严重程度，有些人能够很快恢复，而有些人则需要更长时间。患者需要至少 6 个月正常的消化运行，之后才可以考虑引入 GAPS 饮食清单上不被允许的食物，不要着急推进到这一步。

准备脱离 GAPS 饮食时，你可以首先引入的食物是新土豆和发酵的不含谷蛋白的谷物（荞麦、小米和藜麦）。本书"食谱"一章会讲如何发酵谷物。不要忘记土豆是茄属植物，如果患者对这一类食物敏感，你需要在引入土豆之前先在饮食中引入番茄、茄子和辣椒。

引入新的食物时每次限于一种，而且开始时食用量要小。给患者一小份新引入的食物，观察 2~3 天内的身体反应。如果没有消化问题的复发，或者患者独有的症状没有重新出现，那么在接下来的几天可以尝试再吃一种，如果没有不良反应，逐渐增加这一种食物的食用量。这是高淀粉食物，不要忘记搭配足量的脂肪（黄油、酥油、橄榄油、任何动物脂肪、天然椰子油等）来缓冲机体对淀粉的消化速度。不要着急陆续引入这一类食物，这一过程可能需要几个月的时间来完成。

引入新土豆和发酵谷物之后，尝试使用优质的小麦粉或黑麦粉制作酸面团，可以使用酸面团来制作煎饼或面包。我在这里推荐莎莉·法伦的书《传统的滋养》（*Nourishing Traditions*），里面有许多配方，能够很好地耐受酸面团之后，再尝试购买市场上酸面团制作的优质面包。

在这个阶段，你可能发现患者已经能够消化没有发酵的荞麦、小米和藜麦了。你可以逐渐地引入其他各种淀粉类蔬菜、谷物和豆类。

患者永远也不能再回到典型的现代饮食方式：有太多糖，人造的和精加工的配料，以及其他许多不利于身体健康的"食品"。要利用这几年执行 GAPS 饮食营养方案的时间建立终身去践行的健康饮食方式。

111

总之，一开始时你可能觉得 GAPS 饮食方案很难实施，但这是非常全面健康的饮食，可以让患者修复和疗愈肠壁，为终身的健康奠定坚实的基础。这意味着大多数 GAPS 患者并不需要在余生都要坚持特定的饮食，一旦消化系统开始正常运行以后，患者可以逐渐地引入世界上存在的大多数健康食品。有些人可以在两年之内实现这一目标，有些人需要更长的时间，这取决于病症的严重程度和个人的年龄，小孩通常会比大人恢复得更快。

在食物引入方案全部执行过后，GAPS 饮食不会比其他任何普通的烹饪更困难。购买食材也很简单，只是需要选择新鲜和未经加工的而已。

说点儿有关素食主义的事

我遇到过一些家庭，父母坚持素食并且希望自己的孩子也成为素食者。这种情况实在比较难处理，因为从饮食中排除所有的谷物、糖和淀粉类蔬菜之后，再食素的话可吃的东西就寥寥无几了。这些家长需要了解以下这些信息：

吃素的儿童比吃肉的孩子更容易发生健康问题，特别是运动障碍和血液方面的疾病；

吃素更容易导致肌肉流失和骨骼损伤；吃素的人平均来说肌肉力量低；

户口普查数据显示吃素比吃肉的人死亡时间更早。

我在临床上还没有遇到哪一位素食者是十分健康的。在进化过程中，人类进化为杂食者，进食任何可以从环境中获得的食物——植物、蛋和肉。要想健康并且充满能量，我们每天需要大量来源于肉中的蛋白质。肠道与心理综合征患者更需要来源于肉、鱼和蛋中的优质蛋白质，他们的消化系统薄弱，很难消化来源于植物的蛋白质。让孩子吃素会危害孩子身体的恢复机会。

素食主义者有权力遵循自己的信仰并且去决定他个人的饮食习惯，但是我强烈建议不要强加这种观念给患有肠道心理综合征的孩子，先通过 GAPS 饮食营养方案让孩子恢复健康。等孩子长大了，足够成熟之后，让他自己来决定是要素食还是杂食。孩子们有权力为自己做出选择！

确定要素食，必须严肃地去做这个决定。素食者需要学习食物的营养价值，学习如何合理地烹饪和科学地组合食物，这样才可能从所有素食的食物中获得必需的营养。遗憾的是，大多数情况并不是这样的。比如，我一次又一次地发现经过一段时间不负责任的素食之后，一些少女发生神经性厌食症。

下面这位名为 Sara（化名）的 18 岁女孩的故事可以作为一个典型例子。

Sara 在 10 岁的时候决定成为一名素食者，因为她为面临被宰杀的动物们感到难过。接下来是通常出现的情况，Sara 的素食变成了生活中主要吃意大利面和奶酪，面包和蛋糕，巧克力和素食三明治。这样素食 1~2 年后，她出现了消化系统问题，而且经常感冒或出现病毒感染。她发展成了典型的肠易激综合征（IBS），肚子经常胀气，便秘和腹痛。肺部感染后她还使用了大量的抗生素进行治疗。15 岁时，她被诊断为神经性厌食症。在医院治疗一年后，她的问题转变成了暴食症。Sara 变得每天很抑郁而且能量水平很低。她发现自己很难学习、工作或参加任何社交活动，她产生了自杀的念头，而且总是想伤害自己。在几次自杀尝试之后，她最终被送进了精神病医院接受精神药物治疗。

如果你的孩子（青少年或更小）突然决定做素食者，这需要特别严肃地对待。现在，在年轻人当中，被误导成为素食者是迅速发展为精神疾病的一个主要原因。这些年轻人不了解植物来源的食物并不容易消化，而且营养低。动物来源的食物更容易被肠道消化和分解，动物食品为人的生理提供浓缩的必需营养素。植物性食物中有很多不容易消化和妨碍营养吸收的物质。以碳水化合物类为主食的人通常更容易发生肠易激综合征（IBS），表现出肠道胀气、不消化、便秘、腹泻和胃胀气。如果一个人消化能力已经薄弱，再转向以碳水化合物类为主要食物是不利的。消化系统本来已经受损，身体很难得到滋养，容易发生营养缺乏。这些人首先缺乏的营养物质包括维生素 B_{12}、维生素 B_6、维生素 B_1、维生素 B_2、烟酸、必需氨基酸、锌和蛋白质。发生营养不良后，免疫系统的功能欠佳，使得身体更容易被感染进而接受抗生素治疗，而每次使用抗生素都会进一步损害肠道和免疫系统。

除了因为损伤消化系统造成营养不良之外，植物来源的食物其营养构成相对更没有优势。但你可能会问，很多畅销的营养书和出版物上写的可不一样，书上总是说植物充满了营养，如所有的 B 族维生素、蛋白质和类胡萝卜素。是的，当我们在实验室检测各种不同的植物性食物时，能够测出不少营养成分，这些信息便发表在一般的营养文献中，诱导素食者建立了错误的安全感。遗憾的是，这些植物的营养成分表是有误导性的。为什么？因为，在实验室我们可以使用各种各样的方法和化学物质来提取植物中的营养物质，而人的消化系统没有这种方法。大自然创造了食草动物（反刍动物）来吃植物，为了让它们能够消化这些植物，大自然给它们配备的是非常特别的消化系统，它们消化系统很长，而且还有多个胃，食草动物胃中存在降解植物的细菌。人类的消化系统类似掠食性动物（比如狼和狮子）的消化系统，所以我们的消化系统更短，而且只有一个胃，胃中并没有多少有益菌。实际上人类的胃分泌胃酸和胃蛋白酶，这是降解肉、鱼和蛋的物质。简而言之，我们消化系统的天然设计就是要处理动物食品的，人们在上千年前就知道这个事实。他们知道对自己最为有益的食物来源于动物；植物性食物只是被作为肉食的补充，或者当动物食品不充足时吃植物来源的食物。人们知道植物性食物不容易消化，这是为什么传统风俗中都有各种食物处理方法来帮助从植物中取得营养，并且使它更容易消化，比如发酵、制麦芽、发芽和特别的烹饪方法（比如漂烫）。遗憾的是，在现代社会，

113

这些方法大多数都被遗忘了。

　　当然，年轻的孩子在决定成为素食者之前并不熟悉这些信息。关于食品，我们生活在一个到处充满误导信息的时代。几十年来，素食主义风尚鼓吹的是"健康""拯救地球"和"善待动物"，这些陈词不但错误，而且是彻头彻尾的误导。在孩子对这一领域的信息有全面的了解之前，不可以让孩子素食，因为这种生活方式的改变对身体的影响非常大。关于这一议题可以参看 Lierre Keith 著作的一本书《素食迷思》（*The Vegetatian Myth*）。

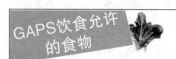

GAPS饮食允许的食物

巴旦木（包括巴旦木酱和油）	砖形乳酪
苹果	布里奶酪
杏（新鲜的或干制的）	抱子甘蓝
法国洋蓟	黄油
阿齐亚戈奶酪	卷心菜
芦笋	卡门培尔奶酪
茄子	油制或水制罐头鱼（只有油或水，不能有其他额外的材料）
牛油果（包括牛油果油）	
香蕉（熟香蕉，香蕉皮上有褐点）	酸豆
豆类［白色海军豆或白扁豆，四季豆和青豆（利马豆），经过恰当处理的］	胡萝卜
	腰果（新鲜的）
	菜花
牛肉（新鲜的或冷冻的）	辣椒
甜菜根（甜菜）	块根芹
莓果（各种）	芹菜
黑胡椒、白胡椒和红胡椒（研磨的和胡椒子）	膳食营养补充剂中的纤维素
	切达奶酪
黑萝卜	番荔枝
蓝纹奶酪	樱桃
白菜	鸡肉（新鲜的或冷冻的）
巴西果（巴西胡桃）	肉桂

柠檬酸	扁豆（经过恰当处理的）
椰子［新鲜的或干制的（切碎的），没有任何添加剂］	哈瓦蒂奶酪
椰奶	榛子
椰子油	花草茶
咖啡（淡咖啡，新鲜制作，非速溶咖啡）	药草（新鲜的或干制的，没有任何添加剂）
羽衣甘蓝	蜂蜜（天然的）
考尔比奶酪	果蔬汁（从允许的水果蔬菜中新鲜压榨出来的）
西葫芦	猕猴桃
芫荽（新鲜的或干制的）	金橘
黄瓜	羊肉（新鲜的或冷冻的）
枣［新鲜的或干制的，没有任何添加剂（没有在糖浆中浸泡过）］	柠檬
莳萝（新鲜的或干制的）	小扁豆
鸭子（新鲜的或冷冻的）	生菜（任何品种的）
爱达姆奶酪	青豆（利马豆，干的或新鲜的）
蛋（新鲜的）	林堡奶酪
榛子	酸橙
鱼（新鲜的或冷冻的，以鱼汤或油制成的罐头）	杧果
野味（新鲜的或冷冻的肉）	肉（新鲜的或冷冻的）
大蒜	瓜类
酥油（家中自制）	蒙特里奶酪
杜松子酒（偶尔）	明斯特奶酪
生姜（新鲜的）	蘑菇
鹅肉（新鲜的或冷冻的）	芥菜籽（纯的粉末或研磨过的，没有任何不允许添加的其他配料）
戈尔根朱勒奶酪	油桃
高达奶酪	坚果面粉或研磨的坚果（通常是巴旦木粉）
葡萄柚	肉豆蔻
葡萄	坚果（各种新鲜去壳的，或者烤过的、盐焗的）

115

橄榄油（初榨冷压的）	苏格拉威士忌（偶尔）
橄榄（保存中没有使用糖或其他任何不被允许的配料）	海苔（新鲜的或干制的，要在完成GAPS饮食起始餐之后才能尝试）
洋葱	贝类（新鲜的或冷冻的）
橙子	香辛料［单种（不要混合几种），不含任何添加剂］
木瓜	
帕玛森奶酪	菠菜
香芹（欧芹）	史地顿奶酪
桃子	四季豆
花生酱（没有任何添加剂）	瑞典甘蓝
花生（新鲜的或带壳烤过的）	瑞士硬奶酪
梨	橘子
豌豆（干的分成两瓣的或新鲜的）	茶（淡茶，新鲜炮制的，不能是即饮茶）
山核桃	
菜椒（青的、黄的、红的或橙色的）	自制番茄糊（酱）（纯的，除了盐不能含有任何添加剂）
野鸡（新鲜的或冷冻的）	
腌菜（没有糖或任何不被允许的配料）	番茄汁（除了盐不能含有任何添加剂）
	番茄
鸽子（新鲜的或冷冻的）	火鸡（新鲜的或冷冻的）
菠萝（新鲜的）	萝卜
猪肉（新鲜的或冷冻的）	丑果
禽肉（新鲜的或冷冻的）	干的乡村奶酪
西梅（干制的，没有任何添加剂或使用本身汁液保存的）	醋（苹果醋或白醋），要确保没有过敏
	伏特加酒（非常偶尔）
南瓜	核桃
鹌鹑（新鲜的或冷冻的）	豆瓣菜
葡萄干	白色海军豆（恰当处理过的）
大黄	干红、红葡萄酒或白葡萄酒
洛克福奶酪	酸奶（家中自制的）
罗马诺奶酪	西葫芦
无核小蜜橘	

需要避免的食物

安赛蜜	碾碎的干小麦（干麦仁）
各种调味酸奶	牛蒡根
琼脂	奶油豆
龙舌兰糖浆	脱脂牛奶
藻类	白腰豆
芦荟（消化系统的症状消失之后，可以尝试引入）	罐头蔬菜和水果
苋属植物	稻子豆（欧洲地中海的一种角豆树的种子）
苹果汁	角叉菜胶
竹芋	纤维素胶
阿斯巴甜	谷物（包括各种早餐谷物）
紫云英属	奶酪（精加工的奶酪和涂抹奶酪）
烘豆	栗子和栗子粉
面包酵母	羊乳酪
发酵粉和任何膨松剂（纯的小苏打除外）	口香糖
	鹰嘴豆
纯碱	菊苣根
香醋	巧克力
大麦	可可粉
豆粉和豆芽	咖啡、速溶咖啡和咖啡替代品
蜂花粉	植物调和油
啤酒	甜香酒、甘露酒
秋葵	玉米
苦瓜	玉米粉
豇豆	玉米糖浆
波隆那熏肠	乡村奶酪
块状浓缩汤或粉	棉籽
白兰地酒	古斯米（中东米，蒸粗麦粉）
荞麦	奶油

117

酒石（常用于烹调的一种塔塔粉）	马苏里拉奶酪
奶油乳酪	绿豆芽
葡萄糖	纽沙特尔干酪
饮料、软饮料	纽甜（阿斯巴甜，甜味剂）
蚕豆	坚果（盐焗的、烘烤的和表面涂东西
菲达奶酪	的）
鱼（保存处理的，烟熏的、盐渍的、	燕麦
裹上酱做成罐头的）	秋葵
面粉（谷物加工的面粉）	欧洲萝卜
低聚果糖	意大利面（任何形式的）
果糖	果胶
水果（罐头水果和蜜饯水果）	波斯敦（以谷物、焦糖和果皮煎焙制
杰托斯特奶酪	成，泡煮后很像咖啡）
粮食颗粒（各种谷物）	土豆
格鲁耶尔奶酪	红薯
火腿	挪威奶酪
热狗	藜麦
冰淇淋（商业销售的）	大米
果酱	里科塔奶酪
果冻	黑麦
芋头	糖精
番茄酱（市场上销售的番茄酱）	西（谷）米
乳糖	香肠（商业销售的）
利口酒	粗粒小麦粉
人造奶油（玛琪琳）和黄油替代品	雪利酒
小米	苏打软饮料
动物奶、豆奶、米奶、听装椰奶	酸奶油（商业销售的）
奶粉	大豆
糖蜜	斯佩耳特小麦

淀粉	蔬菜（罐头蔬菜或者腌渍蔬菜）
食糖或任何形式的蔗糖	小麦
木薯淀粉	小麦胚芽
茶和茶饮料（即饮型）	乳清（乳清粉或乳浆）
黑小麦	各种甘薯山药
土耳其面包	酸奶（商业销售的）

3. 食谱

调味品

自制番茄酱

牛油果沙拉酱

蛋黄酱

萨尔萨酱（洋葱做的辣调味汁）

茄子酱

水果酸辣酱

肝酱

沙拉（凉拌菜）

甜菜沙拉

金枪鱼沙拉

卷心菜和苹果沙拉

番茄和黄瓜沙拉

俄罗斯沙拉

胡萝卜沙拉

汤羹

牛、羊、猪肉汤

鸡汤

鱼骨汤

基础汤羹

春荨麻汤

俄罗斯罗宋汤

鱼羹

肉丸汤

南瓜（菜瓜）汤

肉冻

烹饪用油

酥油

鹅油或鸭油

猪油、羊油或牛油

椰子油

主菜

意大利砂锅菜

彩椒肉盒

肉丸

肉饼

鱼肉饼

腌渍三文鱼（三文鱼的最佳吃法）

119

腌制野生三文鱼

发酵鱼（吃冷水多脂鱼的最佳方式）

发酵沙丁鱼

法国豆焖肉

火鸡砂锅

陶罐羊肝

炒肝

发酵谷物

蔬菜

酸菜

用开菲尔菌种发酵的蔬菜

梅德莱发酵杂菜（俄罗斯泡菜）

烹制卷心菜的好方法

快制蔬菜调味饭

菜花泥

焙烤蔬菜

自制的烘焙小食

面包/蛋糕/妙芙基础配方

比萨

甜点

烤苹果

奶油焦糖

酥皮苹果点心

苹果派

南瓜蛋糕

匹诺曹蛋糕

花生酱派

俄罗斯蛋奶

苹果酱

生日蛋糕

香蕉冰淇淋

乳品冰淇淋

新鲜椰子

椰肉甜点

不含鸡蛋的食物配方

不含鸡蛋的面包/糕点/妙芙

不含鸡蛋的香蕉妙芙

不含鸡蛋的复活节彩蛋

不含鸡蛋的脆饼干

不含鸡蛋的水果点心

不含鸡蛋的苹果派

不含鸡蛋的曲奇饼干

饮料

坚果/种子奶

椰奶

姜茶

鲜榨果蔬汁

水果奶昔

发酵益生菌饮料

开菲尔或酸奶乳清

甜菜格瓦斯

其他水果和蔬菜制作的格瓦斯

益生菌番茄汁

酸奶、开菲尔和酸奶油（法式酸奶油）

开菲尔和酸奶

法式酸奶油

调味品

大多数新鲜的沙拉可以用橄榄油和柠檬汁来凉拌。如果患者家庭能够耐受自制的酸奶，那么，也可以用酸奶来凉拌。

自制番茄酱

2 杯番茄汁

1～3 勺白醋

天然蜂蜜（根据自己的口味控制添加量）

月桂叶（可选）

盐和胡椒（根据自己的口味控制添加量）

先不加蜂蜜，将其他所有原料混合，放在炉子上慢炖，直到变黏稠，必须要不断地搅拌防止粘锅，炖到自己想要的黏稠度时，加上蜂蜜，完成烹制。舀进蒸煮过的玻璃瓶中，迅速密封或者放进一个小的容器中，然后冷冻。（感谢伊莲·戈特沙尔的配方）

牛油果沙拉酱

2 个成熟的牛油果

1 个橙子榨的汁

1 瓣捣碎了的大蒜

少量水

在食物料理机中混合搅拌所有原料。如果怕辣，可以减少大蒜用量。可以用牛油果沙拉酱拌蔬菜或涂抹在自制的面包上。

蛋黄酱

1 个整鸡蛋

1 杯橄榄油或稍微多一点

1 勺白醋或新鲜的柠檬汁

1/4 勺干芥末粉

盐和胡椒（根据自己的口味控制添加量）

天然蜂蜜（根据自己的口味控制添加量）

在食物料理机中混合搅拌这些食材：鸡蛋、柠檬汁（或白醋）、芥末粉、盐、胡椒和蜂蜜。机器在运行的时候，慢慢地倒入橄榄油。不要将橄榄油一下子倒进去，至少要用60秒时间去倒。随着蛋黄酱变得黏稠，料理机的声音会变低沉。

建 议

用作肉汁增稠：1杯肉汤中加入2勺蛋黄酱，小火慢慢加热1～2分钟，不断搅拌。

用作塔塔酱的酱底：加入1/2杯剁碎的小茴香酸菜（无糖）和1/4杯剁碎的洋葱。

用作荷兰酱：混入磨碎的切达奶酪（如果能够耐受），覆在西蓝花或花椰菜上面，在烤箱中烘烤。

或与自制的酸奶混合（1份蛋黄酱，1份酸奶），当沙拉酱用。

（配方来自伊莲·戈特沙尔）

萨尔萨酱（洋葱做的辣调味汁）

4个中等大小的番茄

半个彩椒（青椒、红椒、橙椒或黄椒）

1个中等大小的洋葱

1～3瓣大蒜

小茴香菜和香芹（欧芹）

橄榄油

盐和胡椒（根据自己的口味控制添加量）

将所有物料放入料理机粗略地搅碎，可以搭配肉类和蔬菜吃，也可以与肉一起烹制。把萨尔萨先炖一炖，然后加入肉丁（牛肉、猪肉、羊肉或鸡肉）和足量的黄油（或者任何动物脂肪），盖上盖子，炖30分钟。

茄子酱

2个茄子

盐

3 个中等大小的番茄

3 ~ 4 瓣大蒜

1/3 杯橄榄油

新鲜的小茴香菜或香芹

将茄子切成 1 厘米厚的薄片，用盐和动物油脂摩擦茄子，之后放入烤盘，在 150℃下烘烤 30 ~ 40 分钟或直到变软（或者使用电饼铛将茄子烤软），冷却。

在料理机中搅拌已经烤过的茄子、番茄、大蒜、天然香料和橄榄油。搭配肉和鱼吃，也可以拌其他蔬菜吃。

水果酸辣酱

1 千克苹果

1/2 千克梅子

1 千克去核干枣或（和）无花果干

3 个彩椒（青椒、红椒或黄椒）

3 ~ 4 个中等大小的洋葱

2 杯苹果醋

1 匙压碎的黑/青/红胡椒

1 ~ 2 匙香料种子：孜然、芫荽、小茴香菜、茴香等

1/2 匙红辣椒粉

1 匙天然盐

在一个大的平底锅中加入 1/2 杯水和干枣，煮开锅。枣子变软之后，用捣碎器把枣捣碎，之后加入去核切成两瓣的苹果、无核的梅子、剁碎的彩椒和洋葱、苹果醋和其余的配料搅拌均匀，放在非常小的火上加热。烹制 1 ~ 1.5 小时同时经常搅拌，如果使用文火煲则需要加热几个小时。苹果和梅子煮熟之后会与其他物料一起形成糊状。在酸辣酱烹制的过程中，同时将玻璃瓶和盖子（金属或玻璃的）放入 120℃的烤箱加热 30 ~ 40 分钟进行消毒，在杀菌消毒过程中，瓶盖不要拧在瓶子上，要分开来。

将做好的热的酸辣酱舀入玻璃瓶并拧上盖子。冷却后，将装有酸辣酱的瓶子放入冰箱保存。自制的酸辣酱可以搭配肉和鱼吃。

肝酱

100 克肝

1 个大的洋葱，剁碎

3 瓣大蒜，剁碎

用酥油（黄油或其他动物油脂）煎制肝，加入洋葱和大蒜，直到做熟，之后放入料理机中同时加一些蛋黄酱或酸奶油，搅拌均匀。

在用料理机搅拌的过程中，你也可以加入下面的一些材料：

1 个生番茄

4~5 个煮熟的西梅（去核的，没有添加任何甜味剂）

生大蒜

绿色香料菜（小茴香菜、香芹、罗勒）

生洋葱

去皮、去核、磨碎的葡萄

沙拉（凉拌菜）

不再腹泻以后才能吃沙拉。

为增加自制沙拉的营养价值，可以在拌好的沙拉上面撒一些核桃仁或其他种子。种子包括葵花籽、南瓜籽、芝麻，要提前在水中浸泡一夜，这样会增强营养，并且有利于消化。

甜菜沙拉

8 个小甜菜

1/3 杯核桃仁

2 瓣大蒜

8 个去核的西梅干

蛋黄酱

1/3 匙盐

将甜菜清洗干净，从头到尾对切成两瓣。用小火将甜菜煮软，直到用餐刀能很容易地穿过。你也可以买已经煮好的甜菜（水中煮的，不能用醋）。用刨丝器磨碎甜菜，用食物料理机绞碎核桃仁、大蒜和西梅。与磨碎的甜菜混合搅拌。加入盐、蛋黄酱，搅拌均匀，搭配肉和蔬菜一起吃。

金枪鱼沙拉

200 克罐装金枪鱼（原味的，用自身汁液或水制作的金枪鱼罐头）

1 个大的洋葱

2 个大的胡萝卜

2 个煮熟的鸡蛋

蛋黄酱

取出金枪鱼，用餐叉捣碎。均匀地剁碎洋葱，煮熟胡萝卜，再将煮熟的鸡蛋去壳并且剁碎。

在一个盘子里铺上一层金枪鱼（用一半），在金枪鱼上面铺上一层剁碎的洋葱，再在上面铺一层蛋黄酱。将 1 个胡萝卜磨碎，铺上一层，再浇上一层蛋黄酱。之后，铺上一层煮熟剁碎的鸡蛋和蛋黄酱。然后重复上面的制作，铺上金枪鱼、洋葱、胡萝卜和鸡蛋。最后在上面用小茴香菜或香芹做一点装饰。确保每一层都能铺上蛋黄酱。

卷心菜和苹果沙拉

100 克白卷心菜

1 个大苹果

1/2 杯自制酸奶或法式酸奶油

1 匙天然蜂蜜

2 克盐

2 勺葡萄干

用刨丝器处理卷心菜。苹果去皮，去核，用刨丝器刨丝。用黄油稍微煎一下葡萄干，让它变软。蜂蜜和盐与酸奶混合。之后，将所有的物料混合拌匀。

番茄和黄瓜沙拉

2 个番茄

1/3 个长的黄瓜

1 根芹菜

洋葱

小茴香菜或香芹

盐

橄榄油

将黄瓜切成 1/2 厘米的薄片，番茄切成小块，芹菜切成小片，撒上盐。剁碎洋葱、小茴香菜或香芹，将所有物料混合拌匀，上面撒上冷榨橄榄油。

俄罗斯沙拉

1/2 个长黄瓜

1 个大的胡萝卜（蒸过的）

100 克煮好的肉或香肠（可以是之前的剩菜）

1 个洋葱

2 个煮熟的鸡蛋

2 勺酸菜（可选）

新鲜的小茴香菜或香芹

1/3 匙盐

蛋黄酱

酸奶或法式酸奶油

将黄瓜和胡萝卜切成小块或片儿，将肉或香肠切成小块，洋葱剁碎，鸡蛋去壳切成小块，小茴香菜或香芹剁碎。另外，再拿一个锅，加入差不多量的蛋黄酱和酸奶，加入盐。最后将所有物料混合拌匀。

胡萝卜沙拉

1 个大的胡萝卜

1 勺葡萄干

1 勺粗略剁碎的核桃仁

酸奶 1 小杯

用黄油稍微煎一下葡萄干，使其变软。用刨丝器磨好胡萝卜。把胡萝卜、葡萄干、核桃仁和酸奶混合搅拌。

汤羹

我强烈建议使用家中自制的肉汤来制作汤羹。肉汤可以帮助消化，多少世纪以来被当作治愈消化系统的滋养品。家中自制的肉汤特别滋养，含有丰富的矿物质、维生素、氨基酸和其他各种营养物质，这些营养物质都是以生物活性形式存在的。不要使用商业销售的汤粉或浓汤胶冻，这些都是精加工产品，含有很多不利于健康的配料。

家里做好的肉汤可以冷冻起来或者冷藏保存约一个星期的时间，可以用肉汤做底料，制作汤羹、肉汁和炖肉，也可以加热一杯，就餐时饮用或者在两餐之间饮用。如果你的冰箱里一直保存有肉汤，你会发现很容易给 GAPS 儿童或成人以及家里其他人快速地做出一份很滋养的食物。不要将汤里的脂肪撇掉，GAPS 患者需要将脂肪和肉汤一起吃掉，这一点很重要。

要制作一份好的肉汤，你需要带肉的骨头。牛、羊、猪、禽类和鱼非常适合制作肉汤，还可以制作出不同味道的汤，这些汤的营养组合各不相同，互为补充。所以，确保你经常交替着喝不同口味的肉汤，这样能够提供更加全面的营养。熬汤要包含骨头和骨关节，这一点非常重要，因为骨头和骨关节炖出来的汤可以补充肉里不含有的营养物质。一般来说，买这些肉骨头比买纯肉要便宜。肉和骨头可以买新鲜的或冷冻的，在炖汤之前不需要先解冻。除了肉和骨头，你只需要再准备一个大锅、一锅水、少许盐和胡椒。

牛、羊、猪肉汤

将骨关节、骨头和肉放入一个大锅中，加入 5～10 粒胡椒，根据口味加入盐，加入水，然后先烧开锅，盖上锅盖，将火调小，慢炖至少 3 小时。小火慢炖的时间越长，从肉骨头抽提进汤里的营养就越多。炖好后，将骨头和肉捞出来，用筛子把汤过滤一遍，滤掉里面的小骨头和胡椒。如果能够使用文火煲炖肉汤，微火熬制一夜则更好。

鸡汤

将一只整鸡或半只鸡放入一个大锅中，加入足量的水，加入盐，先烧开锅，然后慢炖 1.5~2 小时，然后将鸡肉取出来，用筛子把汤过滤一遍，最后将汤放进冰箱冷藏。用这种方式炖好的鸡汤，非常美味而且可以在晚餐时搭配蔬菜一起吃，一杯暖暖的新鲜制作出来的鸡汤，非常滋养。如果能够使用文火煲，微火熬制更长时间，鸡汤的营养效果会更好。

鱼骨汤

要制作一份好的鱼骨汤，需要骨头、鱼鳍、鱼皮和鱼头，不要鱼肉。买一整条鱼，将鱼肉切下来另做它用，用剩下的物料来做鱼骨汤。卖鱼人可以帮你把这些物料都处理好。将鱼头、鱼骨、鱼鳍和鱼皮放入一个大锅中，加入 8~10 粒胡椒，锅里加入适量的水，先烧开锅，然后调成最小的火，慢炖 1~1.5 小时，炖好后再加入盐。最后将鱼捞出来，用筛子把汤过滤一遍。将鱼骨头上粘连的鱼肉拆下来，做汤羹的时候使用。

基础汤羹

制作汤羹时，要先取一些家中自制的肉汤，将它先烧开，加入剁碎的或切成片的蔬菜，继续慢炖 20~25 分钟。你可以选用各种蔬菜，如洋葱、卷心菜、胡萝卜、西蓝花、花菜、南瓜、西葫芦、菜南瓜、蒜苗，等等。如果你打算之后用料理机绞碎搅拌，那么可以将蔬菜切成大块与汤一起煮。如果你不想用料理机做处理，那么先将蔬菜切成小块后放入汤里炖。如果你使用的是羊肉汤、猪肉汤或者牛肉汤，你可以在汤里加入一小把干蘑菇，这样出来的味道非常好。加进汤里之前，可以用手把蘑菇撕碎。在快煮好之前，加入 1~2 勺剁碎的大蒜，煮沸，关火。用汤汁料理机粉碎直到全部物料变得细腻，如果不想磨细则不必使用料理机。

制作好的汤羹中还可以加入以下材料，搭配起来吃：

- 一些剁碎的香芹、香菜或小茴香菜；

- 煮熟的鸡蛋，切成小块；

- 1 大勺自制的酸奶或酸奶油；

- 煮好的肉切成丁；

- 红色洋葱，切成非常小的丁；

- 小葱，切得细碎；

- 1 勺煮好磨碎的肝。

参考这个基础汤羹的食谱，你可以开发自己的配方。下面再给你提供一些其他食谱。

春荨麻汤

1.5 升家中自制的肉汤

一大捆春荨麻

2 勺干蘑菇

1 个中等大小的洋葱

1 个中等大小的胡萝卜

2 个西葫芦或 1/2 个小南瓜

4 个煮熟的鸡蛋

春季大荨麻新梢生长，极富营养。它含有铁、镁、铜、锌、维生素 C、类胡萝卜素以及其他有益的营养物质。这个食谱中，需要你准备一大捆春荨麻。你要戴上手套，穿一件长袖的 T 恤衫。将荨麻洗干净后甩干上面的水分，用剪刀把叶子和嫩茎剪成小片，扔掉硬的茎秆。

把西葫芦、小南瓜或倭瓜切成丁，将胡萝卜切成丝，洋葱剁碎。先把自制的肉汤烧开，然后加入所有的蔬菜和撕碎了的干蘑菇。盖上锅盖，在小火上炖 15 ~ 20 分钟，接着放入准备好了的春荨麻，搅拌，随即关掉炉火。搭配 1 ~ 2 勺已经切好了的熟鸡蛋和一匙自制酸奶吃（如果已经能够耐受酸奶）。

俄罗斯罗宋汤

1.5 升家中自制的肉汤

1 个中等大小的洋葱，均匀剁碎

1 个中等大小的胡萝卜，切成薄片

1/2 个中等大小的白色卷心菜，刨丝

2 个中等大小的甜菜或者 4 个小的甜菜，生的或煮熟的

3 瓣大蒜

2 个均匀切碎的番茄

如果甜菜是煮好的（要用水煮的，而不是用醋烹制的）

先将肉汤烧开，加入洋葱、胡萝卜和卷心菜。盖上锅盖，小火慢炖 20 分钟，同时将煮好的甜菜用刨丝器磨成长细丝。加入汤中，搅拌均匀，继续加热 5 分钟。关掉炉火。将 3 瓣大蒜捣碎，与番茄一起放入汤中。可搭配一大勺自制酸奶油或酸奶和一些剁碎的香芹和（或）切成块的熟鸡蛋一起吃。

如果甜菜是生的

将甜菜洗好去皮，手工切丝或者用刨丝器刨丝。将肉汤先烧开，加入切好的甜菜。小火慢炖 10 ~ 15 分钟，然后加入其他的蔬菜（洋葱、胡萝卜和卷心菜），继续慢炖 20 分钟或者炖到卷心菜煮熟，关掉炉火。捣碎 3 瓣大蒜，与切好的番茄一起放入汤中。可搭配一大勺自制的酸奶油或酸奶（如果已经能够很好地耐受），剁碎的香芹和（或）切成块的熟鸡蛋一起吃。

鱼羹

1 升家中自制的鱼骨汤

1 个大的洋葱，均匀剁碎的

1 个胡萝卜，切成细丝

1 个西葫芦或同等量的小南瓜，切成丁

先将鱼骨汤烧开，加入洋葱、胡萝卜、小南瓜或者西葫芦。盖上锅盖小火慢炖 10 ~ 15 分钟，然后关掉炉火，加入一些鱼肉（之前做鱼骨头汤保存下来并冷藏起来的鱼肉）。搭配一勺自制酸奶（如果已经能够很好地耐受）和（或）熟鸡蛋（切成小片或切成块）一起吃。

如果做鱼骨汤留下来的鱼肉没有了的话，你也可以使用其他手头上现存的鱼肉（没有鱼骨/鱼刺，无鱼皮）。将鱼肉切成小丁，然后加入烧开的汤中，煮

5~8 分钟。

肉丸汤

400 克剁碎的肉（最好是混合的猪肉和牛肉）

1 个大的洋葱，均匀剁碎

1 个大的胡萝卜，切成细丝

1 杯切成丁的菜南瓜或西葫芦

1 杯剁碎了的卷心菜（可选）

2 勺剁碎了的大蒜

适量盐和红椒粉

2~3 勺家中自制的酸菜

在锅里加入 2 升水或者肉汤，并烧开，加入盐和红椒粉。用手搓 2 厘米直径的肉圆放入煮沸的锅里，盖上锅盖，小火慢炖 30 分钟。除了大蒜，加入所有的蔬菜，盖上锅盖继续慢炖 20 分钟，最后加入大蒜，关掉炉火。放置 5~20 分钟后，加入 2~3 勺酸菜。可搭配一勺自制酸奶和均匀剁碎的小茴香菜一起吃。

南瓜（菜瓜）汤

1.5 升家中自制的肉汤（使用火鸡汤或者鸡汤做，味道最好）

1 根大蒜苗，洗净切成丝

西蓝花，3~4 个中等大小的花结

1 个中等大小的胡萝卜，切丝

1/2 个中等大小的南瓜（菜瓜）或 1/3 个南瓜或其他任何品种的菜瓜（瓜肉是橙色的）

3 瓣大蒜

将南瓜（菜瓜）去皮去籽，切成大块。将所有的蔬菜洗净并切成小块，将食材放入一个汤锅，加入肉汤，然后烧开，将炉火调整到最小，盖上盖子慢炖 30 分钟。之后用做汤的搅拌机搅拌处理前面做好的汤。如果你的家人已经可以耐受自制酸奶（羊奶制作的）了，那么加入 1/2 杯自制酸奶到汤里，保温，孩子在腹痛或者腹泻时喝这个汤能够缓和不适。

肉冻

2 ~ 4 个猪蹄或 1 个猪头

1 个大的胡萝卜

大蒜

适量盐和黑胡椒子

将猪蹄（或猪头）放入一个大锅中，加入水、盐和一匙黑胡椒子，烧开，将炉火调整到最小，盖上盖子，小火慢炖 3 小时。

同时将一个大的胡萝卜蒸熟，冷却，切成小条。如果有工具的话，你可以将胡萝卜切成装饰性的形状。

炖好猪蹄（或猪头）之后，将猪蹄（或猪头）捞出来，汤料过筛，滤出来的汤盛在另外一个锅里，让猪蹄（或猪头）彻底放凉，把骨头上面的肉全都拆下来（包括猪皮和其他软组织），把肉切成小块。

将切好的肉丁、胡萝卜丁和剁碎的大蒜铺展在一个大的托盘上面。大蒜加多加少取决于家里人的口味。将肉汤倒入托盘中，倒满托盘深度的 3/4，之后放入冰箱，冷藏成胶冻。你也可以使用一些工具做成一个个单独的有特别形状的胶冻。

炎热的夏天吃这个肉冻特别好，它含有丰富的营养物质，包括动物胶、葡萄糖胺、天然糖蛋白和磷脂，被认为是治疗消化问题的一个民间偏方。

烹饪用油

烹饪（烤、煎、烘焙等）应该使用稳定的天然油脂，因为这类油脂不会在加热时改变化学结构。这类油脂包括猪油、天然牛油、羊油、椰子油、黄油、酥油、鹅油、鸭油，你可以在商店里购买。在家里自己制作也很容易，而且会更好，因为你知道自己制作的油脂里面含有哪些东西。我这里再次重复，肠道与心理综合征患者每天需要大量的动物脂肪，这一点很重要。患者每天早餐、中餐、晚餐摄入的动物脂肪越多，他的身体会恢复越快。想要了解更多有关这一方面的信息，请阅读本书"脂肪：好脂肪与坏脂肪"一章的内容。

酥油

酥油是纯化了的黄油。很多国家或地区都使用酥油进行烹饪或者烘焙。黄油用于烹饪也很好，不过，黄油中含有少量的乳清，在加热时容易变焦。黄油中还含有乳糖和一些乳蛋白，GAPS患者在饮食治疗的前期需要忌食。酥油则不含有乳清、乳蛋白或乳糖，只有乳脂，不会因为加热而烧焦。

提前将烤箱加热到60～120℃。将一大块有机、不含盐的黄油放在一个金属盘或烤盘中，放入烤箱里工作45～60分钟，然后取出，小心地将上面一层金黄色的脂肪（酥油）倒下来，确保底下一层白色的液体留在烤盘里。扔掉白色部分的液体。将倒出来的酥油保存在玻璃瓶里用冰箱冷藏。有些品种的黄油，其白色液体部分会聚积在上面，如果是这样，那么要将烤盘放入冰箱。冷却后，酥油变成固体，你便可以把上面的液体倒掉，同时使用纸巾把残留的一些擦掉。

鹅油或鸭油

按照通常的方式烤一只鹅或一只鸭子。将烤好的家禽拿出来，用滤布或细网筛过滤融化了的油脂。将滤下来的油装进玻璃瓶，用冰箱冷藏。这种油可以用于任何形式的烹饪、烘焙和煎制。用鹅油或鸭油烤肉和做菜，味道特别香。油的使用量要多一点。

133

猪油、羊油或牛油

你可以用制作鹅油和鸭油的方法来制作猪油、羊油或牛油，可以用动物身上任何部位的脂肪，使用动物内层的脂肪会更好，一小块肥肉就能制作出不少油脂。要制作用于烹饪的动物油脂，应该使用有机饲养的动物肉，因为动物体内脂肪会天然贮存一些毒素。每年购买1～2次有机的动物脂肪不会花费你多少钱，这些油脂能够吃好几个月。

将肥肉放入不太高的温度下（120～130℃）烤2～3小时（取决于肥肉切成的大小）。将融化了的油脂用滤布或细网筛过滤。储存在玻璃瓶中，放进冰箱冷藏。猪油、羊油、牛油可以用于任何形式的烹饪、烘焙和煎制，每次油脂的使用量可以多一些。

椰子油

椰子油非常适合烹饪。椰子油含有很多饱和脂肪，因此加热时椰子油的化学结构不会改变。但是，你要确保购买的椰子油是优质的，为了延长保质期，西方很多品牌的椰子油是经过精炼处理的。

主菜

意大利砂锅菜

这是制作肉汤的另外一种很好的方式，这样做也可以为全家人做好一顿饭。你可以使用下面所列食材的任何一种：一个羊腿或一个羊肩，带关节的猪肉骨头，带关节的牛肉骨头，一只野鸡，2~4只鸽子，2只鹌鹑，带关节的鹿肉，一只整鸡，火鸡腿。你需要一个很大的砂锅，把肉骨头或一整只禽类放入砂锅中，加入水到锅容量的2/3，加入盐、胡椒、适量干的天然香料、月桂叶和春季迷迭香，盖上锅盖，放进140~160℃的烤箱中加热5~6小时（或者在炉子上炖4~5小时）。在开饭前40~50分钟，加入各种蔬菜，如西蓝花或菜花的花结，去皮的小的红色或白色的洋葱，抱子甘蓝，一些瑞典甘蓝或萝卜以及大块的胡萝卜。热好后，将砂锅中的肉和蔬菜捞出来，用筛子过滤肉汤，把过滤后的汤盛入肉汤杯中供晚餐时饮用。剩余的肉汤可以放在冰箱中冷藏，以后加热了直接饮用或者用来做其他汤羹。

彩椒肉盒

6个不同颜色的大菜椒（青色的、红色的、黄色的和橙色的）

500克剁碎的肉（最好是一半猪肉加一半牛肉），肉要带肥肉，不要只用瘦肉

2个中等大小的胡萝卜

1个大的洋葱

适量盐和胡椒

磨碎胡萝卜，剁碎洋葱，与剁碎的肉混合，加入盐和胡椒，做成肉馅。

从菜椒的头部切开，将里面的种子抠出来。菜椒里面填入混合的蔬菜肉馅，将填好肉馅的菜椒放在平底锅上。你需要大小适宜的平底锅来放入所有的菜椒，这样菜椒一个挨着一个紧靠着，就不会歪倒。在烤盘里加入3~4杯水，盖上锅

盖，将锅烧开，之后把炉火调到最小，慢炖 1 小时。用汤勺把菜椒取出来（最好放入汤碗里），每人一个。搭配一勺自制酸奶（如果已经能够很好地耐受）和 1 瓣捣碎了的大蒜吃，用切好的香芹做装饰。

肉丸

500 克剁碎了的肉（最好是猪肉和牛肉的混合，要带肥肉，不要只用瘦肉）

1 个大的洋葱

1/2 个红辣椒

1 个西葫芦

2 勺剁碎的新鲜大蒜

1 勺番茄酱

适量盐和胡椒，2~3 片月桂叶

平底锅里倒入 3~4 厘米深的水，在水中加入番茄酱。烧开锅，用手将肉馅搓成直径约为 4 厘米的肉丸。每次将一个肉丸放进沸腾的酱汁汤中。确保锅足够大，这样能容纳所有的肉丸。盖上锅盖，小火慢炖 30 分钟。

同时准备蔬菜，均匀剁碎的洋葱和红辣椒。西葫芦切成丁，大蒜剁碎。

肉丸煮 30 分钟后，加入切好的洋葱、辣椒和西葫芦。轻轻搅拌酱汁，确保不要损坏肉丸的形状。盖上盖子，再煮 25 分钟，然后加入月桂叶和大蒜，盖上盖子，关掉炉火，静置 10 分钟。上面撒上切好的芫荽，之后搭配炒好的菜一起吃。

肉饼

500 克剁碎的猪肉，要用带肥肉的肉

500 克剁碎的牛肉或羊肉，要用带肥肉的肉

1 个大的洋葱，均匀剁碎

适量盐和胡椒

将所有食材混合均匀做成肉馅，用手将肉馅搓成 4~5 厘米厚的椭圆形状。将肉饼放在涂抹好油的烤盘中，在预热好的烤箱里（160~180℃）烤一个小时。做好后搭配炒菜和沙拉一起吃。

鱼肉饼

2～3 条淡水鱼或海鱼（最好混合不同种类的鱼）

1 个鸡蛋

3～5 勺黄油（酥油、鹅油、鸭油、猪油或椰子油）

1～2 杯椰蓉

适量盐和胡椒

从鱼上面将所有肉切下来，去掉鱼皮和大的鱼骨，可以使用鱼骨、鱼头和鱼皮制作非常有营养的鱼骨汤（查看"汤羹"一节介绍的做法）。另外，你可以买现成的已经去掉鱼皮和鱼骨的鱼排。

在料理机中加入鱼肉，1 个鸡蛋、黄油、盐和胡椒，混合绞碎成肉馅。如果你有绞肉机，也可以使用绞肉机做混合肉馅。用手制作厚 2 厘米的椭圆形状的鱼肉饼，在肉饼上面滚上椰蓉，肉饼两面用油轻微煎炸一下。使用椰子油（或者黄油、酥油、猪油、牛油、鹅油或鸭油）煎制，然后将鱼肉饼放入一个大的烤盘中，烤盘上面要先刷上一层动物油脂。烤盘中加入半杯水，将烤盘放入预热好的烤箱中，在 150℃烘烤 20～30 分钟。

腌渍三文鱼（三文鱼的最佳吃法）

无皮无刺的三文鱼鱼排

1 升室温水

1.5 勺盐

1 勺天然蜂蜜

新鲜的小茴香菜和粗略碾碎的黑胡椒

需要使用新鲜的三文鱼，将三文鱼切成 0.5 厘米厚，然后放入一个烤盘。上面撒上切好的小茴香菜和黑胡椒。把盐和蜂蜜溶解在水中，做成卤水。把卤水倒在鱼上，室温下浸渍 1～1.5 小时。之后把水倒掉，腌渍好的三文鱼和一些生菜加蛋黄酱一起吃。

最好使用野生三文鱼。因为这是生吃三文鱼，所有的必需脂肪酸和其他营养物质都会很好地保留下来，不会受到破坏。吃不完的话要冷藏，两天内吃掉。

腌制野生三文鱼

6 个无刺野生三文鱼鱼排，带皮（一个鱼排刚好是一人吃的量）

3~4 个大的柠檬

1 满匙天然海盐

1 满匙磨好的芥末

1/2 匙小茴香籽或一些新鲜的切碎的小茴香菜

适量粗略碾碎的黑胡椒

使用的野生三文鱼必须是非常新鲜的。在一个大小合适的玻璃或其他烤盘中铺上 3 个三文鱼鱼排，鱼皮向下，鱼排需要紧紧挨着，紧凑地放在烤盘中。另找一只碗做腌泡汁：将柠檬切成两半挤到碗里，柠檬果肉也挖到碗里。把其他材料也放进碗里，不要担心柠檬果肉呈大块。在铺好的第一层三文鱼鱼排上倒入腌泡汁。然后把剩下的 3 个三文鱼鱼排摞在第一层三文鱼上；第二层三文鱼鱼肉向下，鱼皮向上；在两层三文鱼上面放一个重的烤盘或其他重物，这样压着可以让腌泡汁完全盖住三文鱼。放进冰箱 24 小时进行腌制，之后将鱼拿出来，把鱼皮去掉。鱼皮可以很容易地撕下来，用剪刀把三文鱼剪成小块，可以搭配牛油果和一些生菜吃，使用剩下的腌泡汁做调味品。这盘菜非常美味，而且很容易消化。因为鱼是未经烹饪的，所有的必需脂肪酸和其他营养物质能很好地保留下来。

137

发酵鱼（吃冷水多脂鱼的最佳方式）

3~4 条非常新鲜的大的鲱鱼或马鲛鱼

1 个小的白色洋葱

每升卤水 1~2 勺盐

1 勺胡椒

5~7 片月桂叶

1 匙芫荽籽

新鲜的小茴香菜或一些小茴香籽

1 杯开菲尔乳清

1 个合适的玻璃罐子

将鱼去皮，去鱼刺，切成有一口大小那样的小块。洋葱去皮切成丝。将切好的鱼放入玻璃罐子中，混上胡椒、白洋葱丝（可选）、芜荽籽、月桂叶和小茴香籽或小茴香菜。在另外一个玻璃罐子中用水溶解 1 勺海盐，加入半杯开菲尔乳清。将这些卤水倒入盛有鱼的罐子，直到卤水能遮盖鱼。如果卤水不够遮住鱼的话，加些凉白开水。拧好玻璃罐的盖子，在室温下静置自然发酵 3～5 天，之后放入冰箱。搭配蔬菜、新鲜的小茴香菜、小葱和一些蛋黄酱吃，1～3 周内吃完。

发酵沙丁鱼

5～7 条非常新鲜的沙丁鱼

1～2 勺盐

1 勺胡椒

5～7 片月桂叶

1 匙芜荽籽

新鲜的小茴香菜或一些小茴香籽

1 个大小合适的玻璃罐子

鱼去鳞，鱼头去掉，鱼肚子里的内脏全都扔掉并清洗干净，放进一个大小合适的玻璃罐子或坛子里，加入其他所有配料，然后加入水，水能够完全遮盖住鱼，在鱼上面放一个碟子，让鱼能够沉下去浸泡在卤水中。盖上坛子或者将玻璃罐的盖子拧好，在室温下发酵 3～5 天。发酵好后，将鱼刺拆下来，将鱼切成小块儿，可以搭配新鲜的小茴香菜和一些剁碎的红色洋葱吃。

法国豆焖肉

500 克白色海军豆（白扁豆）

1 只鸭子

1 勺苹果醋

1 匙海盐

2 勺番茄酱

红椒粉和黑胡椒

5～6 片月桂叶，1 根带叶迷迭香小枝条，1 匙百里香将豆子在水中浸泡 12 ~ 24 小时，控水，用流水冲洗干净，再次控水。泡豆和洗豆可以去除豆子中的一些有害物质（凝集素和植酸）。再次用水覆盖豆子，加入 4 ~ 5 勺自制的乳清、开菲尔或开菲尔菌种，在室温下静置发酵一个星期。豆类一般都比较难消化，因为它们含有很多抗营养因子。发酵处理有利于人体对豆类的消化。洗豆之后，就可以煮豆子了。

从鸭子上把肉全部切下来，包括鸭腿、鸭翅、鸭胸以及所有的脂肪（肥肉），把肉切成大块，脂肪切成小块。你可以之后使用鸭架和鸭内脏做肉汤。在一个大锅里，加入两升水、苹果醋、海盐、自制番茄酱、一小捏红椒粉和黑胡椒、月桂叶、迷迭香和百里香，将豆子和鸭肉（瘦肉加肥肉）混合。盖上锅盖，放在烤箱里，在 140 ~ 160℃ 的烤箱中加热 4 ~ 5 小时（或者盖上锅盖，在炉子上炖 4 ~ 5 小时）。时不时看一下锅，如果豆子开始变干，就要添些水。

趁热吃，吃剩的豆子可以在冰箱保存比较长时间，可以配其他菜一起吃。

你也可以不加肉来做焖豆，但是要加很多动物油脂（猪油、牛油、羊油、酥油、鸭油、鹅油等）。做好后，将热的焖豆舀入杀过菌的玻璃瓶中，然后冷藏，可以保存一年之久。加热玻璃瓶和瓶盖（金属或玻璃的）需要把它们放入冷的烤箱，然后加热到 120℃，持续 30 ~ 40 分钟。杀菌消毒时，不要把瓶盖拧在瓶子上，分开来放。

火鸡砂锅

火鸡腿、翅膀、鸡架以及其他带皮的肉

1 升水

1 满勺自制番茄酱

1 匙盐

6 ~ 10 粒胡椒

1 小捏红椒粉

新鲜的或者干的香料：牛至叶、迷迭香、月桂叶

混合蔬菜：选择胡萝卜、各种菜瓜、南瓜、西葫芦、去皮的中等大小或小一点的洋葱、花菜、西蓝花、菜椒、茄子和抱子甘蓝其中的几种

在一个大砂锅里盛上水、盐、番茄酱、胡椒、红椒粉和香料，混合均匀。

加入火鸡，将不能被水遮盖住的部分刷上鹅油（或鸭油、酥油、猪油）。不要用盖子盖住砂锅，开着口。在烤箱中 160℃ 加热 2 ~ 2.5 小时。在结束前 50 分钟时，加入切成大块的蔬菜，搅拌均匀，继续加热。蔬菜煮熟后，餐叉则很容易穿透。将砂锅从烤箱里取出，配上一些切好的新鲜的香芹或者大蒜一起吃，也可不使用烤箱，用炉子炖煮。

陶罐羊肝

100 克肝（小牛肝或羊肝）

100 克羊心

1 个大的洋葱

10 个带核的干梅子

1 大罐天然酸奶或酸奶油（你可以使用家中自制的酸奶或替换成 1/2 杯黄油/酥油）

1 小捏香辣椒、盐、胡椒

为了去除苦味，用柠檬汁或者家中自制的酸奶加水，将肝浸泡几个小时。你也可以用乳清浸泡肝，乳清必须是自己做开菲尔过滤出来的澄清液体。洗净，弄干，用剪刀把羊肝剪成小块，把羊心也剪成小块。在一个大小合适的陶罐中放入羊肝和羊心以及剁好的洋葱和干梅子。在酸奶中加入盐、胡椒、香辣椒，搅拌均匀，将混合了调味料的酸奶倒入陶罐中，与肉搅拌均匀，盖上盖子或者用锡箔纸盖上。在烤箱里 160 ~ 180℃ 加热 1 个小时。也可用炉子炖煮。

炒肝

100 克肝

1 个大的洋葱

6 ~ 7 瓣大蒜

1/2 杯黄油/酥油（如果要避免黄油，可以使用其他动物油脂）

新鲜的香芹或小茴香菜

适量盐和胡椒

为了去除苦味，用柠檬汁或者家中自制的酸奶加水，将肝浸泡几个小时。

你也可以用乳清浸泡肝，乳清是自己做开菲尔过滤出来的澄清液体。洗净，弄干，用剪刀把肝剪成小块。在一个煎锅中融化黄油/酥油，加入切好的洋葱和剁碎的大蒜，轻轻地煎制，直到洋葱和大蒜变得金黄。加入肝、盐和胡椒，炒 4 ~ 5 分钟。在上面撒上剁碎的香芹或小茴香菜，再洒一些橄榄油，做好了就吃。

发酵谷物

在执行 GAPS 饮食两年以后且所有消化问题都消失了，患者可以尝试一些不含谷蛋白（也称面筋蛋白或麸质）的谷物：荞麦、小米和藜麦。先要尝试发酵谷物，发酵工艺可以帮助身体将谷物预先消化一些。发酵荞麦、小米或藜麦需要清洗谷物，用水覆盖并且加入 1/2 杯乳清。在室温下静置发酵几天：藜麦 1 ~ 2 天，荞麦 2 ~ 3 天，小米 4 ~ 5 天。发酵结束后，控干水，用自制的肉汤煮或者水里加一点盐煮（1 杯谷物加 2 杯肉汤或水）。先将肉汤烧开，然后加入谷物，搅拌均匀，煮沸，盖上盖子并把炉火调到最小，慢炖 20 ~ 30 分钟，不时搅拌搅拌。谷物煮熟以后，所有的液体应该都被谷物吸进去了，谷物变软变蓬松。搭配肉和蔬菜吃，或者代替面粉用来做烘焙。逐渐引入发酵谷物，开始时每天 1 ~ 2 勺，观察身体是否有不良反应。不要忘记吃谷物时同时搭配脂肪，来减缓谷物的消化速度，这样有利于控制血糖水平。

141

蔬菜

烹制过的蔬菜非常有营养，而且更容易消化，进入肠道后对肠壁的作用比较缓和，我们应该经常吃烹制过的蔬菜。你可以通过蒸、炒、炖、烤、炙或者做汤来食用蔬菜。与其把蔬菜煮熟，我更推荐蒸菜，因为水煮会流失很多营养物质。最适合蒸的蔬菜包括西蓝花、花菜、抱子甘蓝、青豆（红花菜豆和四季豆等）、胡萝卜、芦笋、法国洋蓟和甜菜。

如果腹泻彻底好了，平常饮食中也要包含生鲜蔬菜。因为一些生鲜蔬菜能够提供活性酶，促进食物的消化。胡萝卜、黄瓜、番茄、青菜、卷心菜、洋葱、大蒜、生菜、嫩菠菜、芹菜、花菜都可以用来制作沙拉（凉拌菜），或者切成花结或条状蘸酱吃（蛋黄酱、牛油果酱、肝酱、茄子酱等）。

酸菜

酸菜是通过发酵白菜、红叶卷心菜等制作的。在亚洲、德国、俄罗斯和东欧一些地区，人们经常吃酸菜。酸菜中含有丰富的消化酶、益生菌、维生素和矿物质，是治愈消化系统的优质食物。吃肉时配上酸菜可以促进消化，因为酸菜可以刺激胃酸分泌。我推荐那些胃酸分泌过少的人在饭前 10~15 分钟吃几勺酸菜（或者从酸菜中滤出来的汁液）。对于孩子，开始的时候可在每餐中加入 1~3 勺酸菜汁。做酸菜时，你不需要加任何菌种，新鲜的卷心菜（白菜）中含有一些天然的可发酵的细菌。

将白色卷心菜切成细丝，加入两个切碎的胡萝卜。你也可以使用红色卷心菜或者混合白色卷心菜和红色卷心菜。加入 1~2 勺盐。盐很重要，因为盐可以在揉捏搓菜的时候使蔬菜内部的汁液析出来。此外，盐还可以在发酵初期抑制腐败菌，直到发酵细菌产出足够的乳酸杀死病原菌。用手充分地揉捏蔬菜，直到有汁液出来，如果卷心菜水分不多，可以稍微加一点点水。将揉捏好的蔬菜放入一个合适的玻璃瓶中，使劲向下压实，蔬菜之间不要有多余的空气，使得蔬菜能够完全浸在自己的汁液中。酸菜发酵是一个厌氧过程：如果卷心菜接触到空气，则会烂掉而不是发酵。放一个碟子压在卷心菜上面，碟子要比盛酸菜的玻璃容器直径小 1 厘米左右，这样发酵产生的气体可以通过缝隙跑出来。在碟子上面再放上重物，这样压实卷心菜，使它能够始终浸在自己的汁液中。不要忘记在瓶盖下面留出 2.5 厘米的空间，酸菜在发酵过程中会膨胀。用厨用大毛巾盖上盛有蔬菜并拧好盖子的玻璃容器，置于黑暗处。在家里，大约需要 5~7 天时间完成酸菜的发酵（在阴凉的地方，比如车库中，需要两个星期时间）。酸菜可以搭配任何饭菜吃，也可以加入自制的汤羹或炖肉中。

用开菲尔菌种发酵的蔬菜

使用酸奶/开菲尔乳清，或者酸奶/开菲尔菌种也可以发酵蔬菜。准备一些卷心菜（白色、红色或任何其他品种），甜菜，大蒜，花菜和胡萝卜，切成细丝或条状，加入适量盐，放进 1 升大小的玻璃瓶中。取 0.5 升放冷的白开水，溶解保存开菲尔菌种的小袋子，或者在水中加入半杯开菲尔乳清。将混进菌种的冷水倒入盛有蔬菜的玻璃瓶，直到能够盖住蔬菜，蔬菜必须全部浸在液体中，如果有露出水面的部分，则容易发霉。不要忘记在玻璃瓶盖下面留出 2.5 厘米的空间，蔬菜在发酵过程中会膨胀。拧紧瓶盖，在室温下静置发酵 1 个星期。引入这种酸菜，开始时食用量要小，慢慢再增加食用量。这种酸菜和酸菜汁，是上乘的益生菌食物，能够促进消化。

梅德莱发酵杂菜（俄罗斯泡菜）

这种益生菌食物可以提供美味的发酵蔬菜和饮品，并且含有丰富的营养和有益菌。在一个 5 升的珐琅锅或大的玻璃罐中放入一个稍微切开的完整的卷心菜，切成丝的中等大小的甜菜，一匙小茴香籽或小茴香香料（新鲜的或干制的都行），一把大蒜蒜瓣（这些蔬菜应该填满容器容量的一半），然后加入 2 勺优质的海盐，1 杯开菲尔乳清，上面加水到接近盛满容器。在卤水上面放一个碟子，确保蔬菜能够完全浸在卤水中。如果有露出水面的蔬菜则会发霉。在室温下静置发酵 1 ~ 2 个星期。做好后，蔬菜会变软而且味道很浓。把玻璃罐搬到冰箱里冷藏便可以终止发酵过程。你可以就餐时加这种蔬菜到汤羹或者炖肉里，用水稀释卤水当饮料喝，也可以在两餐之间吃/喝。当卤水和蔬菜量开始减少时，你可以再次加入新鲜的卷心菜、甜菜和大蒜，适量盐，加入水，再次在室温下静置发酵。梅德莱发酵杂菜中还可以加入一些菜花花结、切成条的胡萝卜、抱子甘蓝和西蓝花。你可以一直维持梅德莱发酵杂菜的制作，只要定期再在里面添加新鲜蔬菜。梅德莱发酵杂菜的卤汁可以治愈胃部不适、牙龈肿痛和咽喉肿痛。

143

烹制卷心菜的好方法

1/2 个卷心菜，切成细丝

1 个大的胡萝卜，切成细丝

1/2 个洋葱，均匀剁碎

1 个番茄，均匀切开

1 勺剁碎的大蒜

适量盐和胡椒

在平底锅中倒入家中自制的肉汤，加入 3 ~ 5 匙动物脂肪，烧开锅。加入卷心菜、胡萝卜、洋葱、盐和辣椒。盖上锅盖用小火加热 30 分钟。之后，加入剁好的番茄和大蒜，搅拌均匀，再加热 3 分钟之后关掉炉火。加入 1/2 杯家中自制的开菲尔、酸奶或者酸奶油。搭配肉食一起吃。

快制蔬菜调味饭

2 个倭瓜或 1/2 个中等大小的西葫芦

1 个大的洋葱

10 瓣大蒜

1 个菜椒（红椒、黄椒、青椒或者各种颜色的菜椒搭配）

1 勺自制番茄酱（番茄糊）

盐和胡椒

在一个平底锅中融化 50～100 克黄油或任何动物脂肪，混入切成丝的倭瓜或西葫芦、洋葱、大蒜、切成细丝的菜椒、番茄酱，加入适量的盐和胡椒，盖上锅盖在最小火上加热 10 分钟，或者用最小火翻炒，搅拌均匀，加入一些冷榨的橄榄油，新鲜剁碎的小茴香菜或香芹。搭配肉或者鱼吃。

菜花泥

1 个大的菜花，切成小块

1/4 杯黄油或 1/4 杯自制酸奶

适量盐和胡椒

装饰用香芹和红辣椒

用清水将菜花煮软。使用食物料理机将煮软的菜花打成酱。加入黄油或者酸奶、盐和胡椒，混合均匀。重新加热过后可以吃，用香芹和红辣椒装饰一下。

打成酱的菜花还可以放入一个做烘焙的盘子中，上面撒上一些切达奶酪，在烤箱中加热，烤至奶酪融化后再吃。

（来自伊莲·戈特沙尔的食谱）

焙烤蔬菜

你可以组合以下各种蔬菜，然后焙烤。

白洋葱、红洋葱或葱

菜椒、红椒、黄椒、橙色椒或者绿椒

抱子甘蓝

西葫芦

南瓜

菜瓜（绿皮南瓜）

萝卜和（或）瑞典甘蓝

茄子

洋葱去皮，切成两瓣或者四瓣。葱可以稍微去掉外面的皮，干净的话不用去皮，直接带皮烘烤。

将菜椒切成四瓣，去掉种子。

将抱子甘蓝外面的叶子去掉。

西葫芦和南瓜去皮切成大块。将南瓜的种子去掉。用盐搓一搓西葫芦。

菜瓜（南瓜）去皮、去籽。

萝卜去皮，切成薄片。

将茄子切成大块，用盐搓一搓。

用动物脂肪在这些蔬菜上搓一搓，将蔬菜放入烤盘，在 160～180℃的烤箱中烘烤 20～40 分钟或直到筷子能很容易穿过蔬菜。可搭配肉和鱼一起吃。

自制的烘焙小食

面包/蛋糕/妙芙基础配方

2.5 杯磨好的巴旦木粉

1/4 杯黄油（或椰子油、鹅油、鸭油或自制酸奶或酸奶油）

3 个鸡蛋

你可以在大多数健康食品商店买到巴旦木粉。除了磨制巴旦木粉，你还可以磨核桃、山核桃、榛子、花生、松子、葵花籽和南瓜籽粉，或者混合这些不同种类的坚果粉，你可以使用食物料理机自己磨粉，磨到像小麦面粉那样细。

将所有的配料混合均匀，加入的巴旦木粉的量能形成黏稠的糊糊。在烤碟里抹一层黄油或酥油，烤盘上铺一层刷了油的烘焙用纸或者使用烘焙纸杯。将混合好的物料倒入烤盘中，在 150℃的烤箱中烘焙 1 个小时左右，中间时不时用干的餐刀检查一下，如果餐刀插进面包，拿出来时还是干的，那么面包就烤好了。

要制作多一点花样的面包，你可以加入一些盐、胡椒、干制的香料、番茄酱、磨碎的切达奶酪（如果身体能够耐受的话）、坚果、种子、水果干、新鲜的或冷冻的莓果、苹果块儿、磨碎的胡萝卜、南瓜块（去皮去籽）。如果你想做得甜一点，可以加入1/2杯蜂蜜到混合料中，或者加入1.5杯水果干（枣、杏、葡萄干、无花果干）和（或）2个熟的香蕉调甜味。如果水果干太硬，需要在水中先浸泡几个小时或者用少量水煮一煮，变软后使用。你可以自己创造自己的花样。你可以用混合料烘烤出面包或蛋糕，或纸杯妙芙，或做成比萨饼底。即使你平时不怎么做饭，这些做起来也非常容易，而且很容易控制。

尝试过第一次后，如果你发现患者不能耐受这个配方（肚子疼或者腹泻），那么你需要在磨面之前尝试先发酵坚果和种子。坚果和种子中含有一些物质（植酸、酚类、草酸、纤维等）会使得一些人难以消化。用少量乳清覆盖坚果或者坚果面儿，在室温下静置发酵24小时，去水后用于烘焙。如果患者对这些坚果都不耐受，可以尝试使用发过小芽的葵花籽磨成面儿，用于烘焙。

比萨

用上面介绍的配方制作饼底。将混合料倒入烤碟，厚度约2厘米，上面盖上一层刷了油的烘焙用纸。在150℃的烤箱中烘烤大约30分钟。用干的餐刀检查什么时候烤熟。

冷却。上面撒上番茄酱和盐，在番茄酱上面你可以撒其他一些食材：切成细丝的红色/黄色/绿色菜椒，蘑菇，一些烹制好的肉片或香肠、番茄薄片、剁碎的绿叶菜、小鱼、虾和菠萝，等等。

如果患者可以耐受，比萨上还可以再撒一些磨碎的硬奶酪［切达和（或）帕玛森奶酪］；如果患者还不能耐受奶酪，可以在上面撒一些家中自制的蛋黄酱。

甜点

烤苹果

用锋利的刀子将一个大的苹果切成两瓣，将果核与种子挖掉。在苹果中倒入一些蜂蜜、1 匙黄油、巴旦木粉或巴旦木碎粒（或核桃，或其他任何坚果，或者椰蓉）。每个苹果加一个切成碎粒的干杏（可选的）。将装有夹心的苹果放入 160 ~ 180℃的烤箱烘烤 20 ~ 25 分钟。

奶油焦糖

1 人份

1 个鸡蛋

3 勺水

1 匙蜂蜜

肉桂粉

根据饮食人数，调整以上食材的用量。

均匀混合所有配料。倒进浅一点的蛋糕模子里，在上面撒上少量肉桂粉。将烤箱先预热到 150℃，烘烤 30 ~ 40 分钟。

酥皮苹果点心

4 个苹果

2 个鸡蛋

用 1 千克或 0.5 千克胡萝卜榨汁留下来的胡萝卜渣

10 个干杏

1/2 杯蜂蜜

1/2 杯无盐的黄油

将苹果切成小块，放入烤碟中，将干杏剁成小碎。

均匀混合鸡蛋、黄油、胡萝卜渣、干杏碎粒和蜂蜜。将混合料撒在苹果上面，轻轻地拌匀。在 160℃的烤箱中烘烤大约 40 分钟。

苹果派

4 个苹果

1 把葡萄干

1/2 杯蜂蜜

1 杯新鲜的或冷冻的黑加仑

2~3杯新鲜的南瓜，去皮均匀剁碎

2杯去核干枣

1杯榛子

1/2杯巴旦木粉

使用乳清浸泡榛子一晚上，控水。干枣预先在2杯水中浸泡2~3小时或者泡一晚上。浸泡过的枣子控水，泡过干枣的水倒入烤碟，加入去核去籽的苹果以及葡萄干和黑加仑。这些食材在烤碟里均匀铺开，上面撒上巴旦木粉，再在上面撒上蜂蜜，均匀铺开。

在食物料理机中绞碎泡过的枣、南瓜和榛子。将混合料舀在苹果派的上面，均匀铺开。用勺子或餐刀轻轻地压一压，弄得顺滑，这样好像苹果派上面的一层涂层。在150~170℃的烤箱中烘烤1个小时。

南瓜蛋糕

6个鸡蛋

2杯搓碎的南瓜加甜橙（压在杯子里紧紧的）

1/2杯蜂蜜

1/3杯黄油（或酥油、椰子油、鹅油鸭油）

3杯巴旦木粉

3个中等大小的苹果

烤碟刷一层油，加入去核去籽并且切成薄片的苹果。如果患者的消化系统非常敏感，那么苹果要去皮，否则，你可以保留苹果皮。

将所有其他配料放入料理机，绞碎，搅拌均匀。将混合料倒入苹果上面，把上面弄得平整顺滑，之后放入150~170℃的烤箱烘烤40~50分钟。

匹诺曹蛋糕

2杯去壳的榛子

1杯天然蜂蜜（250毫升）

4个鸡蛋

150克无盐黄油，最好是有机的

4 个装饰用的小橘子

将烤箱预热到 175 ~ 200℃。

在烤箱中烘烤榛子仁，把榛子仁皮搓掉。保留一杯榛子仁做夹心，另一杯榛子仁磨成粗粉。

把烘焙用纸裁剪出 4 个圆，能够刚好垫在圆形烤碟中，在烘焙纸上刷一层油。把鸡蛋白和一半蜂蜜搅打好，小心地拌入榛子仁粗粉里，将混合料铺在烘焙纸上，烘烤 5 ~ 10 分钟。冷却，去掉烘焙纸，蛋糕饼坯便做成了。将黄油放在室温几个小时，使其变软。将 4 个鸡蛋的蛋黄与剩下的蜂蜜混合，搅打至体积变大，颜色变白，变得黯淡，然后，将黄油一点一点地搅打入蛋黄蜂蜜中，蛋黄夹心就做成了。

另外 1 杯榛子仁，保留 10 ~ 15 颗用于装饰，将剩余的榛子仁剁碎。

在之前做好的蛋糕饼坯上倒入一层蛋黄夹心，每层夹心上面都撒一层剁碎的榛子仁，在最上面一层铺上薄的一层蛋黄夹心。小橘子去皮掰成一瓣一瓣的。用橘子瓣和 10 ~ 15 颗榛子仁装饰蛋糕。

149

花生酱派

6 个鸡蛋

2 勺黄油

1 杯自制花生酱

2 杯鲜榨胡萝卜汁留下来的细渣（也可以使用菜南瓜替代胡萝卜，南瓜去皮，用料理机绞碎）

1/2 杯蜂蜜

1 杯巴旦木粉

2 个大苹果

1 把葡萄干

苹果去皮，切成小块儿，放在刷好油的烤碟中。在苹果上面铺一层葡萄干。

用料理机把剩余的食材搅打均匀。将混合料铺在苹果上面，把上面弄得平滑，在 150 ~ 170℃ 的烤箱内烘烤 40 ~ 50 分钟。

俄罗斯蛋奶

1 人份

2 个鸡蛋黄

1/2 ~ 1 匙蜂蜜

根据饮食的人数，调整食材用量。

在做水果派时，可以使用俄罗斯蛋奶替代奶油，或者你可以直接享用俄罗斯蛋奶，在上面撒一些剁碎的坚果或者一些水果块儿。在做蛋糕时也可以使用俄罗斯蛋奶做夹心。把鸡蛋的蛋白和蛋黄分离，使用蛋黄，在蛋黄里加入蜂蜜，搅打到变厚而且颜色几乎变成白色。除了味道甜美，它还很有营养。鸡蛋的购买来源要可靠，自由散养的有机鸡蛋是最好的！

苹果酱

5 ~ 6 个苹果

1/2 杯黄油

1 ~ 2 杯水

适量蜂蜜

苹果去皮去核，切成小片，在烤盘中倒入水和苹果片，烘烤至软。关掉烤箱，加入黄油。放凉，捣成糊状，加入蜂蜜。

你也可以用同样的方法做梨酱，不需要加蜂蜜，因为梨一般都很甜。

做好的苹果酱可以在冰箱里储存，可以搭配酸奶、坚果碎粒、俄罗斯蛋奶吃，或者直接单吃苹果酱。

生日蛋糕

使用 5 ~ 6 个大苹果制作苹果酱，冷却。苹果酱可以做得甜一些，因为蛋糕的饼皮不会做成甜的。你也可以制作梨酱而不是苹果酱。如果已经在饮食中引入了酸奶油，也可以使用酸奶油替代苹果酱。将 750 克酸奶油和适量蜂蜜一起搅拌，制作得甜一些。如果酸奶油太过厚实，在搅打之前可以加一点乳清。

将 6 个鸡蛋的蛋白与蛋黄分离，分别盛在两个碗中。搅打蛋黄直至变厚而且颜色变白。搅打蛋白直至变硬不再流淌。将搅打好的蛋白与蛋黄混合，加入 2

杯巴旦木粉，搅拌均匀。在蛋糕模子里铺一层刷好油的烘焙纸，倒入搅打好的混合料，在150℃的烤箱中烘焙40～60分钟。用餐刀检查蛋糕什么时候烤熟（如果蛋糕已经做好，餐刀插进蛋糕出来时是干的）取决于烤箱，烘焙所需时间可能有所波动。蛋糕烤好后，冷却到室温。

现在开始有趣的部分，用很长的切蛋糕的刀子从蛋糕的上部削掉一层，确保这一层蛋糕的厚度不小于1厘米。放在一边，之后还需要再铺在蛋糕最上面。用勺子轻轻地将蛋糕的中心抠出一个圆形的坑，挖出来的空心蛋糕样子好像一个大碗，里面加入一层苹果酱（或者搅打好的其他夹心）、冷冻的蔓越莓、坚果碎和之前用勺子抠出来的那些蛋糕块。你可以自己创造，使用各种不同的莓果、樱桃、软的水果、坚果碎和种子（芝麻和葵花籽等）。当这个"蛋糕碗"装满之后，再盖上之前削掉的那层厚1厘米的蛋糕。在这层蛋糕"盖子"上铺上剩余的苹果酱（或者搅打好的其他夹心）做装饰。你还可以使用新鲜的水果、莓果、坚果和椰蓉在上面做出装饰。装饰好之后，将蛋糕放在冰箱中。最好在生日宴会的前一天将蛋糕做好，这样蛋糕可以完成一晚上的"成熟"过程。

这是最基本的配方。你可以发挥自己的创造力，在烘烤蛋糕之前你可以加一些种子、坚果碎、磨碎的胡萝卜或南瓜到蛋糕饼体上，空心蛋糕内填入各种不同组合的水果和莓果，按照自己喜欢的方式做最后的装饰。孩子们通常喜欢参与蛋糕的装饰过程。我之前提到的那些用于装饰的原料都是可选的，取决于你和家人对食物的敏感情况。可选的一些配料包括水果、莓果、坚果、种子、新鲜的薄荷叶和椰肉。

香蕉冰淇淋

提前购买成熟度非常高的香蕉（香蕉皮上会有一些褐色的斑点），香蕉去皮，放入冰箱冷冻。准备做冰淇淋时提前一天取出香蕉，放在室温下30分钟时间，慢慢解冻。将香蕉放入料理机，少加一点水，搅打。你还可以混入一些新鲜的或冷冻的莓果、鲜切水果、椰蓉或新鲜的椰肉，或坚果碎，制作出不同口味的香蕉冰淇淋。

乳品冰淇淋

饮食中引入了自制酸奶油之后，可以开始制作这种乳品冰淇淋。将1/2升自制酸奶油和适量蜂蜜混合搅打；将2个鸡蛋的蛋黄与蛋白分离，分别搅打，直至蛋白搅到发硬而蛋黄变厚颜色变淡；将蜂蜜和酸奶油与搅打好的蛋黄混合，添加一些水果、莓果、坚果、种子和自己喜欢的香辛料，混合均匀，之后轻轻地加入搅打好的蛋白，放到一个塑料容器中，然后立即冷冻起来。

新鲜椰子

你在购买椰子时，要注意椰子壳上不能有裂纹或者任何的损伤。将整个带壳椰子靠近耳朵摇晃摇晃，如果椰子比较健康，你可以听见里面汁液在晃荡。如果椰子已经遭到破坏，汁液会渗漏出，这样里面会氧化，不宜食用。

你把椰子带回家后，有趣的部分开始了。你需要一个螺丝刀和一个锤子。在椰子顶部有三个圆点，用螺丝刀在其中两个圆点上打出两个孔。利用其中一个孔倒出椰汁，另外一个孔可以进空气。椰汁非常滋养，可以用于烹调或者直接饮用。椰汁的味道应该新鲜微甜，如果味道已经不正常了，那接下来就不要再用这个椰子了。椰汁全都取出来之后，用锤子敲开椰壳，从椰壳内层把椰肉挖出来。用清水清洗一下椰肉，洗掉粘上去的果壳碎屑。使用椰肉的方式有好多种：

- 将椰肉切成小块，直接吃，椰肉有一种令人非常愉悦的甜味。
- 使用料理机把椰肉绞碎，用于甜点制作（后面会介绍如何制作椰肉甜点）。
- 用榨汁机处理椰肉可以做出浓稠的椰果浆，用水稀释后，就是非常美味的椰奶了。煮饭时可以加一些椰果浆和椰奶，可以当作果蔬沙拉的搅拌料，也可以做成蛋糕的夹心或蛋奶的替代品。
- 将椰肉切碎用于烘焙、自制冰淇淋或其他甜点、汤、炖肉、沙拉和酱。

需要提醒存在腹泻的儿童和大人的是，椰子含有大量的膳食纤维，可能使腹泻加重，所以，开始时我建议使用榨汁机将椰浆与椰子纤维分离开来。这样你可以享用新鲜制作的椰奶，获得其中的很多营养而不用食用纤维。

椰肉甜点

1个中等大小的椰子

1杯水果干（干杏，无花果，枣或葡萄干，或者这些水果干混合。要确保

这些水果干中没有防腐剂、没有淀粉涂裹）

1 杯芝麻或巴旦木粉

将水果干浸泡 6～8 小时，之后弄干。

在椰子壳上凿两个洞，取出里面的液体。用一个细筛过滤椰浆，留着后面使用。

去掉椰壳，把椰肉洗干净。把椰肉切成能够在榨汁机或研磨机中操作的小果粒。

研磨椰肉果粒和泡好的水果干。在料理机中混合均匀或者用手混合均匀。如果混合料非常干，可以加一点之前保留的椰汁。

用手把混合料搓成许多小丸子，外面裹一层芝麻或者巴旦木粉，放在一个大盘子里，冷藏或冷冻。

不含鸡蛋的食物配方

在烘焙中鸡蛋好像黏合剂一样，把所有其他配料黏合在一起。有一些孩子对鸡蛋真的过敏，需要忌食鸡蛋。下面介绍的这些配料可以替代鸡蛋，当作烘焙中的黏合剂。

- 牛肉明胶，用少量热水溶解。
- 南瓜，烤过并捣成糊。
- 冬南瓜，烤过并捣成糊。
- 香蕉，捣成糊状。
- 苹果，烘焙过并捣成糊，或者苹果酱。
- 梨，烘焙过并捣成糊，或者梨酱。
- 绿皮西葫芦，烘焙过，捣成糊，去水。

不含鸡蛋的面包/糕点/妙芙

2 杯坚果粉（巴旦木、腰果、核桃、榛子）

3 勺黄油（或椰子油、酥油、鹅油、鸭油）

2 杯烤熟捣碎的南瓜（冬南瓜或其他一些水分含量不是很高的菜瓜、苹果

153

酱、梨酱）

把南瓜切成两半，去籽。将南瓜放在烤盘里，切面在下，在烤箱中烘烤到变软（筷子能够很容易地穿透），冷却，把南瓜果肉全都挖出来并且用餐叉捣成糊状。

你可以发挥自己的创造力，加入蜂蜜、水果干、坚果碎、椰蓉、莓果和鲜切水果。

均匀混合好所有的配料，倒入一个刷好黄油的烤碟（蛋糕模）里，在150~170℃的烤箱中烤45~60分钟。偶尔用餐刀检查下蛋糕是否做好（餐刀插过蛋糕出来后是干的）。

如果加入2勺番茄酱（只有一种配料：番茄），一些盐和胡椒在混合料中，可以制作比萨饼底。只需要把混合料铺在烘焙纸上，用勺子将混合料培成一个圆形。

你可以选用各种食材（GAPS饮食允许的食物）试验自己的版本，也可以采用下面这些不含鸡蛋的食谱。

不含鸡蛋的香蕉妙芙

2 杯腰果或其他种类的坚果

2 个熟香蕉

4 匙蜂蜜

4 匙明胶粉或明胶晶粒

4~8 勺椰子油或黄油

将坚果磨成面儿（你也可以使用巴旦木粉）。把香蕉捣碎。在半杯热水中溶解明胶。

混合所有配料。把混合料倒进妙芙烘焙纸杯中，在150~170℃的烤箱中烤15~20分钟。

你可以在混合料中加入各种不同的莓果、鲜果果粒、坚果碎或种子（葵花籽、芝麻或南瓜子）调整这个配方。

不含鸡蛋的复活节彩蛋

2 杯山核桃

1 把椰子片

4 勺黄油或酥油

2 勺蜂蜜

用料理机把所有配料混合搅打成膏状，用手把混合料搓出小鸡蛋的形状。放到冰箱里，等要吃的时候拿出来。

还可以用混合料制作各种不同的饼干，并且做成各种小孩子喜欢的形状。在刷好油的桌面/烘焙纸面上揉搓混合料，做出厚1厘米的面皮，然后放到冰箱冷冻2小时或更长时间，之后从冰箱取出来，切成各种形状（方形、动物形状、卡车形状等）。你可以让小孩用模具切出这些形状。

不含鸡蛋的脆饼干

2 勺黄油（椰子油或鸭油/鹅油）

2 杯坚果粉（巴旦木、榛子、核桃等）

2~3 勺水（或巴旦木奶或椰奶）

你可以发挥自己的创造力，混合天然香料、肉桂粉、辣椒粉、红椒粉、黑胡椒、盐、磨碎的切达奶酪（如果能够耐受的话）或花生酱。

均匀地混合好所有配料。在面板上揉搓出面饼，上面撒些坚果粉，切成方形或其他任何形状。上面再撒些盐，香菜/芫荽籽。烤盘上铺一层刷了油的烘焙纸，饼干放在烘焙纸上，放入150℃的烤箱烤10~15分钟。

不含鸡蛋的水果点心

将莓果和水果切成小粒或搅打成浆，倒入烤碟中。比较好的水果组合是梅子和苹果、梨和蔓越莓、樱桃和菠萝、苹果和黑加仑。

在水果上面倒上3杯巴旦木粉。

在巴旦木上面再撒1/2杯椰蓉。

在椰蓉上面再铺一层山核桃坚果大颗粒（你也可以使用其他坚果大碎粒）。

再在上面铺一层黄油，200g黄油切成丁（你也可以使用椰子油或酥油来替代黄油）。

在160~175℃的烤箱中烤40分钟。

155

不含鸡蛋的苹果派

将去皮的苹果和梅子（去核）切成块儿，铺在烤碟里，大约铺满烤碟一半的容积。也可以不用梅子，使用黑加仑、蔓越莓、黑莓、梨、接骨木果等。

在水果中倒入半杯蜂蜜，轻轻地拌匀。

用半杯热水浸泡2把干枣，让枣子变软。枣子控干水后用来做壳。浸泡过枣子的水非常甜，可以倒在水果上。

将枣与1杯巴旦木粉和2勺黄油混合，用手将混合料搓成球，放在一张大的烘焙纸上，按压出一个大的面饼，大小刚好够放入烤碟中，然后连带烘焙纸，将这个面饼覆盖在水果上面，要确保能够将水果完全覆盖。

在130~150℃的烤箱中烘烤40~50分钟。

不含鸡蛋的曲奇饼干

2杯坚果粉（坚果面儿）

1杯做熟并捣烂了的冬南瓜

1个大梨制作的梨酱

1勺黄油或任何其他可接受的健康油脂

均匀混合好所有配料，做出小饼干形状，放在烘焙纸上，在150~160℃的烤箱中烘焙约20分钟。

饮料

坚果/种子奶

你可以使用巴旦木、葵花籽、芝麻、松子仁等来制作奶饮料。巴旦木做出来的奶饮料最好，你可以添加一些亚麻籽，让奶浓稠。要提前浸泡坚果，在水中浸泡12~24小时，然后烘干。在料理机中加些水，放入坚果，一般1杯坚果/种子加2~3杯水。品质较好的榨汁机可以把坚果/种子压碎，形成膏状，之后你可以加水。搅拌均匀后，用纱布或好的过滤器过滤，滤出坚果奶来。在搅打坚果的时候，你可以加些浸泡过的枣或葡萄干，这样可以使坚果奶有甜味。如果你觉得做出的奶太浓了，可以加适量水稀释，里面还可以加一些鲜榨的苹果汁或胡萝卜汁，让成品更美味而且更有营养。

椰奶

1 杯原味的椰蓉加 1 杯水，烧开，冷却，在料理机中充分搅打。用纱布或过滤器过滤出椰奶。

姜茶

在茶壶里放入磨碎的生姜，倒入开水。盖上盖子，焖 5 ~ 10 分钟。用细筛过滤出姜茶，饮用姜茶可以帮助消化。

鲜榨果蔬汁

制作果蔬汁要使用有机水果和蔬菜。将水果和蔬菜清洗干净，去掉任何不好的部分。有机水果不需要削皮去籽。

菠萝＋胡萝卜＋少量甜菜鲜榨出来的果汁，最适合开启一天的生活。

最有治愈效果的绿色蔬菜汁味道并不是很好。要制作出味道好一些的鲜榨果蔬汁，我建议将不同的水果和蔬菜混合。你可以制作各种混合鲜榨果蔬汁，但通常要注意以下两点。

- 50%有较强治愈作用的配料组合：胡萝卜，少量的甜菜（不超过混合果汁量的5%），芹菜，白色或红色卷心菜，莴苣，绿叶菜（菠菜、香芹、小茴香菜、罗勒、新鲜的荨麻叶、甜菜茎叶、胡萝卜茎叶）。

- 50%能够调整味道的配料：菠萝、苹果、橙子、葡萄柚、葡萄、杧果等。

可以直接饮用鲜榨出来的果蔬汁或者用水稀释一下再饮用。如果一天下来，患者不想总喝白水，可以在白水中添加一些鲜榨果汁喝，让水有味道。开始时，尝试每天 1 杯果汁。对于年龄比较小的小孩，开始时，你可能只需要给他喝很少的量，从每天一勺开始。逐渐地增加每天的饮用量，到每天喝 2 杯果汁。应该空腹喝果汁，所以早上第一件事和下午三四点钟是喝鲜榨果汁最适宜的时间。

你还可以用鲜榨果汁制作棒棒冰，只需要在棒棒冰模具里装上鲜榨果蔬汁，然后冷冻。

你也可以制作果汁冰块，可以在热天的时候用。在杯子里放上果汁冰块，然后倒入冰镇矿泉水就做好了。

鲜榨果汁剩下的胡萝卜果肉（细渣）可以用于烘焙。胡萝卜果肉混合坚果粉或替代坚果粉。根据你自己的口味，你也可以用其他水果或蔬菜的果肉做烘焙。

水果奶昔

你可以做各种组合的水果奶昔。如果你在家里自制酸奶和酸奶油的话，你也可以使用酸奶和酸奶油。

- 混合一个香蕉和1/2个成熟的牛油果，半杯自制酸奶或酸奶油，加适量蜂蜜，用料理机制作奶昔。
- 香蕉，鲜榨胡萝卜汁（苹果汁、菠萝汁、橙汁等），半杯酸奶或酸奶油，用料理机制作奶昔。

发酵益生菌饮料

用乳清做引子，你可以为全家制作出各种美味的发酵饮料。发酵饮料可以为人体提供有益菌、酶和很多营养物质（水果和蔬菜发酵过程中产生和释放出来的营养物质）。

开菲尔或酸奶乳清

制作酸奶和开菲尔后，用紧密的细纱布挤压酸奶或开菲尔，挤压出来的透明清亮的液体就是乳清。乳清非常有营养，是益生菌的优质来源。你可以在鲜榨果汁、汤和炖汤中添加一些乳清。你也可以在乳清中加入一些盐和香料直接饮用或者用水稀释后饮用。你可以使用乳清做引子，发酵蔬菜、水果、鱼和谷物（当你可以引入这些食物时）。

甜菜格瓦斯

用刀将中等大小的甜菜切成块儿。不要用食品加工器磨甜菜丝，那样会使得发酵太快，产生酒精。将甜菜放入一个2升的玻璃瓶，加入1~2勺优质天然海盐，1杯乳清，5瓣大蒜，1匙新鲜磨碎的生姜（可选），然后加入凉开水。放置在温暖的环境下，发酵2~5天，之后挪到冰箱中冷藏，发酵后的汁液用水稀释后饮用。玻璃瓶中的格瓦斯汁液每次消耗了，就再添加水，让它持续地发酵，这样就会保持很长时间的产出。当颜色开始变得黯淡时，甜菜基本就消耗尽了，那时再重新制作。

其他水果和蔬菜制作的格瓦斯

你可以尝试使用任何组合的水果、莓果和蔬菜制作格瓦斯，另外一个好的配方是苹果、生姜和覆盆子制作的格瓦斯。将整个苹果（包括果核）切成小块儿，将生姜磨碎（大约 1 匙的量），取一把新鲜的覆盆子，将这些食材放入 1 升的玻璃瓶，加入 1/2 杯乳清，上面再加满水。在室温下静置发酵几天，之后挪到冰箱中，发酵后的汁液用水稀释后饮用。玻璃瓶中的格瓦斯汁液每次消耗了，就再添加水，让它持续地发酵，这样就会保持很长时间的产出。当水果耗尽时，再重新制作。

益生菌番茄汁

均匀混合 1 杯乳清，1 勺番茄酱，1 杯水和适量盐。

酸奶、开菲尔和酸奶油（法式酸奶油）

159

在开始阶段，很多（不是所有）GAPS 患者对羊奶的耐受要好于牛奶，所以，开始时先尝试使用羊奶。我强烈建议只使用有机奶，如果你买不到有机的羊奶，那么就用有机牛奶。最好的奶是生鲜的有机牛奶（原奶），这种奶未经巴氏消毒处理，没有经过任何加工处理。超市里卖的那些奶大都是经过消毒处理的，已经改变了牛奶的结构而且破坏了其中的很多营养物质。请阅读本书"乳制品可以食用吗？"一节的内容了解有关生鲜原奶的讨论。超市货架上的很多牛奶，除了经过巴氏消毒处理，还经过了均质化处理，均质化处理是为了防止牛奶分层。这一加工过程会破坏脂肪球，进一步改变牛奶的结构，不利于人体健康。尽量购买未经加工的有机奶，如果买不到未经巴氏消毒的牛奶，那么应当买除了巴氏消毒没有经过其他任何加工处理的牛奶。如果这种奶依然很难买得到，那么尽量购买标识为"生鲜"的有机奶。尽管经过了巴氏消毒和均质化处理，但通过发酵，可以恢复牛奶的许多营养价值。

羊奶制作的酸奶比牛奶制作的酸奶稀薄很多，你可以把它当饮料喝，如果你喜欢浓稠的质地，可以用紧实的细纱布将其中的许多液体挤压出去。有时候，牛奶做出来的酸奶也很稀，你也可以用紧实的细纱布将其中的许多液体挤压出去，将乳清和固体物质分离，固体部分可以用来做奶酪。

要制作酸奶，你需要在奶中添加发酵的细菌。你可以在健康食品商店或一些专门的卖家那里购买现成的菌种，也可以使用超市卖的活酸奶产品做引子。第一次制作酸奶后，自己可以留下一点当作下次酸奶制作的引子。你也可以保留一些酸奶控水后分离出来的乳清，放在干净干燥的玻璃瓶中，放到冰箱里，当作下次酸奶制作的引子。如果你自己的酸奶或乳清效果不好，则需要再次使用超市卖的活酸奶做引子或者直接购买做酸奶的菌种。

饮食当中引入酸奶之后，可以开始引入开菲尔。开菲尔也是一种酸奶，但是开菲尔会引起更为明显的有害菌"死亡效应"，使身体表现出一些症状，这是我建议在引入酸奶之后再引入开菲尔的原因，酸奶相对更温和一些。健康的身体内除了有许多好的细菌，还寄居了许多有益的酵母菌，可以保护人体不受病原酵母菌（如白色念珠菌）的侵害。开菲尔中含有这种有益的酵母菌（同时还有很多有益的细菌），可以抑制病原酵母菌的生长。

开菲尔和酸奶

（1）如果你使用的是巴氏消毒奶，取 1 升奶（羊奶或牛奶）在锅里加热到接近沸腾，不时地搅动。你需要先加热一下，目的是杀掉其中的任何细菌，这些细菌可能存在于奶中，会干扰发酵过程。但是，不能加热到沸腾，那样会改变奶的结构和味道。关掉炉火，把锅从炉子上拿下来。盖上锅盖，把锅底放在冷水中冷却，直到奶的温度在 40～45℃。如果你没有合适的温度计，就用自己的手来试一下温度：在锅里舀一勺奶（用干净干燥的勺子），将奶倒在手腕内侧。如果感觉只是有一点点温，那么温度是合适的。

如果你使用的是生鲜有机原奶，未经巴氏消毒或任何加工处理，那么不要加热，要跳过热奶这一步。记住，原奶中有它自身的细菌种群，所以原奶的发酵不像热过的奶那样受控制。这意味着你做出来的酸奶可能比想象的更稀薄，或成块儿，或很酸。如果食用者非常挑剔，他只接受有均一质地的酸奶的话，那么你可以加热原奶到接近沸腾，用热过的奶来制作酸奶，这样做出来的酸奶其质地波动会比较小。在家里自己小火轻轻地加热，它会杀死细菌，改变奶的一些结构，但不会像商业处理那样厉害。

（2）如果你使用商业的开菲尔或酸奶粉做引子，你需要先使用少些奶来溶解它。如果你使用自己的开菲尔、酸奶或商业销售的活性的开菲尔或酸奶产品做引子，先用 1/3 杯奶来溶解引子，然后混入盛好奶的瓶子，搅拌均匀，盖上盖子。酸奶放在温暖的环境下（40～45℃）发酵，你可以使用干净的温度计来测试温度，或者使用酸奶机。开菲尔发酵所需温度比酸奶发酵温度低，可以放在室温下发酵，冬季时放在温暖的环境下发酵。发酵开菲尔和酸奶需要至少 24 小时或更长时间。

（3）发酵结束后，将开菲尔或酸奶储藏在冰箱中。

（4）制作好的开菲尔和酸奶还可以再将其中的液体分离出来。把过滤网筛搭在碗口或瓶口上，把开菲尔和酸奶倒入网筛中，自然控水，需要几个小时的时间。控出来的透明澄清的液体是乳清，可以在水中或鲜榨果汁中加入乳清，再饮用，这是优质的益生菌饮品。乳清还可以当作其他食品发酵的引子，将乳清保存在干净、干燥的玻璃瓶中，冰箱里冷藏。取决于你将酸奶控水的时间长短，分离出来的固体部分就形成了浓稠的酸奶或软质的乡村奶酪。这种软质乡村奶酪和酸奶或开菲尔可以用在烘焙上，加到沙拉里、汤里，还可以加些蜂蜜和水果做甜点。

法式酸奶油

使用奶油而不是奶，可以制作出酸奶油。1 升奶油要使用 1 袋商业销售的菌种（引子）或 1/2 杯活的开菲尔或酸奶。

（1）不断地搅动，让奶油在锅里加热到接近沸腾，但是不能沸腾。如果你使用的是有机的原奶油（未经巴氏消毒或任何其他形式的加工处理），那么跳过加热这一步。原奶油未经加热制作出来的酸奶油比未经加热的原奶制作出来的酸奶其质地更符合预期。所以，不需要把原奶油加热处理。

（2）把锅放在冷水中冷却，始终盖着锅盖。

（3）测试温度，应该在 40～45℃。

（4）加入引子（菌种），至少发酵 24 小时。

161

这种法式酸奶油很适合拌沙拉、汤羹、炖汤，在烘焙中使用，或者混合一些蜂蜜和水果做成甜点。你可以加一点点蜂蜜和冷冻水果或莓果，做成即食冰淇淋。酸奶油中含有优质的脂肪酸，对免疫系统和大脑极为滋养，所以，在GAPS患者的饮食中，不要忘记经常食用酸奶油。

4. 孩子的进食问题

大人们对自己什么都不懂，对孩子们来说，老是向他们解释事情是很烦人的。

——安托万·德·圣·埃克苏佩里，《小王子》，1943

肠道与心理综合征儿童几乎很少有不挑食的，很多表现出肠道与心理综合征的大人也一样很挑食。这种现象在自闭症患者当中表现得更为明显。大部分自闭症儿童和成人在吃饭上存在问题，有时候还很严重。有些人非常挑剔，只吃少量种类的食物。有些人咀嚼不好，食物在嘴里要含很长时间，或者还会直接把大块食物往下吞咽。有些人只会从瓶子里吸，不使用任何其他用具来饮水。吃饭时间令许多自闭症儿童家长头疼。

患者之所以会有这样的表现，有许多可能的原因。

首先是扭曲了的感官输入。他们口中的味蕾接受有关食物的信息，传输到大脑中。GAPS患者的大脑被毒素淤堵住，无法正确地处理来自食物和味蕾的信息。结果，对于这些人，这些食物尝起来完全就不是它原本的味道了。另外，自闭症孩子对食物质地和温度的感知也是扭曲的，这样我们开始能够理解他们为什么不能接受很多食物。那些食物的味道、质地和感觉让他们很不舒服。

第二，渴望吃甜食和淀粉类食物是很多肠道菌群异常的人典型的表现，特别是那些体内白色念珠菌过度生长的人。无论GAPS儿童和成人对食物多么挑剔，他们大部分人都会接受含糖饮料、饼干、蛋糕、糖果、含有大量糖的早餐谷物、巧克力、各种脆片、意大利面和白面包。事实上，这也是很多GAPS患者选择的有限的食物，只吃这些食物造成肠道菌群异常和体内毒素积累的恶性循环。

第三是口腔自身的状况。人的口腔是大量微生物的家园，这些微生物通常会保护口腔不受有害菌、病毒和真菌的侵袭，维持口腔黏膜的健康状况，维护口腔内组织结构。GAPS 儿童和成人的口腔内往往菌群异常，念珠菌和其他致病微生物在口腔内过度生长。这些异常的菌群会产生很多毒素，毒素存储在口腔黏膜内，会影响味蕾、唾液腺和其他结构功能。除了造成味觉的扭曲，这一过程还会导致口腔黏膜慢性炎症，使得口腔黏膜成为免疫系统的标的。作为微生物活动和炎症反应的结果，很多 GAPS 患者口腔气味很差，嘴唇和嘴里很红，面颊内侧黏膜上有很多斑点和溃疡，舌苔很厚。很多食物，像新鲜的水果和蔬菜、药草、未经烹制的坚果和种子、冷榨的油脂和其他一些食物含有很强的解毒物质，可以结合口腔中的毒素并清除这些毒素。这个清除毒素的过程不是很舒服，会让人产生刺痛、痒和灼烧的感觉，让人感觉味道不好。确实，这些食物一般是 GAPS 患者不太接受的食物。

有一些促进因素，比如，身体的任何分泌物都是清除毒素的一种方式，唾液是其中之一。GAPS 患者体内毒素很多，很多毒素会通过唾液排出来。这会造成口腔内毒素的累积，改变患者的味觉。

还有一些情况是其他因素对自闭症和肠道与心理障碍的影响，如被毒素累及的大脑无法指挥口腔肌肉，无法指挥舌头和其他一些结构执行咀嚼和吞咽的正常运动。这些患者无法恰当地咀嚼和吞咽，食物必须非常柔软，不然患者会经常呕吐。这种严重的情形是少见的，但是很多 GAPS 儿童和成人确实存在此类轻度状况。

那么，我们应该怎么办呢？

通过恰当的饮食管理让肠道菌群正常并且身体能够排除毒素，这最终会让患者恢复对食物味道的正常感觉。通常劝说一个大人改变饮食结构不是特别困难，尽管让他们坚持下去并不容易，但是怎么才能让一个不爱吃饭的孩子采用营养管理方案呢？事实上，这是家长在控制和管理孩子病症过程中最大的挑战。

我一般不相信会存在"没有了希望"的情况。有志者事竟成！有一个给孩子引入食物非常有效的方法，这需要家长们非常坚定的意志，但是只要去做，一定会为家庭生活带来很大的安慰，让一切越来越趋于正常化。这个方法被称为应用行为分析（Applied Behaviour Analysis，ABA）或者称行为调整。这个方法的主要原则是建立在几个世纪以来家长的常识基础之上的。我确定你一定还

163

能回想起来父母告诉你："你必须先做完作业，才能出去玩"，或者"如果你想星期六去动物园，你必须……"这样的话，所以，配方就是如果你想要什么，你必须为此先做什么！

你最初引入这个方法在孩子的生活中时，他不会喜欢，所以你一定要预想到孩子会作出极大反抗，直到他适应。如果在最初非常困难的阶段，你不放弃，孩子会很快明白要想做什么必须先遵守一些原则。当他明白了这一点，你的生活会轻松许多。如果你已经在家里执行了这样的行为调整方法，你可以让治疗师尝试这个方法来教育孩子进食。

那么，我们到底如何应用这个方法到孩子身上呢？

我们从最为严重的一种情况——一个不会说话的自闭症孩子说起。

第一，为存在严重语言障碍的孩子引入新的食物。

最初，在引入好的健康的食物之前还是需要先观察孩子喜欢的食物类型。给孩子买他最喜欢的食物（一块巧克力，一些脆片，一片饼干等），将食物放在孩子能看到但是够不着的地方。给孩子吃一口你想引入的好的食物，孩子可能会发脾气、大叫、哭闹或表现出其他一些不良行为，这些你都要忽略。在孩子吃一口你要引入的食物之前，不要给他他想要的东西，不要让他离开饭桌。当他吃了一口好的食物或者只是尝了一口之后，给他他喜欢的食物作为奖励，同时要夸奖他、拥抱他、亲吻他，总之让孩子感觉开心，之后可以让他离开。几分钟后，再次重复这个过程，给孩子奖励的食物不能多，只能是一小块儿：1~2个脆片，一小块巧克力等。这些食物只能作为孩子进食好的食物的奖励，其他时间绝对不能给孩子吃，否则孩子不会吃你想引入的食物，他会等到下一次不费力气地吃到那些他喜欢吃的食物。你需要让整个训练的过程在一种积极快乐的氛围中进行，当孩子能够开始吃一口你引入的食物之后，为了获得奖励，孩子需要多吃一口，吃两口，你可能需要几天、一个星期或者更长时间进展到孩子会多吃几口好的食物。不同的孩子，其家长需要花费的精力各不相同。当你战胜了这两口饭的训练，你要通过奖励让孩子再多吃一口，慢慢地增加孩子进食的量，直到他能吃一整餐。

这里我提到的作为奖励的食物（巧克力、脆片等）是 GAPS 营养计划当中不被允许的食物，但是，在最初阶段，你通过行为调整方法培训孩子时，是需要使用这些有效的奖励物品。当孩子明白了这个原则以后，你要开始使用 GAPS 饮食当中允许的食物作为奖励。如果自闭症患儿能够接受 GAPS 饮食当中的任何一种甜点，那么，再也不要用巧克力和脆片这些当作奖励物品了。除了使用孩子喜欢的食物作为奖励，你还可以使用其他任何有效的奖励办法，让孩子能够开始吃新的食物。比如，如果孩子喜欢看哪个动画片，播放这个动画片 5 分钟时间，之后暂停，让孩子吃一口你要引入的食物，直到孩子把这顿饭全部吃掉，再去继续播放动画片。不要因为孩子发脾气、大叫、哭闹而放弃。孩子吃完一口饭，你可以给他热情的表扬、拥抱、亲吻，之后再播放片子。几分钟后，再次重复这个过程。如果孩子对动画片不是很感兴趣，那就使用其他任何他喜欢的物品，如玩具、书、游戏。通常不可以接受自闭症孩子的强迫性行为和自我攻击的行为。但是，如果这是唯一能够激发孩子的办法，也可以将它作为孩子吃正确食物的奖励。

每一次只能考虑引入一种食物。不要尝试在同一时间引入几种食物。你自己要决定孩子营养计划实施的第一步应该引入的最重要的食物，也可能是你感觉对孩子来说他最先会接受的一种食物。当你完成了一两种食物的引入，孩子菜单中的类目开始增加，后面食物的引入比之前要容易一些了。不久之后，孩子的膳食便可以多样化，更加有营养。

重要的是在孩子最初反抗的阶段不能放弃，家长需要坚持。许许多多采用行为调整方法的家长都经历了孩子最初发脾气的阶段，让孩子接受推荐，绝不是喊一声"过来"那么简单，需要经过一个负责的训练过程。没有人能一下子让一个开始不遵从任何原则的孩子按你所说的去做。但是，一旦你打胜了第一场战役，你获得了孩子的依从，接下来孩子便会学习你教他的事情！

第二，为没有语言障碍的孩子引入新的食物。

对于不存在沟通障碍的孩子，食物引入的方法类似，但是会容易许多。孩子在得到他想要的东西（他喜欢的食物、游戏、玩具等）之前，必须先吃好的健康的食物。对于这些孩子，不要使用 GAPS 饮食列表中不允许的食物作为奖励，比如巧克力和脆片。你可以使用 GAPS 饮食列表中允许的自制甜点。我们大多数父母应该都很熟悉小时候妈妈的那些念叨：先吃饭，吃完饭才能吃布丁！除了使用食物作为奖励，你还可以使用更复杂一些的奖励，比如玩游戏、玩具、去看电影等。

跟自闭症患儿一样，对于其他 GAPS 患儿，开始时定一个小目标，比如一口饭或者食物的一小块儿，这很重要。如果你突然让孩子吃一大盘他不喜欢吃的食物，你会失败的。当孩子因为奖励而能够接受一小口饭，再逐渐地一点一点地增加这些食物的量。一定要有耐心和毅力，不要因为孩子的哭闹而放弃。如果他不吃好的食物，他就不可以吃布丁（或者任何其他奖励品），就是这么简单！你必须坚定，你让孩子吃这一口饭时，决不能妥协。如果你让孩子在吃饭问题上胜利了，那么你在其他方面也很难让孩子听从你的指导。

如果孩子就是不吃你引入的食物，对奖励也不感兴趣，这说明你选错了奖励物品。你需要选择孩子中意的奖励，孩子会为了这个奖励去做你让他做的事情。但是，不论奖励有多激发孩子，不要忘了给孩子发自内心的热情的表扬和拥抱！孩子需要明白自己吃一口好的食物是做了一件正确的事情。

很多情况是，孩子品尝了自己之前从来不吃的食物之后，会开始喜欢这种食物。随着孩子体内菌群的改善，他们对一些食物的渴望会慢慢地退却，味觉的正常感知开始恢复，孩子会逐渐地发展出新的食物偏好，但是要开启这个良性循环的过程，需要父母的极大努力。仅仅靠孩子自身，是无法打破他们渴望有害食物、味觉不正常这样的恶性循环的，但孩子建立了好的平衡的膳食之后，你可以允许他拒绝少量的他们不喜欢的食物。我们每个人毕竟都会有喜欢吃和不喜欢吃的食物。但是，你要确保这种偏好限于正常比例范围以内。

进行行为调整训练的过程一定要积极！跟孩子交谈，解释为什么你希望他吃这种食物，这种食物对身体会有怎样的益处。可以每次吃饭的时候用生动的语言或者比喻给孩子讲解，通过有趣的讲解或者游戏让孩子开心。如果孩子能够听从你的指导，要表扬孩子并且表现出你的开心！让孩子真正感受到他吃好的食物之后带给父母的欢愉！你的热情，加上给孩子的奖励，总是在同样的时间段发生，会让孩子对这个时间段有所期待，期待愉快的氛围和下一餐。

来咨询我的家长当中有 60%~70% 的家长开始说绝不可能做到让孩子吃自己推荐的食物！"我家孩子绝不会吃的！"但是，采用 ABA 行为调整方法之后，大多数家长很快忘记了孩子之前是有多挑食。一家人坐下来吃饭变得正常和愉快，本来就应当如此。

166

5. 生长发育迟缓

肠道与心理综合征家庭中，孩子发育生长迟缓是一个普遍的现象。一个肠道菌群失调的婴儿通过喝母乳可以很好地成长。但是，当引入固体食物以后，幼儿本能地感觉到食物（除了母乳）会让他生病。因为不健康的消化系统无法处理固体食物，有些食物没有被完全降解便被吸收到体内，孩子可能经历许多让他不舒服的症状：肚子疼、肌肉痛、皮肤痒、头疼、没有力气，等等。所以，幼儿要学会咀嚼固体食物。6 个月以上的孩子很难仅仅依靠母乳而成长，如果不添加辅食（固体食物），孩子的体重可能不增加或者体重减轻，这样孩子会被诊断为生长迟缓。

现在，断奶时给孩子吃的大部分食物（碳水化合物类）很不合适，孩子不能那样吃。请阅读本书"新生儿"一章的内容，按照这一章当中介绍的方法给孩子引入食物。开始时应该先引入家里自制的温肉汤，混合一些富含益生菌的食物。可以用母乳作为孩子吃肉汤的奖励。孩子必须明白在得到母乳之前需要先吃别的。开始时目标要小，比如喂奶之前先让孩子接受 1~2 匙肉汤，逐渐增加孩子吃的肉汤量。每隔 1~2 小时喂一次，选择自己和孩子都比较开心的时候喝。当然，不论什么原因，如果孩子非常失落，你需要给孩子吃奶而不是在这个时候再让他吃你想引入的食物，整个过程需要平静和愉悦。当孩子接受了混有益生菌食物的肉汤以后，逐渐地引入"新生儿"一章中介绍的其他食物。在引入辅食之后的一年当中可以持续使用母乳作为奖励。在西方社会，持续喂母乳一年以上的时间并不常见。但是，孩子如果能够喝更长时间的母乳，比如至少 18~24 个月，那将对孩子的身体非常有益。

167

6. 进食障碍

比起任何形式的精神疾病，进食障碍对生活的影响更要严重。无论男性还是女性都可能遭受影响，而女性所占比例更大。发生进食障碍的人中 90% 是女孩，年龄在 15~25 岁之间。虽然不同来源的数据有所偏差，但是一般来说约有 1% 的人遭受进食障碍。很多进食障碍的情况并没被汇报和诊断，原因包括羞愧、保密和拒绝承认与之相联系的病症。这种情况在富裕的西方国家发生得会更多一些。进食障碍的人可能表现出神经性厌食、神经性暴食、饮食混乱障碍、强迫性暴食等。但是大多数患者表现出这些症状的交叉混杂，一个患者可能表现出神经性厌食，但是过一阵却又暴食或者饮食混乱。进食障碍通常与其他一些精神疾病交叠，或者可能引起一些精神疾病：多动症（ADHD/ADD）、强迫症、酗酒、精神分裂症等。

进食障碍的源头主要被认定为心理问题，所以治疗主要专注于心理治疗、认知治疗、行为治疗、家庭治疗和营养咨询，还会经常使用精神治疗药物。提供可支持的社群、运动项目、按摩和其他一些疗法也会应用于进食障碍的治疗，但是，复发率依旧非常高，基于不同渠道的数据，所知的复发率至少为50%。很多患者认为他们无法从进食障碍问题中恢复，只能加以控制并在进食障碍的阴影之下度过余生。不容置疑，心理问题在进食障碍的发展过程中产生了一定的影响。但是，认为这一问题"全部都归因于精神"，以及只能"重新教育这个人如何吃东西"而不考虑给这个人吃什么食物，可能是病症复发的一个主要原因。

我们通过以下一个女孩的病例来全方位对这一问题进行了解，这个女孩的名字叫汉娜，她的故事很典型。

汉娜在13岁之前身体都很健康。她在学校里表现很好，她参加体育活动，有一些朋友，几乎没有怎么生过病。她之前也没有打过抗生素，小时候是吃了一年的母乳长大的。在13岁的时候，她决定成为一名素食者，她的父母没有反对。从那时起，她的饮食当中主要包括早餐谷物、意大利面、米饭和很多面包以及土豆。不过，这没什么问题，因为她一直吃鸡蛋、全脂的乳制品和花生酱，也没有太顾及自己摄入的脂肪的量。在大概16岁的时候，她去舞蹈学校，她感受到来自外界的有关瘦身的压力。为了瘦身，她决定成为严格素食者，她不再吃含有任何脂肪的食物。几个星期以后，她发生了腺热，不得不使用一段时间的抗生素治疗。腺热病持续了一年时间，汉娜觉得自己还是没有从感染当中完全恢复过来。从17岁开始，她经常地发生喉咙和肺部感染，经常需要抗生素治疗。18岁时，她进入大学，想成为一名模特，所以她不得不再进行瘦身。为了瘦身，她吃一些轻泻药和减肥药。这样经过了两年时间，她变得非常瘦弱，身体很虚，经常发生感染，经常感冒，月经停止，消化系统状况糟糕（便秘腹泻交替，经常恶心、呕吐、胀气、肚子疼，吃进去的食物不消化），汉娜开始抑郁。

她得到的诊断是神经性厌食症，汉娜接受了心理治疗和咨询。她在这一问题上与父母发生了冲突，父母竭尽全力地想要帮助她，但汉娜坚持自己糟糕的饮食同时还在吃轻泻药和减肥药丸。在 19 岁时，她有过自杀行为，吃了过量的对乙酰氨基酚（扑热息痛片），这导致她经常到精神病医院住院，使用精神病治疗药物，并且又有过多次自杀行为。在汉娜 21 岁的时候，我第一次见到她，她那时刚刚从厌食症诊所回来，她用了两个月的时间接受厌食症的典型治疗。那时候，她的体重正常，但是脸色苍白。她还在服用抗抑郁和抗精神病的药物，她依旧吃轻泻药，试图瘦身。她的饮食主要以素食为主，脂肪摄入极少。

我们来讨论讨论这个病例。在我的临床经历中（我相信其他很多健康从业者有一致的看法），很大一部分女孩和男孩在开始素食或者严格素食以后，逐渐发展形成了厌食症。我认为素食或严格素食的流行是导致很多年轻人发生精神疾病的一个主要原因！因为在大众当中流行的很多媒介不断地发表有关食物的错误信息，很多人开始信服素食主义是健康的。所以，当女孩决定素食时，她的家人也不会反对。孩子停止摄入肉食和其他一些动物食品，就会发展形成严重的营养缺乏。最初是缺乏蛋白质，因为植物并不是蛋白质的优质来源，植物当中含有的蛋白质也不容易被人体消化吸收。对人体来说最优质最容易消化的蛋白质来源于动物食品，如肉、鱼、鸡蛋和乳品。蛋白质缺乏是非常严重的问题，一旦缺乏身体将无法制造激素、酶、神经递质和其他无数的活性物质，身体许多功能就会被累及。所有这些发生在一个还处于生长发育阶段的孩子身上则会付出巨大的代价，生长发育阶段的孩子需要大量的蛋白质来构建组织和新的细胞。同时，缺乏蛋白质会让孩子形成锌缺乏，因为膳食当中的锌大部分来源于肉类，特别是红肉。这种矿物质参与身体当中 200 多种酶促反应，缺锌自然会影响身体的诸多功能。已经有很多数据显示患有进食障碍的人严重缺锌，甚至一些不怎么重视营养学的主流医学都要开始考虑为这类患者补锌！低脂饮食导致脂溶性维生素的缺乏，如维生素 A、维生素 D、维生素 E 和维生素 K，这

169

意味着身体各种代谢功能要遭受重击，特别是免疫系统。这些孩子还会很快形成 B 族维生素的缺乏，因为肉、鸡蛋和其他一些动物食品是这一类营养物质的主要来源。素食者的饮食主要建立在碳水化合物之上，碳水化合物在体内的消化吸收和代谢需要大量的镁，因此接下来还会导致身体缺镁。因为过多的碳水化合物会导致机体产生过多的胰岛素，这会影响体内激素的平衡，整个身体转变成一个贮存脂肪的模式；这种代谢模式很难让身体瘦下来。事实上，转为吃素的人不是靠减少能量摄入的话，身体还会长胖。严格素食主义则是更加极端的素食形式，汉娜最初至少还吃乳品和鸡蛋，这能为身体提供很多营养，而严格素食者不吃任何来源于动物的食物。在一些地区，让孩子严格素食的话会被一些专家认为是虐童，因为那样确实是剥夺了成长中的孩子获取必需营养物质的权利。我的观点更加严厉：从我的专业观点来看，严格素食是某种形式的绝食。因为摄入了很多碳水化合物，孩子表面看上去可能不一定很瘦，但是身体缺乏所有的必需营养物质，孩子会陷入营养不良的滑梯。

像汉娜一样的孩子，在 13 岁之前完全是健康的，这之后发生的典型情景又是怎样的呢？

（1）因为不恰当的饮食，孩子发展形成营养缺乏。身体缺乏蛋白质、锌、脂溶性维生素、镁、B 族维生素和其他一些营养物质，导致免疫系统障碍。这些孩子的免疫系统得不到滋养，无法正常地发挥功能。结果便是经常感染，而发生感染后使用抗生素，接下来是对肠道微生态的破坏，更进一步加重了对免疫系统的损害。感染和抗生素的恶性循环导致更多的感染和更多的使用抗生素，结果使免疫系统和肠道菌群遭受更为严重的损害。

（2）肠道与心理综合征病症会在肠道异常菌群开始分泌毒素时表现出来，这些毒素会通过已经被损害了的肠壁进入血液，流通到身体的各个部位。当毒素进入大脑时，会引起情绪、行为、学习、注意力、记忆和感官认知方面的问题。因为这些孩子的感官认知，也就是自我感知发生了错误，继而发展形成了进食障碍。当厌食症女孩照镜子时，她不会觉得自己是病态的瘦弱，她看到的是脂肪和肥胖，她并没有假装，她也没有"欺骗自己"，原因就是她的大脑中积累了毒素，她的感知被改变了。本书中，我们讲过自闭症患儿和一些患有学习障碍的孩子的感官是改变了的，患有进食障碍的孩子也是一样。类似那些生长迟缓的婴幼儿，这些患儿的大脑某种程度上认为食物会导致他们生病，所以食欲被抑制，他们对食物的态度发生了变化。来自于肠道的各种毒素会堵塞大脑的各个中心，所以患儿无法恰当地处理来自于眼睛、耳朵、味蕾、触觉神经和其他感觉器官的信息。这些信息被扭曲，错误地传递到大脑。患有进食障碍的孩子除了感官认知有问题，其他形式的感知也受到影响：对食物味道和质地的感知，对嗅觉、人际关系和情感的感知，对对与错的感知，对重要与不重要的感知，等等。

（3）肠道的退化。异常的肠道菌群会损害肠壁，使得肠壁"渗漏"，无法执行它的正常功能。肠壁上细胞的再生非常活跃：老旧的细胞不断地脱落，由新的年轻的细胞替换掉。要产出新的细胞，身体需要健康的肠道菌群、营养和激素，患者的体内缺乏这三个有利因素，因此，肠壁退化无法恰当地处理摄入的食物。同时，肠壁无法产出食物消化和吸收所需的消化液和酶，结果就是这些人无法恰当地消化和吸收食物，导致进一步的营养缺乏。存在进食障碍的孩子和大人遭受消化系统问题，当他们被哄着吃了东西后症状会更为显著（疼痛、胀气、不消化、便秘、胃肠胀气等），这是因为他们的肠道处于一种无法处理食物的不健康状态。典型的以碳水化合物为主的饮食会对患者的肠道损害更加严重，食物无法恰当地消化，反而会喂养肠内的有害微生物，产生更多的毒素。对于这些孩子来说，消化系统不仅不是滋养身体的源头，反而成了体内毒素累积的源头。

171

（4）激素耗尽。激素是蛋白质形成的。体内如果没有足够的蛋白质、锌、镁、脂溶性维生素、B族维生素和这些孩子所需的其他所有营养物质，那么身体就无法合成激素。因为激素管辖我们身体的代谢、生长、修复和身体无数功能的发挥，孩子可能出现生长迟缓、月经周期变得没有规律或者停止、性发育阻滞、肌肉张力差、骨质疏松、疲劳、情感和行为问题、无法集中注意力学习、睡眠问题、皮肤问题，等等。因为主流医学一般不考虑这些孩子应该吃什么，在大多数治疗进食障碍的诊所里给孩子吃的还是碳水化合物类食物。因为孩子体内激素水平低，他们无法从这些碳水化合物中获取能量，碳水化合物以脂肪的形式储存在体内。这就是为什么这些孩子一旦开始进食，便很容易长胖的原因之一，这会导致问题的复发，因为这些孩子又怕自己长胖而不吃东西。

所以，主流医学的"让孩子吃任何东西"的做法不但错误而且长远来看也是有害的。

（5）肠道与心理综合征患者总是想吃碳水化合物类食物，因为他们的血糖水平总是处于一种急剧波动的状况。存在进食障碍的患者，甚至厌食症患者，有机会便会狂吃碳水化合物类食品，如糖果、巧克力、蛋糕、软饮料等。当血糖水平下降时，他们不可遏制地想要"将血糖水平拉上去"。精致碳水化合物食品和糖会喂养异常的肠道菌群，不断加重问题或使得问题远期表现更差。控制这种渴望的唯一办法是合理的饮食！在我看来，这也是治疗进食障碍的唯一方法，无论是厌食症、暴食症、强迫性暴食还是其他形式的进食障碍。

有一些典型的病例是：原本非常健康的孩子因为糟糕的饮食而发展形成了肠道与心理综合征。确实，一些进食障碍的孩子是这样逐渐产生了问题。他们会产生出 GAPS 的典型问题，如多动症、阅读障碍、运动障碍、哮喘、湿疹、过敏、频繁感染等。因为他们没有得到恰当的治疗，在某个阶段，他们的感官认知发生了扭曲而引起了进食障碍。

通过 GAPS 饮食调理进食障碍

尝试帮助一个患有进食障碍的孩子，这项任务非常困难。因为这些孩子的自我感知改变了，他们认识不到自己的病情，不明白自己的身体退化有多严重。他们都很聪明，会采用各种办法来抵抗帮助，妨碍恢复。他们可能非常善于把握周围的人情事态，让自己看起来好像是"可怜的受害者"，而家长一直在实施的好像是强迫行为，他们通过这样的形势来反抗。因为孩子的进食障碍问题，这些孩子的家庭往往会经历如同地狱一般的冲突和混乱状态。

我认为进食障碍孩子的家长应该从 GAPS 饮食起始餐（食物引入部分）开始。孩子的肠道状况非常糟糕，需要慢慢地治愈。但是在我们讨论饮食之前，我们需要让这些孩子开始吃东西。要实现这一点，我们要战胜第一道障碍——我称它为"宾戈日（Bingo Day）"，孩子正常自我感知能力多多少少得以恢复，他们开始意识到自己的病情并且知道自己的营养失调状况有多严重。

治疗计划的第一阶段——"宾戈日"

最大的问题是计算卡路里，这些患者非常担心长胖。为了获取他们的合作，我们不得不以"低卡路里"的方法开始行动。我们从家中自制肉汤、蔬菜汤和精心选择的膳食营养补充剂开始。

● 肉汤的卡路里非常低，同时它是液态，患有进食障碍的孩子更可能接受（他们会非常害怕固态食物）。肉汤能够提供氨基酸、矿物质和其他营养物，这些患者忍饥挨饿的身体极其需要这些营养，所以要将肉汤做得非常丰富（一块好肉加一些大骨头或一只整鸡，在开始炖煮时加入优质的盐和切成大块的蔬菜）。每天让患者每隔一小时喝一杯这样的肉汤。可以将汤里的油撇掉，但如果患者接受的话可以保留少量的脂肪。每一杯肉汤中都要加入一匙自制的乳清或酸奶［和（或）一匙酸菜汁］，这会开启肠壁的修复。

● 用自制肉汤做的蔬菜汤羹。请阅读本书"GAPS 饮食起始餐"部分列出的 GAPS 饮食可食用蔬菜的清单。开始时使用含有脂肪少一点的汤，这样卡路里会低一些，患者更能接受。喝的每一碗汤羹都加入一匙自制乳清或酸奶［和（或）一匙酸菜汁］。患者每天要尽可能多喝，劝说他能喝多少就喝多少。

● 在这一阶段摄入营养补充剂是必要的，这会促进免疫系统以及大脑多多少少往正常方面改善。膳食营养补充剂基本上不存在卡路里的问题，通常能够被患者所接受。下面我们来看一看我认为的必要的补充剂。

（1）多种混合的自由氨基酸，每天补充 15～20 克。你可以购买知名的优质营养品公司的产品。我们的身体是由蛋白质构建的，身体的运行也依赖于蛋白质。进食障碍患者的大部分症状来源于蛋白质的极度缺乏。给患者提供全套混合的自由氨基酸可以让身体开始构建最为需要的酶、神经递质、激素和其他蛋白质化合物。自由形式的氨基酸还有一个好处是不需要消化，可以直接被身体吸收，这一点很重要，因为患者的肠道目前还不能妥善地消化复杂蛋白质，无法将蛋白质在体内降解为氨基酸。

（2）吡啶甲酸锌（Zinc Picolinate），每天补充 40～50 毫克。身体缺锌的症状几乎与神经性厌食症的症状一模一样：体重减轻，食欲缺失，闭经，恶心，皮肤病变，吸收不良，改变了的自我感知，抑郁、焦虑和男性阳痿。有大量的研究显示进食障碍患者严重缺锌，很多时候补充足够锌之后，问题会得以解决。

（3）3 种其他氨基酸：色氨酸（tryptophan）、谷氨酰胺（glutamine）和天冬酰胺（asparagine），每一种 500 毫克，每天吃 3 次。色氨酸（或 5 羟色胺酸/5HTP）是体内血清素的一种前体，是一种主导平静的神经递质，进食障碍患者体内色氨酸水平很低。色氨酸分子非常大，与其他小分子的氨基酸形成竞争，在吸收上呈现相对弱势，这是在补充混合氨基酸之外还要单独补充色氨酸的原因。谷氨酰胺为大脑提供可以直接利用的能源，促进大脑排毒。天冬酰胺和谷氨酰胺是在大脑中普遍发现的氨基酸，大多数情绪和行为有问题的患者其体内天冬酰胺的水平很低。在补充全套的混合氨基酸之外，要在另外的时间吃这三种氨基酸（这三种一起吃）。混合蜂蜜一起吃可以使得这三种氨基酸更快地到达大脑，改善功能。在这个阶段，患者可以在膳食中加入添加了一点点蜂蜜的姜茶；可以在喝蜂蜜姜茶的时候，吃这三种氨基酸。

（4）其他提供支持的营养补充剂：全套 B 族复合维生素，维生素 C、钙、镁、铁和碘，参考每日标准摄入量。这些营养物质是氨基酸和锌的辅助因子。

这一阶段的治疗会开始供应给患者最为迫切需要的营养物质。随着最为严重的营养物质缺乏慢慢消减，"宾戈日"就会到来，患者可能在某一天的早晨醒来，看着镜子里的自己，忽然意识到自己有多么憔悴或者看上去多么憔悴。这意味着正常的自我感知开始回来了，从这时起你才是真正开始重新喂养他。接下来进入下一阶段。

第二阶段

● 立即开始引入肉食，特别是红肉。要吃各种肉，如羊肉、牛肉、鸭肉、鹅肉、猪肉、鸡肉、火鸡等。用文火慢炖做出来的肉会更有利于消化，尽早地引入器官类肉食也很重要，特别是健康的动物的肝和心。你可以在煮好后把它们磨碎，添加少量到汤羹中，这样患者不会因为看到太多内脏食物而警觉。肉食的引入要一点一点慢慢地增加，先从加入到汤羹中开始。随着患者消化系统的恢复，他能够消化的量也会逐渐增加。

● 开始在每一碗汤羹中加一匙酸菜（或其他的发酵蔬菜），这之前你已经开始在汤羹中添加酸菜汁了，现在添加的是酸菜，这有利于患者消化肉食。

● 在这个阶段还需要吃消化酶，因为患者的消化系统可能还不能很好地消化蛋白质。患者在饭前吃一粒盐酸甜菜碱胶囊或者盐酸甜菜碱和蛋白酶的混合胶囊，饭后立即吃 1~2 粒胰酶（胰蛋白酶和胰淀粉酶）。

● 开始在肉汤或者汤羹中加入生蛋黄（有质量保证的鸡蛋），开始时每天一个蛋黄，很快地增加到每天 6~10 个蛋黄（越多越好）。

● 给患者喝的肉汤越来越浓，保留更多的脂肪在汤里。在汤里混入蔬菜，这样脂肪就不会非常显眼，避免孩子对脂肪的抵抗。

● 引入鱼肝油，最好是发酵鱼肝油，每天 2 匙（也可以吃胶囊形式的鱼肝油），可以在吃饭时补充，也可以饭后吃。最初以每天几滴的量补充，逐渐增加每天的摄入量，不要在一开始一下子大量补充。

● 继续吃加入了益生菌食物的肉汤。

● 继续喝加了一点点蜂蜜的姜茶。让患者在喝姜茶的时候吃那三种氨基酸补充剂（色氨酸、谷氨酰胺和天冬酰胺）。

● 在这一阶段，继续吃前面讲过的那些营养补充剂。

第三阶段

● 请阅读"GAPS 饮食起始餐"章节的内容，按照步骤一步一步地执行饮食方案（此时，已经进展到了第三个阶段）。

● 当补充的鱼肝油的量达到完全剂量（每天 2 匙）以后，逐渐引入优质鱼油和月见草油。

● 逐渐引入优质的益生菌补充剂。

● 直到 GAPS 饮食起始餐结束之前，继续摄入营养补充剂。在患者开始执行完全 GAPS 饮食方案后，逐渐地减少混合氨基酸的补充量到每天 1~2 克，逐渐地减少锌的补充量到每天 10~15 毫克。继续以相同剂量服用那三种氨基酸和其他支持性营养补充剂 3~4 个月的时间。

● 在执行完全 GAPS 饮食方案之后，减少鱼肝油的摄入量到每天 1 匙。

● 随着患者身体状况的改善，你可以慢慢地停止患者营养补充剂的摄入，但鱼肝油和益生菌要继续使用，需要补充几年时间。

继续执行 GAPS 饮食，保持几年的时间。有些患者可能需要尽可能长时间地执行 GAPS 饮食，或者终生践行 GAPS 饮食，特别是那些精神疾病患者（比如躁郁症、ADHD、强迫症、精神分裂症、癫痫和慢性焦虑症）。

大多数 GAPS 儿童都很挑食（因为异常的感官认知），这是我们为什么要采用行为调整方法为他们引入健康食物的原因，行为调整方法对幼儿更为有效。进食障碍的患者多为青少年或者长大了的孩子，他们会更难治疗。无论如何，请阅读本书"孩子的进食问题"那部分的内容。你会了解为什么女儿或儿子对食物的认知是不同的，以及如何去帮助他们。

总结

我认为进食障碍是 GAPS 病症之一，其治疗与 GAPS 治疗相同。随着这些患者肠内菌群趋于正常，从肠道进入大脑的毒素停止，大脑可以重新正常地发挥功能，患者正常的感官认知能力恢复。同时，GAPS 饮食继续修复患者的肠道，滋养身体，身体开始重新正常地发挥各种功能。这一类患者需要执行 GAPS 饮食几年的时间，如果他们过早地开始重新食用精制碳水化合物食品和垃圾食品，他们的问题会复发。当身体彻底恢复以后，他们可以偶尔地食用他们想吃的任何食物，但要保证绝大多数时间吃的都是 GAPS 饮食一类的食物。

176

营养补充

我们都非常爱自己的小孩，无论他们幼小还是已经长大，我们会竭尽全力帮助他们，不管有多少困难，也不管要花费多少金钱。这可能使得我们尝尽各种办法，希望有一种方法能够帮助孩子。我遇到一个又一个家庭，他们给孩子吃 10 种、15 种、20 种各式各样的营养补充剂，但并不知道这些营养补充剂是否对孩子有益。营养补充剂都很贵，而且市场上有成千上百种品牌，其中很多产品的质量值得怀疑，整个产业的监控还并不完善。

我还是要强调，GAPS 儿童和成人的营养改善首要的是合理的饮食，没有任何药丸能够比拟正确的饮食给患者带来的疗效，特别是消化系统障碍，我们需要对引入到患者肠内的物质特别小心，而 GAPS 属于消化系统障碍。为什么？因为很多营养补充剂会刺激已经发炎和损伤了的肠壁，干扰肠道的修复。你并不想自己投入巨大的努力去改善饮食，而结局却被一颗药丸给毁掉。

但是，有一些营养补充剂很有用而且是患者所需要的。营养补充剂的使用方案必须非常个性化而且最好经由有经验的从业人员给以推荐。这里我们主要介绍一些必需的营养补充剂。我的大多数患者结合 GAPS 饮食和营养补充剂的使用，身体恢复进展很好。

肠道与心理综合征患者需要的营养补充剂：

（1）有效地达到治疗剂量的益生菌补充剂。

（2）必需脂肪酸。

（3）鱼肝油。

（4）消化酶。

（5）维生素和矿物质补充剂。

下面我们一一来看这些营养补充剂。

1. 益生菌

益生菌是以营养补充剂或发酵食品形式存在的有益菌，摄入益生菌的目的是改善已经遭到破坏了的肠道菌群。与抗生素（Antibiotics）英文的字面意思"抵抗生命"相反，益生菌（Probiotics）英文的字面意思是"促进生命"或"为了生命"。

使用发酵食物的形式摄入益生菌具有悠久的历史，人们发酵牛奶、水果和蔬菜、豆类、鱼、肉和谷物已经有几千年的历史。发酵食物提升味道，让食物更容易消化，而且有利于储存。现如今，世界上很多国家或地区的人依旧保留吃发酵食物的习俗：酸菜——发酵的卷心菜（俄罗斯、德国和东欧），油橄榄蜜饯和意大利腊肠或发酵的肉类（地中海国家），开菲尔（俄罗斯），马尊尼乳酒（亚美尼亚），马奶酒（俄罗斯和亚洲），印度奶昔/酸奶（印度），Gioddu 发酵乳（撒丁岛），酸奶和奶酪（世界各国），发酵鱼（韩国、瑞典、日本、俄罗斯），发酵谷物（非洲）和发酵豆制品（亚洲）。

俄罗斯科学家伊利亚·梅契尼柯夫在 20 世纪初将益生菌的命题曝光在科学层面。在巴黎巴斯德研究所工作时，梅契尼柯夫发现保加利亚地区的人经常吃发酵的乳制品，该地区的人寿命特别长，而且即使年纪大了也还能保持很好的健康状况。他分离出一种细菌，称为"保加利亚杆菌"，应用在自己的实验当中。现在，这种细菌被称为"保加利亚乳杆菌"，被广泛用在酸奶的生产中。沿袭梅契尼柯夫的研究，欧洲许多国家使用保加利亚乳杆菌作为健康补充剂开始流行。当抗生素问世以后，益生菌很大程度上却被遗忘了。不过，1916年梅契尼柯夫逝世以后，世界上其他许多国家的科学家仍然在继续他的研究。在俄罗斯、斯堪的纳维亚、日本，益生菌被用作疾病治疗已经有几十年的时间。在西方，益生菌开始主要被用于动物养殖中，很多研究证明了益生菌对动物健康的益处。在过去几十年，使用益生菌作为人体的健康补充剂又开始流行起来，我们也开始看到越来越多有关这个课题的研究报道。益生菌成功应用于治疗各种机能障碍的范围也迅速扩展。

我们看到的益生菌应用最多的还是治疗胃肠功能障碍：

- 消化系统病毒性感染
- 婴儿坏死性小肠结肠炎
- 棘手的小儿腹泻
- 伪膜性肠炎
- 旅行者的腹泻
- 艰难梭状芽孢杆菌性肠炎
- 螺杆菌感染
- 致病性大肠杆菌感染
- 炎症性肠道疾病：克罗恩氏病、溃疡性结肠炎和慢性结肠炎
- 肠易激综合征
- 乳糖不耐症
- 实验室中研究预防结肠癌

很多时候，治疗方案中使用益生菌不但能够改善临床症状，而且还可能治愈疾病。

除了消化系统问题，益生菌治疗对其他一些健康问题也表现出积极作用：

- 过敏，包括食物过敏

- 自闭症

- 慢性病毒感染

- 泌尿生殖器感染

- 肝炎、肝硬化和胆系疾病

- 结核病

- 恶性肿瘤

- 关节炎

- 糖尿病

- 各种程度的烧伤

- 手术期护理、术后护理以及大量失血的患者

- 临床感染

- 自身免疫疾病

　　这只是发表的科研论文中报道过的病症。如果你与有使用益生菌广泛经验的医生或执业者交流，你将了解到这个列表还会更长。

179

　　那么，哪些细菌被认为是益生菌呢？

　　(1) 乳酸杆菌（Lactobacilli）：这是很大的一个细菌属，会产出乳酸，所以才会得此名。在这一属中广为熟知的成员是嗜酸性乳酸杆菌、保加利亚乳杆菌、鼠李糖乳杆菌、植物乳杆菌、唾液乳杆菌、罗伊氏乳杆菌、约氏乳杆菌、乳酪杆菌、德式乳杆菌。乳酸杆菌是人体肠道、口腔、喉咙、鼻腔和上呼吸道以及阴道和生殖区黏膜上正常的而且必需的寄居者，在人的乳汁中含有大量的乳酸杆菌。新生儿在出生后几天内便建立了乳酸杆菌的寄居形态，这些有益菌从此与寄主的一生形成了复杂的关系。通过产出乳酸，它们在黏膜表面维持一个酸性的环境（pH 5.5 ~ 5.6），从而抑制病原菌的生长。除了产出乳酸，它们还会产出很多活性物质：过氧化氢是有力的抗菌物质，其他抗细菌、抗病毒、抗真菌的物质，防御病原菌破坏肠道。乳酸杆菌参与免疫，刺激中性粒（白）细胞和巨噬细胞，合成免疫球蛋白，诱导产生 α 和 β 干扰素，白介素－1和肿瘤坏死因子。乳酸杆菌参与肠道细胞更新的过程，维持肠壁的健康和完整性。它们是胃和肠道内最为广泛存在的寄居者，是消化系统内主要的保护者。乳酸杆菌

是最先被加以研究和当作健康补充剂的益生菌。事实上，乳酸杆菌是市场上销售的益生菌产品中最为普遍使用的菌种。

（2）双歧杆菌（Bifidobacteria）：已经发现有20多种双歧杆菌，最为熟知的种类是比菲德氏菌、短双歧杆菌、长双歧杆菌、婴儿双歧杆菌，这也是益生菌中很大的一个种属，在人的肠道、阴道和生殖区域其数量几乎不计其数。一个健康的婴儿肠内90%~98%的细菌是双歧杆菌，而在成人的肠道内，双歧杆菌的数量大约是乳酸杆菌的7倍，并且发挥许多有用的功能。除了产出各种不同的类抗生素的物质，保护肠道不受病原菌的侵袭，双歧杆菌还会参与免疫过程，维持肠道的完整性和健康，是人体的一个滋养源头。双歧杆菌非常活跃地合成氨基酸、蛋白质、有机酸、维生素 K、泛酸（维生素 B_5）、维生素 B_1（硫胺素）、维生素 B_2（核黄素）、维生素 B_3（烟酸）、叶酸、维生素 B_6（吡哆素）、维生素 B_{12}（钴胺素），促进钙、铁和维生素 D 的吸收。双歧杆菌是市场上益生菌补充剂产品中第二种广为使用的菌种。

（3）布拉氏酵母菌（Saccharomyces boulardii）：它是法国科学家布拉德在1920 年发现的一种酵母菌。他注意到亚洲人用荔枝的提取物治疗腹泻，在荔枝提取物中他发现了这种酵母菌，并将这种酵母菌命名为布拉氏酵母菌。儿童和成人摄入这种菌的补充剂治疗各种腹泻很有效。近来，人们对使用布拉氏酵母菌来对抗病原菌——白色念珠菌产生了很多兴趣。

（4）大肠杆菌（Escherichia coli 或 E. coli）：大肠杆菌也是细菌家族中很大的一个属。致病性大肠杆菌会引起严重的感染。但是，大肠杆菌的生理性菌株是健康的肠道内正常的且为数众多的寄居者。它们通常寄居在消化系统内特定的区域：在大肠和小肠靠下的部位，其他部位不应该存在。如果在口腔、胃或十二指肠发现大肠杆菌，这说明肠道生态的异常——肠道微生态平衡紊乱。大肠杆菌生理性菌株在体内发挥着许多有益的功能，它们消化乳糖，产出维生素（维生素 K 和 B 族维生素）和氨基酸以及类抗生素的物质，称为大肠杆菌素；对局部和系统免疫有着强有力的影响作用。它们非常活跃地抵抗各种病原微生物，包括它们自己家族中的其他致病菌株。事实上，如果你的肠道内寄居了大肠杆菌生理性菌株，这会是抵御致病性大肠杆菌侵袭的最佳保障。1917 年，德国医生阿尔弗雷德·尼斯尔发现一些士兵在第一次世界大战时没有感染伤寒，而他们的许多战友却都因此而病倒。他在这些士兵的粪便中发现了大肠杆菌特别的菌株，被命名为尼斯尔菌株。他将这一菌株保存在胶囊当中，先自己尝试，之后以 Mutaflor 的名字开始生产这种益生菌。现在市场上仍然能买到 Mutaflor 益生菌。其他很多大肠杆菌的生理性菌株也被广泛研究，在全世界范围内被应用于益生菌产品配方当中。

（5）粪肠球菌（Enterococcus faecium 或 Streptococcus faecalis）：从这个名字上便能想象，这种细菌是从人的粪便中分离出来的。它们通常寄居在大肠区域，通过产出过氧化氢并将 pH 值下降到 5.5 而控制病原菌，它们还会降解蛋白质，发酵碳水化合物。有很多研究显示这种细菌可以有效对付各种形式的腹泻。市场上销售的益生菌补充剂产品配方中也有很多包括这种细菌的。

（6）枯草芽孢杆菌（Bacillus subtilis）或土壤细菌（Soil Bacteria）：枯草芽孢杆菌是德国微生物学家在第二次世界大战时期首先发现的，在那期间被用于预防士兵感染痢疾和伤寒。战争结束后，德国、俄罗斯、意大利、芬兰、东欧、中国和越南展开了对枯草芽孢杆菌的深入研究，发现了枯草芽孢杆菌的很多菌株，如地衣芽孢杆菌、蜡样芽孢杆菌、短芽孢杆菌、褐色马铃薯芽孢杆菌、短小芽孢杆菌等。研究显示这其中大多数枯草芽孢杆菌对动物和人能起到治疗作用，这促进了动物用枯草芽孢杆菌产品的开发。俄罗斯、德国、意大利、东欧、日本、越南以及中国的医生使用一些枯草芽孢杆菌产品应用于人体病症的治疗也有几十年的时间了。枯草芽孢杆菌是带孢子的微生物，能够抵抗胃酸、大多数抗生素、温度变化和其他影响因素。它拥有强大的免疫刺激的特性，被认为对过敏和自身免疫障碍特别有效。它能够产出大量的消化酶，抗病毒、抗真菌、抗细菌的活性物质。土壤细菌并非人类固有的，它属于过渡型细菌，并不会在人体肠道内寄居而是经过肠道同时发挥很多益处。我们人类过去饮用井水和泉水会摄入大量的土壤细菌。在人类进化的历程中，我们的肠道发展出对过渡型细菌的需要，保持肠道清洁是每个人的需求，而枯草芽孢杆菌的一些菌株被用于废物处理，因为它们有降解腐烂物质的强大能力，同时抑制腐败微生物的生长繁殖。通过清除肠道内旧的腐败物质，土壤细菌可以为正常菌群的重建奠定基础。从我的经验来说，含有土壤细菌的益生菌产品是市场上最为有效的益生菌。

181

市场上有很多种类的益生菌产品，从益生菌饮料到粉末、片剂到胶囊，各种不同的形式。令人遗憾的是，很多益生菌产品不够有效，或者不含足够有效的能够起到治疗作用的菌株，品质控制也存在一些问题。英国 Which 杂志曾经报道市场上许多品牌的益生菌产品并不含有他们标签上声称的细菌种类，或其菌株强度并不达标，那么，我们要如何选择好的益生菌产品呢？

首先，向有使用益生菌丰富经验的临床医生咨询是一个好的途径。如果你决定自己选择，下面是一些你可以参考的基本原则：

（1）一个好的益生菌产品应该包含尽可能多的菌株（种）。人的肠道内含有大量的各种各样的细菌，我们应该尽量去靠近肠道微生物系统。不同种类的益生菌或强势或弱势，各不相同，如果我们有一个组合，那么取得最佳效果的概率会更高。

（2）组合不同种属的益生菌相比仅仅一个种属会更有益。比如，市场上很多益生菌产品只含有乳酸杆菌。组合来自三个种属的益生菌：乳酸杆菌、双歧杆菌和土壤细菌效果会更好。

（3）好的益生菌产品其含量要足够，每克中至少含有 80 亿益生菌。要想看到疗效，你需要摄入足量的益生菌。

（4）益生菌的制造商应该检测每一批次产品的活性和益生菌组成，应该随时能够公布检测结果。

当你找到优质的益生菌产品以后，你需要知道怎样使用它。好的有治疗效果的益生菌经常会产生一种称为"死亡效应"的作用。这是什么呢？当你引入益生菌到肠道内，它们开始消灭病原菌、病毒和真菌，这些病原在死亡时会分泌毒素，就是这种毒素使得患者形成自闭症或精神分裂症或多动症。所以，患者此时可能会出现症状暂时加重的现象。患者可能还会感觉比往常更加疲劳，一般脸色不好，或者出现皮疹，这是一种暂时的表现，在每个人身上的表现和停留时间各不相同，通常会持续几天到几个星期。要避免这种反应，让反应尽量不要那么大的话，在引入益生菌的时候需要一点一点地增加用量，而不是从第一天开始就大剂量摄入，要注意观察患者的反应。如果没有什么反应，那么需加大剂量。当你发现有反应后，让患者维持这个摄入剂量直到病原"死亡效应"消失。这个剂量逐渐增加的过程持续时间可因不同患者而不同，可能需要几个星期的时间，也可能需要几个月的时间。这取决于患者肠道内病原菌的状况，这个过程在不同人身上表现各不相同。

每个人所需要的治疗水平的益生菌剂量会有所不同，专业医生应该能够帮助患者确定所需的剂量。以下是一些基本原则：

- 12 个月以下的婴儿每天补充 10~20 亿益生菌；
- 1~2 岁的幼儿每天补充 20~40 亿；
- 2~4 岁的小孩可以接受每天 40~80 亿的补充量；
- 4~10 岁的孩子每天可以补充 80~120 亿；
- 12~16 岁的孩子每天补充的剂量可以提高到 120~150 亿；
- 成人每天大约需要 150~200 亿。

患者摄入益生菌达到治疗水平的剂量以后，一般需要持续保持至少 6 个月的时间。至少需要这么长时间来清除病原菌，然后开始重建正常的肠道菌群。在此期间，合理的饮食也绝对重要。如果你的饮食中还是含有大量的糖和加工碳水化合物食品，那么益生菌很难起到帮助作用。

183

在结束了治疗阶段以后，补充的益生菌的剂量可以降低到一个维护的水平，患者需要持续补充几年的时间。在降低补充剂量时也要像增加剂量那样一点一点地下降。注意观察在此期间的身体反应。维护水平的剂量也是因人而异，一般会是治疗水平剂量的一半用量。有时候，一些患者需要的维护剂量与治疗水平的剂量相同。

很多患者会问：我们为什么还需要维护水平的剂量？换句话说，他们想知道为什么还要持续补充益生菌。原因是大自然对我们人体的设计就是需要我们从每一口食物或水中获取这些有益菌。我们现在对环境、水和食物的改变已经使得身体失去获取这些重要有益菌的机会。对那些拥有良好的健康的肠道菌群的人来说，这不是问题，但对肠道与心理综合征患者来说这是个大问题。肠道与心理综合征患者每天补充益生菌是非常重要的，因为它们体内不能拥有这些有益菌。他们的体内寄居了大量的病原菌而非有益菌，要想彻底清除这些病原菌极其困难，因为这些病原菌占据了肠内的每一个角角落落，沟沟坎坎。要想在肠道的这些沟沟坎坎居住下来，有益菌需要与病原菌展开激烈的争斗。实际上，我们人体让有益菌寄居下来的最好机会是在一出生的时候，那时候肠内几乎是无菌的。令人遗憾的是，大多数益生菌补充剂中的有益菌无法在肠壁寄居下来。它们在肠道内腔发挥功能，之后离开。我们还没有发现用有益菌在肠壁上替代病原菌的方法。所以，肠道与心理综合征患者需要持续地摄入益生菌。要维持益生菌，你不一定只是选择使用商业的益生菌补充剂，你可以通过食用发酵食品来补充，比如自制酸奶、开菲尔、酸菜以及其他形式的发酵食品。

关于益生菌补充剂的另外一个担忧是：它们可能无法从胃酸中存活下来，无法到达肠内。肠道与心理综合征患者通常胃酸水平较低，这对他们来说并不是一个大问题。要保障益生菌免受胃酸的破坏，基本原则是在进食时吃益生菌或者饭后吃。这时，大部分胃酸会与食物结合。一些制造商在益生菌胶囊表面涂有一层防止胃酸破坏的物质。我个人并不支持这种做法，主要有两个原因。首先，人的胃部和消化系统的其他部位一样也需要有益菌，在低胃酸水平的胃中，胃壁上有各种各样的病原菌生长。我们需要有益菌去对付这些病原菌。第二，消化系统异常的患者通常无法降解胶囊表面的这个涂层。这种胶囊进入体内，很多时候有些人几乎原封不动地把它同粪便一起又排了出去，并不能起到作用。

并不是所有种类的有益菌通过胃酸之后还能存活下来。但是，重要的一点是即使死亡了的益生菌在肠道内也会产生许多好的作用。它们的细胞壁含有可以刺激免疫反应的物质，它们可以吸附毒素，从体内清除这些毒素。很多制造商已经了解到这一事实而且计划在各种食品中添加非活性益生菌。

总之，益生菌补充剂对肠道与心理综合征的治疗能起到重要的作用。我发现，即使那些消化系统没有表现出严重问题的患者也能通过补充益生菌或益生菌食物而取得明显的改善。

2. 脂肪：好脂肪与坏脂肪

人的大脑大约60%是脂肪，每一个细胞和细胞器的细胞膜都是由脂肪组成的。体内许多激素、神经递质和其他活性物质也是由脂肪组成的。脂肪在我们的饮食中极其重要。问题是我们需要什么样的脂肪？

对于脂肪，有太多相互冲突的信息和太多误导的信息。在现代社会，脂肪被许多人错误地看成是有害的，食品工业涌现出制造低脂和无脂食品的现象。动物脂肪，包括肉、黄油和鸡蛋中含有的脂肪，被批评说会导致很多疾病。所以，工业界迅速地制造出合成的油脂作为替代物，还有黄油替代物，等等。人们听说植物油对身体更好，所以，各种各样的植物油替代了传统使用的猪油，成为广为使用的烹饪用油。大众所不知的是这些精加工油脂是如何生产制造出来的，它们都含有怎样的物质，它们对人体有怎样的影响。

精加工油脂

植物油、调和油、人造黄油、黄油替代品、涂抹黄油、氢化油、起酥油和其他许多人造脂肪都是精加工油脂，这些油脂与人的生理不相容，任何人都不应该食用，更别说肠道与心理综合征患者。在大多数精加工食品中都能发现精加工油脂：面包、酥饼、预制餐食、脆片、小零食、巧克力、冰淇淋、饼干、蛋糕、外卖食品、调味料、蛋黄酱等。大多数精加工油脂的基础是植物油，是从种子（玉米、大豆、葵花籽、油菜籽等）中提取的。这些油的生产制造成本很低，对于食品工业来说利润很好。这些油的自然状态是非常不稳定的不饱和脂肪酸，很容易因高温、高压、氧气和光的作用而破坏。在精炼植物油的过程中需要高温、高压和各种化学物质的处理，这会破坏脆弱的脂肪酸的化学结构，产生很多非自然的有害的脂肪酸。这种油以大瓶灌装起来在超市当作烹饪油销售。因为几十年以来的各种广告和宣传，这些油已经替代了人类使用了上千年的自然动物脂肪。

为了延长植物油的保质期，油脂会被氢化处理。氢化处理是在油脂的化学结构中人为地加上氢改变油脂原本的化学结构，这个过程需要高压高温（120～210℃），同时需要添加镍、铝，有时候还需要添加其他有毒金属，氢化油中残留有这些金属物质。镍和铝都是对人体有害的金属，在体内累积，人体需要很大的努力去清除它们。有毒金属与许多退行性疾病，包括学习障碍和老年痴呆有联系。

精加工的过程破坏了天然油脂的化学结构，产生有害的脂肪。这些改变了的脂肪还没有被研究透彻，我们并不是十分清楚它们会对身体造成怎样的损害。但是，反式脂肪受到了广泛的关注。自然状态下的不饱和脂肪对我们是有益的，

185

但反式脂肪是通过加工而改变了化学结构的脂肪。反式脂肪酸与它的天然对等物结构非常接近，但是反式脂肪的化学结构某种程度上是"前后倒置"。因为这种相似性，它会占据体内脂肪酸的位置然而却不能发挥功能。因此，它会使得细胞膜有缺陷，身体的所有器官和组织都会受到影响。比如，反式脂肪有显著的抑制免疫功能的作用。反式脂肪还与糖尿病、动脉粥样硬化、癌症、神经和精神疾病有牵连。它会干扰妊娠、激素的正常产出，胰岛素对葡萄糖的反应，酶和其他活性物质 的功能，对肝脏和肾脏也有破坏作用。一个在哺乳期吃了黄油替代品的母亲其分泌的乳汁中很快就会有反式脂肪。婴儿的大脑中有大量的不饱和脂肪酸。反式脂肪会替代这些不饱和脂肪，干扰大脑的发育。反式脂肪如此有害，根本不存在什么安全范围水平的设定。一袋子脆片含有大约 6 克反式脂肪，一袋精加工的芝士或芝士饼干（主要广告给孩子的产品）含有 8 克反式脂肪，1 勺人造黄油大约有 4~6 克反式脂肪，一份用植物油油炸出来的薯条大约含有 8~9 克反式脂肪。据估计，西方饮食当中一些人每天平均摄取大约 50 克的反式脂肪。这个摄入量大大超出我们从食品当中摄取的其他任何非天然物质。因为会影响身体机能和基础生化水平，毫无疑问反式脂肪在现代人退行性疾病中扮演的角色被大大低估了。

我还是再一次说明，GAPS 饮食当中是不允许存在任何精加工油脂的。这包括一般的烹饪用植物油、氢化油脂、人造黄油、人造涂抹（面包）用油、植物起酥油、黄油替代品和涂抹黄油。这意味着禁食所有加工食品，因为精加工油脂是加工食品当中的一个主要配料。

对肠道与心理综合征患者有益的脂肪有哪些？首要中的首要！

对肠道与心理综合征患者来说，需要每天摄取而且占比例最高的脂肪是动物脂肪，它来源于新鲜的肉、从肉里提炼出来的油、乳脂（天然黄油、奶油和酥油）和蛋黄中的油。动物脂肪含有大量的饱和与单不饱和脂肪酸。

我几乎能听见你在问一些非常普遍的问题：什么是"有害的"饱和脂肪？不会导致心脏病吗？动物脂肪不都是饱和脂肪吗？这是西方食品企业为了避免竞争在过去几十年不断宣传造成的结果。谁是它们的竞争者呢？当然是天然脂肪。食品企业从天然脂肪中所能获利不多，然而加工油脂利润很好。因此，过去西方食品企业试图说服每一个人天然动物脂肪对身体不利，而他们的加工油脂、氢化油和色拉油对人体有益。我们已经被这种宣传和布道影响了几乎一个世纪，也难怪大多数人的认知还停留在过去这些信息。

天然饱和脂肪尤其被食品工业所排斥，这是怎么发生的呢？玛丽·埃内歌博士是油脂生化方面的国际专家，她解释说："在 19 世纪 50 年代后期，一位美国研究者安塞尔·凯斯公布心脏病的流行是因为氢化植物油导致的，而之前也是他声称饱和脂肪是元凶。食用油脂企业感知到这会对他们的产品造成潜在的影响，他们迅速做出反应，展开公共关系运动，宣传只有氢化油中的饱和脂肪酸成分导致问题的产生……从那以后，食用油脂企业宣传两种概念：饱和脂肪（主要指动物脂肪和乳脂）是有问题的，不饱和脂肪（主要是玉米油和非转基因的大豆油）对身体是有益的。"

有钱的食品巨头企业花费上亿美金来为他们的宣传提供"科学证据"。同时，真正的科学家，无论是过去的还是现在的，他们正为我们揭开真相。然而，食品巨头企业有钱在大众媒体上宣传他们的"科学"，真正的科学却没有什么钱去做广告宣传。结果就是，公众所听到的都是有影响力的商业者希望他们听到的。

187

那么，真相是什么？真正的科学告诉我们什么？

（1）加工脂肪、氢化脂肪和烹饪色拉油导致动脉硬化、心脏病和癌症。这是事实，已经被真正的、正直的科学家们强有力地证明。

（2）动物脂肪与心脏病、动脉硬化和癌症没有关系。我们人类的生理机能需要动物脂肪，每天摄取动物脂肪对我们来说是很重要的。

（3）天然饱和脂肪对心脏是有保护性的，它们会降低血液中的脂蛋白（a），脂蛋白（a）是非常有害的，会启动血管的粥样硬化，天然饱和脂肪还会防止动脉中钙的沉积，它是心肌偏爱的能量来源。天然饱和脂肪增强我们的免疫功能，保护我们免受感染，使得机体能够利用不饱和脂肪 Omega-3 和 Omega-6 脂肪酸。大自然提供给我们的饱和脂肪酸含量最高的油脂是椰子油。椰子油已被证实为非常健康的一种油脂，对许多退行性疾病有很好的治疗作用。

（4）动物脂肪含有很多不同的脂肪酸，不只是饱和脂肪酸。猪油含有45%的单不饱和脂肪酸、11%多不饱和脂肪酸和44%饱和脂肪酸。羊油含有38%单不饱和脂肪酸、2%多不饱和脂肪酸和58%饱和脂肪酸。牛油含有47%单不饱和脂肪酸、4%多不饱和脂肪酸和49%饱和脂肪酸。黄油含有30%单不饱和脂肪酸、4%多不饱和脂肪酸和52%饱和脂肪酸。这是动物脂肪的天然构成，我们的身体都会加以利用，包括其中的饱和脂肪酸部分。如果你想了解动物脂肪的每一种组分对人体是多么重要，让我们来看看人的乳汁的构成。母乳中的脂肪48%是饱和脂肪酸，33%是单不饱和脂肪酸，16%是多不饱和脂肪酸。婴儿吃母乳而健康地成长，其中摄入最多的是饱和脂肪酸。

（5）我们需要天然食物当中的天然脂肪，我们摄取的脂肪应该大部分来自于饱和脂肪与单不饱和脂肪。

（6）认为吃脂肪会胖的简单理解是完全错误的，吃精加工碳水化合物才会导致肥胖。膳食中的优质脂肪构建身体，你的大脑、骨骼、肌肉、免疫系统，等等。身体中的每一个细胞很大一部分构成是脂肪。

这是正直的科学家提供给我们的事实。令人遗憾的是，前面已经提到过，我们大多数人并没有听说过这些正直的科学家所发现的事实。在一些议题上，要想获得真正真实的信息，我们必须充分调研，而不是仅仅依靠大众媒体发布给我们的"新闻"和"科学性突破"这样的标题文章。

我想再一次将你的注意力拉回到人的乳汁成分上：它含有48%的饱和脂肪、33%单不饱和脂肪和16%多不饱和脂肪。大自然的一切安排都自有道理！母乳是婴儿最佳也是最恰当的食物。人不会因为长大而发生生理需求的改变，所以，我们对脂肪构成的需求跟婴儿时是一样的：48%饱和脂肪、33%单不饱和脂肪和16%多不饱和脂肪。这是我们需要的，这是大自然母亲对我们的设计！能够提供给我们如此脂肪构成的只有动物性食物：肉、鸡蛋和乳品，这些食物能供给我们所需的脂肪。

植物中所含的脂肪其构成截然不同，植物来源的脂肪含有更多的多不饱和脂肪。多不饱和脂肪非常脆弱，很容易受到高温、光和氧气的作用而变质。这就是为什么大自然将它们锁在种子和坚果的复杂细胞结构中的原因。当我们以种子和坚果的天然形态吃这些种子和坚果时，我们摄取了天然状态的没有被改变的植物油，这对身体是有益的。当我们在大型工厂从种子和坚果中提炼植物油时，我们破坏了脆弱的多不饱和脂肪酸，变了质的植物油对身体有害。最重要的一点是，当我们以种子和坚果的形态摄入植物油时，我们摄入的多不饱和脂肪酸的量是较低的，这与我们的生理需求相匹配，我们不需要过多的多不饱和脂肪，我们需要更多的是饱和脂肪和单不饱和脂肪。当我们吃植物色拉油时，我们摄取的多不饱和脂肪酸的量是过多的，相对人的生理需求来说太多了。植物烹饪油中过多的 Omega-6 多不饱和脂肪酸很大程度上导致现代社会的炎性退行性疾病、心脏病、各种自身免疫疾病、癌症的增加。

关于胆固醇

当我们谈及动物脂肪时，总是不可避免地涉及关于胆固醇的问题，因为大多数人都听说过胆固醇"堵塞血管"和"导致心脏病"，这个说法源自于 1953 年的"饮食—心脏假说"。从那以后，这个假说已经被许多科学家证实完全是错误的。美国杰出的医生和科学家乔治·曼尼，称这一假说"是这个世纪最大的科学欺骗，或许还会影响几个世纪"。为什么？因为虽然科学已经证明这个假说是错误的，但西方医学界和科学机构并没有及时作出改变。这给商业公司提供了机会，使得他们能够利用这个假说做商业推广。不断的商业宣传和布道使得错误的"饮食—心脏假说"一直在影响公众。你可以阅读我的书《把你的心放在口中》（*Put your heart in your mouth*）来了解究竟是什么导致心脏病，以及如何去预防甚至反转。

189

归功于饮食—心脏假说的多年推销，几乎任何人都"知道"胆固醇是"坏的"，需要尽量避免。如果你相信一些媒体，那么你会认为胆固醇水平越低越好。

事实是，如果没有胆固醇人不可能存活。让我们来看看为什么？

我们体内每一个器官中的每一个细胞都含有胆固醇，它是组织结构的一部分。胆固醇是我们细胞膜的一个非常重要的组成部分，也是细胞内细胞器的膜的组成部分。我们不是说身体的这里那里有一些胆固醇分子。在很多细胞中，几乎一半的细胞膜是由胆固醇构建的。体内不同的细胞需要的胆固醇量是不同的，取决于其功能和目的。人的大脑中胆固醇含量特别高，人体胆固醇中约25% 在大脑。大脑的每一个细胞和每一个大脑结构，以及我们的神经系统都需要胆固醇，不只是构建组织，胆固醇还是许多功能发挥所必需的。胎儿和婴儿大脑和眼睛的形成以及发育需要大量的胆固醇。如果胎儿在发育过程中缺乏胆固醇，出生时可能表现出一种称为独视眼的先天性异常（Strauss 1998）。人的乳汁提供大量的胆固醇。不仅如此，母乳中还存在特定的酶可以让婴儿的消化系统几乎能够 100% 吸收其中的胆固醇，因为大脑和眼睛的发育需要大量的胆固醇。婴儿期如果缺乏胆固醇会造成视力和大脑机能差。

我们的大脑和其他神经系统中最为丰富的一种物质是称为髓磷脂的脂肪物质。髓磷脂遍布在每一个神经细胞和神经纤维上，好像电线外面的绝缘层。除了绝缘，它还为大脑中每一个微小的结构以及其余的所有神经系统提供滋养和保护。髓磷脂不足的人会发展形成一种称为多发性硬化的疾病。髓磷脂 20% 是胆固醇。如果你开始干扰身体胆固醇的供给，你将让大脑和其余的神经系统遭受威胁。大脑中髓磷脂的合成与胆固醇的合成紧密关联。肠道与心理综合征患者经常检测到髓磷脂抗体呈阳性，类似于那些患有多发性硬化的人。肠道与心理综合征和多发性硬化的患者大脑和其余神经系统的髓磷脂都有破坏。要重新形成髓磷脂，身体需要大量的胆固醇。我的临床经验是，富含胆固醇和动物脂肪的食物是肠道与心理综合征和多发性硬化的患者必需的"药物"。

我们人类最奇妙的能力之一是能够记忆——人的记忆力。我们是如何形成记忆的？是通过我们脑细胞之间的关联，称为突触形成的。一个人的大脑越有能力形成健康的突触，这个人就会越聪明。科学家们已经发现突触的形成几乎完全依靠胆固醇，是大脑细胞通过载脂蛋白 E 的形式形成的，如果没有这一因素的存在我们无法形成突触，那么我们就无法学习和记忆。使用降胆固醇药的一个副作用就是记忆力减退。在我的诊所，我看到越来越多的记忆力减退的人曾经是吃降胆固醇药丸的。杜安·格雷夫琳博士之前是 NASA 的科学家和宇航员，他就是因为吃这种"降胆固醇药"而遭受了记忆力减退。他通过停止吃降胆固醇药物并且摄入大量富含胆固醇的食物而控制了记忆力减退的问题。在那之后，他在他的书《立普妥——偷走记忆力，他汀类药物和针对胆固醇的错误战争》（*Lipitor — Thief of Memory, Statin Drugs and the Misguided War on Cholesterol*）中叙述了自己的经历。已经有科学试验证明新鲜鸡蛋中的胆固醇和其他富含胆固醇的食物能够改善老年人的记忆力。我的临床经验是，每一位记忆力减退或者出现学习困难的人每天都需要吃大量的富含胆固醇的食物来促进康复。

我们来看看哪些食物富含胆固醇。

（1）鱼子酱是胆固醇最为丰富的来源，每100克鱼子酱提供588毫克胆固醇，但鱼子酱不是我们大多数人的普遍食物，所以，我们下面看看还有哪些富含胆固醇的食物。

（2）接下来是鱼肝油，每100克鱼肝油含有570毫克胆固醇。毫无疑问，鱼肝油中的胆固醇在它的营养价值中承担重要的角色。鱼肝油可谓是久经考验、历史悠久的健康食品。

（3）新鲜的鸡蛋黄排第三位，每100克含有424毫克胆固醇。我要再一次重复，是新鲜的鸡蛋黄，而不是市场上销售的蛋黄粉（含有化学处理的遭到破坏的胆固醇）！

（4）每100克黄油提供218毫克胆固醇。这里说的是天然优质黄油，可不是人造黄油和黄油替代品。

（5）冷水鱼和贝类，比如三文鱼、沙丁鱼、马鲛鱼和冷水虾，也能够提供不少的胆固醇，每100克中含有81～173毫克胆固醇不等。低胆固醇饮食的支持者通常建议用鱼肉替代其他动物肉，显然，他们并不知道鱼肉比其他动物肉的胆固醇含量高很多。

（6）每100克猪油提供94毫克胆固醇，其他动物脂肪胆固醇含量水平次于猪油。

这些食物为身体提供胆固醇，身体才不会非常费力地自己去制造所需的胆固醇。但是很多人不清楚的是，当人们通过食物摄取的胆固醇不足时，健康的身体会制造机体所需要的胆固醇。胆固醇对人的生理如此重要，以至于机体自有一套有效控制血液中胆固醇水平的机制。当我们吃的胆固醇多时，机体制造的胆固醇就少；当我们吃较少的胆固醇时，机体就会制造更多的胆固醇。不过，降胆固醇药却完全是另外一回事！降胆固醇药会干扰机体制造胆固醇的能力，因此降低能够提供给身体使用的胆固醇的量。如果我们不吃降胆固醇药，我们大多数人都不必担心胆固醇水平。但是，肠道与心理综合征患者不同，因为毒素累积和营养缺乏，他们的身体无法制造足够的胆固醇。研究显示，无法制造足够胆固醇的人倾向于情绪不稳定和行为问题。体内胆固醇含量极低的人表现出暴力倾向、自杀倾向，存在严重的社会行为问题和很低的自控力。牛津大学的教授大卫·荷罗宾说："在大众当中大规模降低胆固醇可能引起人们的行为趋向于暴力。这种暴力趋向的增加可能不会引起死亡，但会在工作场所和家庭当中表现出来，更多的虐待儿童，更多的家庭暴力，通常会更不幸福。"身体不能制造足够胆固醇的人需要大量富含胆固醇的食物，为身体器官提供生命所必需的这一物质。

我们的身体还需要胆固醇做些什么？

继大脑之后，最需要胆固醇的器官是我们的内分泌腺：肾上腺和性腺。它们会产出类固醇激素。体内的类固醇激素是从胆固醇制造而来的：睾丸素（睾酮）、黄体酮、孕烯醇酮、雄甾酮、雌激素酮、雌二醇、皮质酮、醛固酮以及其他一些激素。这些激素在体内发挥无数的功能，从调控代谢，能量产出，矿物质同化吸收，大脑、肌肉和骨骼的形成，到行为、情绪和繁殖。我们的现代生活充满各种各样的压力，人体会对这些激素有大量的消耗，引起一种称为"肾上腺疲劳"的问题。无论是自然医学还是其他健康执业者，诊断出很多人存在这一问题，肠道与心理综合征患者中也很普遍。市场上有一些针对这一问题的草药可以买，但是，最有作用的还是给肾上腺提供大量的膳食胆固醇。

胆固醇对于免疫系统恰当地发挥功能也很重要。动物实验和人体研究显示免疫细胞需要胆固醇来对抗感染和修复自身。有记录指出体内胆固醇水平高的人更能防御感染，这些人被艾滋病病毒感染的概率低很多，很少遭受一般的感冒，相比那些胆固醇水平正常和低的人来说，他们从感染中恢复的速度更快。从反面来看，那些血液中胆固醇水平低的人更容易遭受感染，遭受到感染后恢复的时间更长，因为感染而死亡的概率更高。通过饮食摄入丰富的胆固醇可以提高这些人从感染中恢复的能力。所以，任何遭遇急性或者慢性感染的人，都需要吃富含胆固醇的食物来促进恢复。鱼肝油是仅次于鱼子酱的胆固醇最为丰富的来源，早已被验证是免疫系统的最佳营养品。那些熟悉老的医学文献的人会告诉你直到发明抗生素之前，医生推荐每天混合生鸡蛋黄与新鲜的奶油（富含胆固醇）来吃，用以治疗肺结核。

总之，胆固醇是机体必需的物质之一。没有胆固醇，我们无法存活，更不用说让身体机能正常运转。肠道与心理综合征患者尤其需要胆固醇，这就是为什么 GAPS 饮食中要提供大量的胆固醇。

必需脂肪酸

我们的身体可以制造很多脂肪酸，但是有些脂肪酸身体却无法制造，这些脂肪酸被称为必需脂肪酸。必需意味着如果没有它，我们无法存活。

必需脂肪含有脂肪酸，我们人类的身体无法制造，所以我们需要从食物中摄取，这包括 Omega-3 和 Omega-6 脂肪酸。体内每一个细胞都需要它们才能正常发挥功能和存活。这些油脂在体内最为基础的水平发挥着无数的功能。我们的身体，尤其是大脑，某种程度上来说，是由它们构建而成的。大量的临床研究中使用 Omega-3 和 Omega-6，证实了它们可以有效治疗自闭症、ADHD、阅读障碍、糖尿病、抑郁症、强迫症、精神分裂症、感染、癌症等疾病。因为食品加工的原因，我们大多数人缺乏必需脂肪酸，需要在饮食中添加必需脂肪酸。所以，我们下面详细探讨这个话题。

193

有两类必需脂肪酸是源头，所有其他脂肪酸都是从这两个源头的脂肪酸产出的。

Omega-3：亚麻酸（Alpha-Linolenic Acid，简写 LNA）；Omega-6：亚油酸（Lionoleic Acid，简写 LA）

亚麻酸（Omega-3）的最丰富来源是亚麻籽油、大麻籽油和一些不常见的油，如夏威夷果油和奇亚籽油。在核桃、大豆、南瓜籽、油菜籽、米糠、深绿色叶菜、蛋黄、动物脂肪（特别是野生动物）、动物奶，当然还有人乳汁中含有少量的亚麻酸。

亚油酸（Omega-6）的最丰富来源是月见草油、红花、葵花籽、核桃、大麻油，几乎所有的种子和坚果中都含有亚油酸。鸡蛋黄、动物奶和人乳汁中含有少量的亚油酸。

亚麻酸和亚油酸被称为"源头脂肪酸"，人体可以从这两种脂肪酸制造产出其他脂肪酸，用于几乎每一个细胞的每一个功能的执行（图5）。

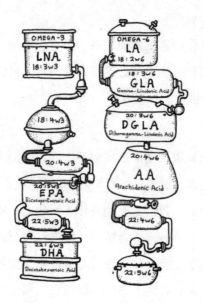

图5　Omega 脂肪酸(亚麻酸/LNA 和亚油酸/LA) 在体内的衍生物

Omega-3 脂肪酸

　　由亚麻酸可形成两种重要的 Omega-3 脂肪酸，EPA（二十碳五烯酸）和 DHA（二十二碳六烯酸）。EPA 和 DHA 对大脑和眼睛的发育绝对重要，在大脑细胞、神经突触、视觉接收器、肾上腺和性腺中含量巨大。但人体要想使用亚麻酸来制造 EPA 和 DHA，需要许多营养物质，如维生素 C、维生素 B_3、维生素 B_6、镁、锌和一些酶。肠道与心理综合征患者几乎常规缺乏这些营养物质，这不难预料他们体内无法将亚麻油中的 Omega-3 转化为 EPA 和 DHA，大脑需要很多 EPA 和 DHA。一些研究者认为这种无法转化亚麻酸（Omega-3 源头脂肪酸）为构建大脑的 EPA 和 DHA（EPA 和 DHA 是 Omega-3 的衍生形式）的状况，对于 GAPS 儿童和成人的问题起到重要的影响（图6）。因此，只是补充来自于亚麻籽油和其他植物中的亚麻酸对于这些患者是不够的，他们需要现成的 EPA 和 DHA。这两类油的最佳来源是冷水鱼：三文鱼、沙丁鱼、马鲛鱼、鲑鱼和鳗鱼。从这些鱼中获得的 EPA 和 DHA 可以做成膳食营养补充剂。海水和淡水藻类以及浮游植物也富含这类油脂，这就是冷水鱼获得 Omega-3 脂肪的来源。补充海藻是获得这类油脂的一种不错的方式。但是，海藻的味道是个问题，特别是孩子都不喜欢它的味道。海豹油、鲸脂、梭子鱼、鲤鱼、鲱鱼和鳕鱼中含有少量的

EPA 和 DHA。鱼肝油是 EPA 和 DHA 的好的来源，也是补充这些必需脂肪最古老的方式。除此之外，鱼肝油还是维生素 A、维生素 D 以及胆固醇的优质来源。尽管现在对于水污染和不同品牌的产品其质量控制存在担心，但临床中一次又一次证明了补充鱼肝油对肠道与心理综合征儿童和成人的益处。那么，只吃鱼可以吗？对于健康人士，可以通过每周至少吃一次冷水鱼来补充 EPA 和 DHA，但是，对于肠道与心理综合征儿童和成人，这还不够，因为这些人不能很好地消化食物。在得以恢复之前，他们需要以鱼肝油或鱼油补充剂的形式额外摄取 EPA 和 DHA。

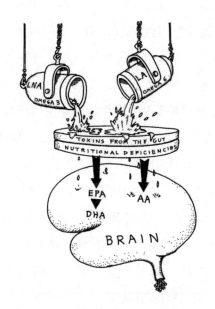

图 6　营养缺乏和各种毒素影响 Omega 脂肪酸转化为身体所需的
EPA、DHA、AA 以及其他必需脂肪酸

大多数鱼油，包括鱼肝油，大约含有等量的 EPA 和 DHA。但是，有一种观点是肠道与心理综合征儿童和成人需要更多的 EPA。英国精神病学家戴森特·普里医生提到他的一位耐药抑郁症患者在补充富含 EPA 的鱼油之后完全恢复，但是最令人惊讶的是病人的大脑核磁共振扫描结果。在使用 EPA 治疗之前，病人显示的是典型的抑郁症患者的状况——大脑灰质厚度的减少，经过 9 个月的 EPA 治疗，他的大脑灰质恢复到了正常的厚度。牛津大学的教授大卫·荷罗宾，他也是脂肪代谢研究专家，他提到了类似的情况，精神分裂症患者除了症状的改善之外，从核磁共振扫描可以看到大脑组织的恢复。现在市场上有高比例EPA 和 DHA 含量的补充剂产品，一些患者通过补充这两种必需脂肪酸取得了好的效果。健康的身体可以将 EPA 转化为 DHA，但是，肠道与心理综合征患者体内是否能够完成这种转化是不确定的。DHA 被认为是构建大脑结构所必需的，而 EPA 被认为在大脑功能发挥上更为重要。这两种必需脂肪酸，肠道与心理综合征患者都需要补充。

Omega-6 脂肪酸

亚油酸（LA）是伽马亚油酸（GLA），双高-γ-亚麻油酸（DGLA）和花生四烯酸（AA）的源头脂肪酸。这些脂肪酸对大脑的构建和功能发挥，对免疫系统、激素代谢、炎性反应、血凝机制和身体的其他许多功能起着非常重要的作用。很多种子和坚果含有 Omega-6 脂肪，类似于 Omega-3 脂肪，人体在体内将亚油酸转化为伽马亚油酸、双高-γ-亚麻油酸和花生四烯酸需要镁、锌，维生素 B_3、维生素 B_6 和维生素 C 等营养物质的参与。因此，这种转化对于肠道与心理综合征患者来说可能会有困难，这意味着补充亚油酸的同时也需要补充亚油酸的衍生物 GLA 和 DGLA，其丰富的来源是月见草油（90%）、琉璃苣油（24%）、黑加仑籽油（18%）、大麻油（2%）和其他一些品种的油。经常吃坚果（核桃、榛子、山核桃、松仁、巴西果等）和种子（葵花籽、芝麻和南瓜籽）可以有效地获得 Omega-6。大麻油、月见草油、非精炼的葵花籽油、琉璃苣油和红花油是市场上 Omega-6 脂肪酸浓缩的来源。

有一种 Omega-6 脂肪酸值得特别注意，即花生四烯酸（AA），它是目前所知的大脑中含有最多的脂肪酸：它构成了大脑脂肪的 12%。研究显示自闭症、精神分裂症、躁郁症和抑郁症患者体内的花生四烯酸水平较低。在患者身上发生的是花生四烯酸从细胞膜中渗漏掉了，细胞膜上原本应该有固守的花生四烯酸。这种花生四烯酸的缺失被认为是病重患者其核磁共振显示的脑物质缩减的可能原因。缺乏花生四烯酸意味着大脑细胞、免疫细胞和体内其他细胞之间的任何功能，无论功能大小，都不能有效地完成。肠道与心理综合征患者的细胞膜为什么会缺乏花生四烯酸呢？原因尚不清楚。但是，一些研究指向一种酶，称为磷脂酶 A2（PLA2），它的功能是在细胞膜上释放花生四烯酸。肠道与心理综合征患者体内的磷脂酶 A2 过度活跃，使得花生四烯酸从大脑细胞中漏出，造成这种重要的脂肪酸的缺乏。有很多因素会引起磷脂酶 A2 的过度活跃，源自于肠道内细菌、病毒、真菌和寄生虫的生物体毒素通常是主要的原因。体内慢性炎症也会激活磷脂酶 A2，我们知道肠道与心理综合征患者的消化系统呈现慢性炎症。暴露于重金属、农药和其他一些化学物质会导致磷脂酶 A2 的过度活跃。进食精加工碳水化合物和糖会导致高水平的胰岛素，高水平的胰岛素会刺激磷脂酶 A2 的活性。忌食谷类、淀粉和糖会帮助肠道与心理综合征患者大脑中保存很多花生四烯酸和其他必需脂肪酸。阿斯巴甜、肝素、蛇毒和蜂毒、大脑损伤和缺氧也会引起磷脂酶 A2 的过度活跃。因为这种酶，肠道与心理综合征患者的大脑和体内其他组织不断地损失花生四烯酸，这就是为什么需要大量补充这种必需脂肪酸的一个原因。我们已经介绍了亚油酸、亚麻酸、EPA、DHA、GLA它们的膳食来源。我们从哪里获取花生四烯酸呢？这里是令人惊讶的，花生四烯酸来自于肉、蛋、奶。在其他地方找不到花生四烯酸！GAPS 饮食有丰富的肉、蛋、奶，提供大量的 AA，这对肠道与心理综合征患者非常重要。同时，GAPS 饮食要求清除引起损失细胞膜中 AA 和其他必需脂肪酸的食物——精加工碳水化合物和糖。

我们既需要 Omega-3 也需要 Omega-6，但是，因为广泛的食用植物油，其中 Omega-6 含量丰富，相对 Omega-3，人们一般从膳食中摄取了更多的 Omega-6，这会使身体倾向于各种类型的炎性疾病。临床经验显示存在健康问题的人应该在膳食中摄入更多的 Omega-3（相比 Omega-6）。关于理想的比例是有争议的，因为每个人的需求可能各不相同，但是一般都接受混合油中 Omega-3 与 Omega-6 的比例为 2:1。对 GAPS 患者，不仅要摄入源头必需脂肪酸（亚麻酸 LNA 和亚油酸 LA），也需要摄入它们的衍生物（EPA、DHA 和 GLA）。这就是为什么不仅要提供来源于种子和坚果的油脂，也要有鱼油。市场上有很多来源于种子和坚果的油脂，亚麻籽油是 Omega-3 亚麻酸（LNA）源头脂肪酸的主要来源，月见草油是 Omega-6 亚油酸和伽马亚油酸的主要来源。要选择优质、非精炼、没有脱味、没有掺假的油。高温、光和氧气会很快地破坏种子和坚果油脂，所以这一来源的油脂必须是冷榨的，保存于深色玻璃瓶中并且冷藏。不要使用这种植物油进行烹饪，可以作为补充剂混进热的或温暖的食物中，给到 GAPS 儿童或成人。

除了种子/坚果油，确保通过优质的鱼肝油或鱼油来补充 EPA 和 DHA。这些油也非常容易变质，应该冷藏，避免光和氧气的影响。

简而言之，GAPS 儿童和成人需要补充必需脂肪酸。

（1）**较好的种子/坚果混合油**，Omega-3 和 Omega-6 脂肪酸的比例为 2:1。能够提供 Omega-3 和 Omega-6 源头脂肪酸，要确保油的品质上乘，在深色瓶中冷藏保存。摄入量取决于孩子的年龄，开始时每天给孩子较少的量（混合几滴到热饭或温暖的饭里），逐渐地增加到每天 1～3 勺。小于 18 个月的孩子，一般 1～2 匙就够了。对于 GAPS 成人，先从 1 匙开始，逐渐增加到每天 4～5 勺。我建议逐渐地增加这些油的用量，而不是一下子大量补充，以避免任何不适反应，那些严重缺乏必需脂肪酸的人可能会有反应。

（2）**鱼肝油**，可以提供 EPA、DHA、维生素 A 和维生素 D。有关鱼肝油的详细信息，请阅读下一章的内容。

（3）**鱼油**，其中所含 EPA 与 DHA 比例是 EPA 更高。GAPS 患者表现出更多的受益于 EPA。开始时在孩子的食物（食物不能太热）中添加少量，逐渐增加添加量到每天 1～3 匙（小于 24 个月的孩子的量为 1 匙）。大人也需要从少量逐渐增加，直到每天 3～4 匙。鱼油不提供维生素 A 和维生素 D，只提供 EPA 和 DHA。这就是为什么补充了鱼油同时还要补充鱼肝油的原因。

我的患者还常常问及其他许多油，这些油也含有不少 Omega-3 和 Omega-6，这里说的是大麻油和亚麻籽油。

大麻油是最近市场上才流行起来的一种油，它同时含有 Omega-3 和 Omega-6，比例约为 1:3。给 GAPS 儿童和成人仅仅补充大麻油的话，Omega-6 的比例太高。

亚麻籽油中的 Omega-3 阿尔法亚麻酸含量太高，它含有的 Omega-3 是 Omega-6 的 4 倍之多，所以不能仅仅使用亚麻籽油作为补充剂。

橄榄油是经过时间验证对身体有益的一种食物，地中海地区的人已经使用橄榄油多个世纪了。橄榄油的益处可以写一长串，其中包括降低心脏病发生率、疗愈和抗炎作用、刺激胆汁流动、激活肝酶及抗氧化剂活性、激活胰酶、抗癌、抗细菌和病毒活性、参与细胞膜的构建及细胞的形成和分化。有研究显示初榨冷压橄榄油能够促进大脑细胞的成熟和功能改善。虽然橄榄油中没有多少必需脂肪酸，但从另一个角度来说，我们需要的不仅仅是 Omega-3 和 Omega-6 必需脂肪酸，我们也需要很多其他脂肪酸。橄榄油中含有的 Omega-6 比例从 3.5% 到 20% 不等，含有的 LNA（Omega-3）比例从 0.1% 到 0.6%。橄榄油是油酸（Omega-9）的优质来源，Omega-9 是一种单不饱和脂肪酸，有加强免疫系统 Th1 免疫应答的作用。但是橄榄油中最重要的物质是微量成分，包括 β 胡萝卜素、维生素 E、叶绿素、鲨烯、植物甾醇、三萜类物质、多酚和其他许多有益的物质。橄榄油的许多有益健康的作用可能因为它含有的这些少量的成分。但是，加热、脱臭、精炼、脱胶和其他一些加工流程会破坏和清除这些重要的物质，这就是为什么要买非精炼特级初榨冷压橄榄油的原因。"Virgin" 意味着油脂是从完整的没有损伤的橄榄中压榨而来，不是精炼的。如果包装瓶上并未声称"Virgin"，这意味着是精炼橄榄油。目前，冷榨油脂并没有国际标准，所以不同的制造商所谓的"冷榨"其含义各不相同。但是，冷榨的橄榄油与非冷榨的橄榄油味道非常不同。我推荐购买初级冷榨橄榄油，用于拌沙拉或者添加在做好的饭里。最好不要把橄榄油当作烹饪油用，因为这会破坏其中含有的许多微量营养物质，并且将不饱和脂肪酸转变成有害的反式脂肪酸。烹饪应该使用稳定的油脂：猪油、牛油、酥油、黄油、椰子油、鹅油、鸭油和羊油，因为这些油脂不会因为加热而轻易改变化学结构，对身体有益。

椰子油是饱和脂肪酸的丰富来源。这就是为什么在过去几十年椰子油及椰子油产品不受欢迎的一个原因。基于不充分的研究和商业因素，椰子油和其他一些热带油脂被指责说会提高血液中胆固醇水平，增加动脉硬化的风险，使得这些油脂不受欢迎。然而，原住民食用热带油脂已经几千年了。有数据显示这些人发生动脉硬化和心脏病的概率一般很低。

椰子油中大约有 50% 的脂肪酸是月桂酸。近来的研究显示月桂酸可在体内转变成一种非常强有力的抗病毒、抗细菌和抗真菌的物质，称为甘油一月桂酸酯。像白色念珠菌、幽门螺杆菌、艾滋病病毒、麻疹病毒、疱疹病毒、巨细胞病毒、Eb 病毒、流行性感冒和其他一些病原体对甘油一月桂酸酯是敏感的。月桂酸还是人乳汁中的一种天然成分，保护婴儿不受感染。

椰子油中的其他脂肪酸还包括辛酸和肉豆蔻酸，它们也有显著的抗病毒、抗细菌和抗真菌的作用。比如，辛酸以胶囊或者药片的形式被用作抗真菌、抗

199

念珠菌的补充剂已经有几十年时间了。

肠道与心理综合征患者经常吃椰子是好的。椰子可以提供天然的抗真菌、抗细菌和抗病毒的物质，还能提供很多其他的营养物质。问题是，以怎样的形式吃椰子？

热带地区的人以椰子天然的状态来食用。里面的果肉和汁液含有丰富的饱和脂肪、纤维、维生素、矿物质、维生素 E、生育三烯酚、胡萝卜素和其他许多微量营养物质。新鲜的初榨椰子油，味道浓郁，含有这些有益物质当中的绝大部分，在热带地区被广泛用于烹饪。因为椰子油含有大量饱和脂肪酸，使用椰子油烹饪比较好，饱和脂肪酸更耐热。令人遗憾的是，西方国家买到的椰子油与热带地区食用的天然形式往往不同。为了延长保质期，很多是经过加工处理了的。氢化处理的过程需要添加铝和镍，如果是氢化的椰子油，那么其中会含有痕量的铝和镍残留。此外，氢化的过程会破坏维生素，包括维生素 E、胡萝卜素、生育三烯酚和其他许多有益的物质。更糟糕的是，还有一些品牌的椰子油是精炼过的，精炼过程经过高温处理，同时使用化学溶剂。不奇怪的是，如果使用这种椰子油做科学研究，结果肯定是不健康的。

照例，最好的方式是遵循自然，以椰子自然的形态来食用。你可以在大多数超市买得到椰子。请阅读本书"食谱"一章了解吃椰子的方式。现在，很多公司也生产高质量的椰子油和椰奶了。GAPS 饮食中可以使用椰子果肉干和椰子粉。要确保这些产品是纯天然的，没有添加任何添加剂。

总结

我们应该以它天然的状态食用天然脂肪。加工食品中含有大量非天然的改变了的脂肪，这才是现代人应该去指责的健康问题：各种加工脆片、人造黄油、黄油替代品、面包、酥饼、饼干、蛋糕、糖果、巧克力、看电视吃的即食晚餐和预制食物、外卖餐点、烹饪油、涂抹酱、沙拉酱、蛋黄酱、小零食、调味品，等等。吃脂肪应该吃天然的脂肪，这样才不会错。

肠道与心理综合征患者最需要摄入的脂肪是动物脂肪，如猪、牛、羊、鹅、鸭子、鸡、酥油、黄油等。这些脂肪含有支持人体生理最为需要的脂肪酸，也是能为我们提供的最为天然的脂肪。这些脂肪应该是患者饮食中脂肪构成的主要部分。除了直接摄入肉中的脂肪，在家里可以自己提炼油（请阅读本书"食谱"一章中的介绍），可使用这些动物脂肪烹饪、烘焙。

我要再一次强调，GAPS 儿童和成人需要大量的天然脂肪。让他们吃肉上的脂肪部分，如禽肉皮、鱼皮。在做好的饭里倒上特级初榨冷压橄榄油，烘焙和烹饪中使用优质的椰子油，每天补充优质的鱼肝油和鱼油。饮食中补充少量优质的冷压榨的坚果/种子油，其中 Omega-3 和 Omega-6（LNA 亚麻酸、LA 亚油酸、GLA 伽马亚油酸）比例为 2:1。橄榄油可以用于凉拌沙拉或者加在做好的饭菜里。与一般的观念不同，脂肪是人体最偏爱的能量来源。记住，大脑和其余的神经系统、免疫系统，一大部分构成来源是脂肪。

GAPS 患者补充一些优质的天然非加工的脂肪也会有额外的好处。GAPS 患者通过食物摄入越多天然的脂肪，就越不会渴望糖果和精加工碳水化合物食品，这样就更容易将这些不利于健康的食品从饮食当中清除。随着在饮食中清除了精加工食品，也就清除了大量有害的加工油脂和反式脂肪酸。

为 GAPS 患者提供足量的天然膳食脂肪还有另外一个好处，就是可以刺激胆汁的分泌。肝脏分泌胆汁是它的一种天然的排毒方式。GAPS 儿童和成人体内毒素累积很多，绝大部分排毒工作发生在肝脏，让肝脏经常地清理有利于患者更快地排毒。

我们生活在一个恐惧脂肪的世界，这或许是由于许多商业因素导致的。我们的身体结构和功能很大一部分是由脂肪组成和参与的，这也是为什么许多健康问题与脂肪摄入不恰当都有联系。要坚持食用天然脂肪，确保你的 GAPS 患者摄入足量。你自己将看到结果！

3. 鱼肝油

鱼肝油的存在已经很长时间了。许多世纪以来，俄罗斯北部、斯堪的纳维亚（半岛）、冰岛、苏格兰、格陵兰和加拿大等国家和地区的人会发酵鱼肝和鱼肠，使用发酵过程滴下来的油。在罗马帝国时期，有一种叫作伽拉姆的产品被当作食品和药品，它是由发酵鱼肝和鱼肠制做出来的。从 18 世纪开始，欧洲的医生开始使用鱼肝油当作药物，这种用法一直保持到 20 世纪。老一辈的人还记得父母每天舀一勺鱼肝油给他们吃，希望他们强壮和健康。在南半球塔希提岛和其他一些海岛上，人们依旧会收集发酵的鲨鱼肝上滴下来的油，作为一种药物使用。

鱼肝油有很多促进健康的作用，它提供 Omega-3 必需脂肪酸（DHA 和 EPA）、胆固醇、维生素 A 和维生素 D。我们在前面的章节已经讨论了 Omega-3 脂肪酸和胆固醇，下面我们看看维生素 A 和维生素 D。

维生素 A

维生素 A 是脂溶性维生素，意味着它是膳食脂肪的一部分。维生素 A 存在很多生物化学形式。最源头的维生素 A 称为视黄醇。它的一般膳食来源是动物器官类的肉食，比如肝、腰子、乳品、鸡蛋和含油量高的鱼。最丰富的来源是海鱼的鱼肝油，比如鳕鱼、大比目鱼和鲨鱼这些海洋哺乳动物。我们接触最多的是鳕鱼鱼肝油。

鳕鱼鱼肝油含有的维生素 A 是天然的生物化学形式。因为 GAPS 儿童和成人存在消化障碍，他们无法吸收其他形式的维生素 A，这些其他形式的维生素 A 通常在营养补充剂中以下形式出现：棕榈酸视黄醇、视黄醇乙酸酯和其他。维生素 A 的天然形式存在于动物食品中，油脂含量高的鱼和鳕鱼鱼肝油是患者补充维生素 A 的最佳形式。

那 GAPS 患者为什么需要补充维生素 A 呢？

维生素 A 缺乏在不发达国家是很大的问题。每年大约有 35 万学龄前儿童因为缺乏维生素 A 而失明，而且其中大多数儿童没有能够存活下来（WHO，1996）。但是，在西方国家这种维生素缺乏是少见的，因为人们大量摄入奶、蛋和肉。而且，身体有很好的机制去储存维生素 A，它主要存储于肝脏，能保持至少三个月的时间。除此之外，理论上，维生素 A 可以由一大类植物来源的物质——类胡萝卜素在体内转化而成。自然界大约有 600 种不同的类胡萝卜素（存在于绿色叶菜和色彩鲜亮的蔬菜水果当中），其中有 50 种可以转化成维生素 A。基于这些知识，西方国家的人群一般不会被推荐补充维生素 A。

一些营养方面的专家告诉人们，他们通过转化水果和蔬菜当中的类胡萝卜素而获得维生素 A。这可能适用于那些非常健康的人，他们消化系统和代谢都很好，但是对于大部分西方人，这种转化是有问题的。存在消化问题的人，比如 GAPS 儿童和成人，几乎不可能从水果和蔬菜当中获得维生素 A。类胡萝卜素的吸收率可能低于 5%，大部分的类胡萝卜素对于转化成维生素 A 来说都是无效的。身体要想将类胡萝卜素转化成维生素 A，还需要镁、锌、许多氨基酸和其他营养物质的参与，消化系统疲弱的人往往缺乏这些营养物质。各种各样的毒素还会阻碍体内维生素 A 的转化，肠道与心理综合征患者通常体内有很多毒素累积。从乳品、肝、蛋中吸收视黄醇（功能性维生素 A）需要胆汁和胰酶。很多 GAPS 患者大便颜色苍白，这说明他们的胆汁分泌和脂肪消化能力很差。临床上显示，那些不能消化脂肪的人通常表现出维生素 A 缺乏。

消化系统问题和维生素 A 缺乏是一个"鸡和蛋"的关系。我们已经发现，消化系统功能差会导致缺乏维生素 A，同样的，缺乏维生素 A 也会导致消化系统问题。事实上，肠道问题是维生素 A 缺乏的症状之一，因为肠壁是细胞生成、生长和分化最为活跃的部位，没有维生素 A 的参与，这些过程都无法恰当地完成。肠漏和吸收不良是维生素 A 缺乏的典型结果。

根据 WHO（1996）的报道，哺乳期女性和婴儿缺乏维生素 A 的风险最高，哺乳期的妈妈比我们更需要在饮食当中含有维生素 A。因为现代生活方式的改变，很多女性体内维生素 A 储存欠佳。太多小婴儿在出生后的前几个月没有足够的维生素 A 供给，使得他们的消化系统倾向于在后期的发育过程中出现问题。所以，婴儿的健康与母亲的健康状况密切相关。

不仅仅是消化系统会因为缺乏维生素 A 而遭殃。维生素 A 在身体中的作用很多，几乎涉及健康的方方面面，对于免疫反应、大脑发育、视觉、细胞分化、胚胎形成、繁殖、生长和其他很多功能都很重要。

维生素 A 的一个功能体现在免疫上。实际上，维生素 A 最早的名字叫"抗感染维生素"。如果缺乏维生素 A，特异免疫力和非特异免疫力都会受到影响，它们对细菌、寄生虫和病毒感染的体液免疫，细胞介导免疫，黏膜免疫，自然杀伤细胞活性和吞噬有积极作用。给儿童补充维生素 A 显示正常 B 细胞和 T 细胞的增值和更好的抗原反应。非常严重的维生素 A 缺乏引起的夜盲症和干眼症在西方确实少见。但是虽然不呈现严重的病症，维生素 A 不足却并不少见。世界上超过 2 亿儿童维生素 A 不足（WHO，1996）。这些儿童不存在因为缺乏维生素 A 的典型视力问题，但是他们非常容易受感染，因为他们的免疫系统没有很好地发挥功能。感染，尤其是伴有高烧，会破坏体内的很多维生素 A。临床上，发热的病人应该补充这种维生素。GAPS 儿童在出生后的第一年往往都发生过许多次耳部和肺部感染，这会降低他们体内维生素 A 的储存量（如果他们有储存的话），使得他们更容易被感染。

显然想要确定孩子是否缺乏维生素 A 可以进行检测。但是，通过分析身体症状和病史也可以确定。我要说的是大多数 GAPS 儿童和成人需要补充维生素 A 的天然形式，最好的来源是鱼肝油，大自然会给我们提供最佳答案。临床经验和一些研究显示，合成的维生素 A 补充剂（棕榈酸视黄醇酯、视黄醇乙酸酯、阿维 A 酯、异维甲酸等）对这些患者无效。

很多人担心服用维生素 A 会过量。的确，如果过量是有毒的。但是，想要过量，摄入量应该是每日推荐量的 10 倍之多，而且服用超过几个星期或几年。对于成人，这个量是每天服用鱼肝油 20 匙，持续几个星期或几年。对于小孩，10 匙才会过量。我很难想象一个人一下子进食这么大的量，更不用说经常过量服用。维生素 A 急性中毒的量是需要服用推荐量的 100 倍，小孩服用推荐量的 20 倍，也就是对于一个 3 岁大的孩子来说服用 20 匙鱼肝油是中毒剂量。因此，每天服用一匙鱼肝油不会造成维生素 A 过量。但那些人工合成的维生素，通常添加到加工食品当中，可能造成过量。

维生素 D

胆固醇是构成维生素 D 的主要组件，当我们暴露在阳光下时，皮下胆固醇会制造出维生素 D。在西方世界，我们因误导而对光照过度担心，同时又避免吃含胆固醇丰富的食物，这就造成了维生素 D 缺乏的普遍性。

至今，阳光是这种非常重要的维生素最为重要的来源，而典型的饮食仅仅被认为是维生素 D 的次要来源（Fraser，1983）。所以，阳光浴不仅有益健康，而且是必需的！皮肤癌被归咎于光照，实际上并不是因为晒太阳引起的。关于这个话题的详细探讨超出了本书的范畴，但实际上皮肤癌（任何癌症都是）是因为现代不适宜的精加工食品和现代满载毒素的生活方式引起的。源自于植物油和人造黄油的反式脂肪和其他许多毒素储存在皮肤里，这是真正的元凶。此外，人们使用的一些防晒护理品含有已被证明可致癌的化学物质。跟胆固醇的宣传一样，对于太阳照射导致皮肤癌的假说被商业巨头们打造成一个"共性的知识"。我们人类，在开始学着避免阳光之前，已经在室外阳光的普照下生活了几百万年。我们一直暴露在阳光下，即使是在寒冷的季节里，我们通过晒太阳而获取维生素 D。在阳光不充足的年份，维生素 D 的产出就会下降。那些时候，我们需要特别关注饮食，注意从饮食中摄入足够的维生素，如从鱼肝油、鸡蛋、黄油和肝中获取。

我希望能引起你的注意，维生素 D 最为丰富的天然来源是鱼肝油，每 100 克鱼肝油中含有约 210 毫克维生素 D，比其他任何食物中的含量都高；其次是鸡蛋黄，但是每 100 克鸡蛋黄只提供 4.94 毫克维生素 D，比鱼肝油几乎低 40 倍（请注意，这里指的是每 100 克鸡蛋黄，而不是每个鸡蛋黄）。继鸡蛋黄之后，是黄油，每 100 克黄油提供 0.76 毫克维生素 D，每 100 克小牛肝提供 0.2～1.1 毫克维生素 D。在英国，维生素 D 的每日推荐量是 10 毫克，要达到这个每日推荐量，一个人需要每天吃 200 克鸡蛋黄或者高于 1 千克黄油的量，而每日推荐量只是一个最低标准，为的是避免佝偻病或软骨病的发生。要取得最佳健康状况，大部分人需要的量比每日推荐量高很多。肠道与心理综合征患者因为消化系统疲弱而且体内毒素累积多，需要的量远高于每日推荐量。多在室外活动，做做日光浴，这是获取维生素 D 的最佳方式。在冬季阳光不充足，通过食用鱼肝油来补充维生素 D 是最好的方式，至今鱼肝油还是维生素的最佳来源。当我们看世界上的传统饮食时，会发现离赤道越远的地区，人们吃更多鱼肝和极地动物的肝，特别是在冬天的时候。

如果身体缺乏维生素 D 会是怎样的状况？

问题会是一长串：

- 糖尿病，因为维生素 D 对血糖的调控非常重要
- 心脏病
- 精神疾病
- 自身免疫疾病，比如风湿性关节炎、狼疮、肠道炎症、多发性硬化等
- 肥胖
- 关节炎

205

- 佝偻病和软骨病

- 肌肉薄弱，神经肌肉协调障碍

- 高血压

- 癌症

- 慢性疼痛

- 免疫低下，容易遭受感染

- 甲状旁腺机能亢进，会表现出骨质疏松、肾结石、抑郁、疼痛、慢性疲劳、肌肉薄弱和消化异常

令人遗憾的是，除了晒太阳和摄取胆固醇丰富的食物，没有更好地获取维生素D的方式。当然，有营养补充剂，但是大多数营养补充剂含有的是维生素D_2，通过辐照蘑菇和其他一些植物制造而来。这种维生素D与天然维生素D不同，不能像天然维生素D那样有效地发挥功能，同时还容易造成中毒。实际上，所有关于维生素D中毒的记录都说的是这种合成的维生素D_2。从阳光和富含胆固醇的食物中获取天然维生素D是不可能中毒的，因为身体知道如何处理过多的这些天然物质。

维生素A和维生素D是伴侣关系！

维生素D与维生素A似乎天然地被设计成合作团队。缺乏其中一种另外一种就很难恰当地发挥功能，而且还会造成另外一种过量（中毒剂量）。在过去几十年，西方的许多精加工食品当中会添加人工合成的维生素A（而没有同时加大维生素D的供应）。因为人们广泛的缺乏维生素D，这种合成的维生素A在体内就会达到中毒剂量，引起各种健康问题。

近来的检查显示一大部分西方人群维生素A过量，因为加工食品添加维生素A，使得维生素A储存在体内。如果维生素A和维生素D以恰当的量同时存在于体内，就不会导致失控。如果一个人储存了过量的维生素A，这意味着他缺乏维生素D。的确，这是西方大部分人群的状况——维生素D缺乏在蔓延。因为这种情况，鱼肝油受到了指责，因为鱼肝油中维生素A的含量高于维生素D，这在营养科学界经常发生，立即出现了"膝跳"反射——我们不能吃鱼肝油！因为业界还一直在告诉大众避免阳光和胆固醇食物，人们已经没有选择余

地，为了获得维生素 D 只能服用合成的营养补充剂。

维生素 A 和维生素 D 是伴侣关系！它们被天然设计在一起工作。谁做出了这个设计？大自然！这就是为什么富含维生素 A 的食物也同时富含维生素 D，富含维生素的 D 的食物也同时富含维生素 A。通过食用鱼肝油，我们可以同时摄取这两种维生素。

我们需要补充多少鱼肝油

在考虑剂量之前，首先要考虑质量。令人遗憾的是，现在大量生产的鱼肝油与过去祖辈们自己制作出来的鱼肝油不同。现在工业生产工艺当中涉及加热、压力、溶剂、碱化精炼、脱色、脱臭等。除了少量的传统文化地区和美国的一家前沿制造商，没有哪一家还在沿用传统的发酵工艺来生产鱼肝油。工业制造破坏了油中的大部分维生素 A、维生素 D，合成的维生素 A、维生素 D 以不同的量添加到油里。有些制造商会往油里添加天然的维生素 A、维生素 D，但是这种做法越来越少了，因为合成的维生素 A、维生素 D 更便宜，厂家不再使用天然的维生素 A、维生素 D。给肠道与心理综合征患者补充维生素 A、维生素 D，一定要找到优质的鱼肝油。如果找不到发酵型鱼肝油，可以找添加天然维生素 A、维生素 D 的鱼肝油品牌。我不推荐服用合成维生素。

很难评估天然发酵鱼肝油中维生素 A、维生素 D 的含量，因为这些维生素在自然中的形式是多样的。检测方法一直在改善，但是目前我们不能完全依靠这些检测。在药店和超市卖的鱼肝油产品上通常都明确标识出维生素 A、维生素 D 的含量，因为厂商知道在鱼肝油精炼和脱臭之后自己添加了多少量的维生素 A、维生素 D。问题是这些维生素可能是合成的，这样很难估计会对身体带来多少好处。此外，我们每个人各不相同。我们每一个人都有自己唯一的代谢情况，独特的身体状况，这使得我们对营养素的需求也各不相同。此外，我们的营养需求也是一直在变化的：从白天到晚上，从冬天到夏天，从有压力工作很辛劳的状态到放松的状态，等等。因此，要确定一个人的营养需求，包括鱼肝油的需要量，比起精准科学，它更像是需要把握的艺术。

西方世界唯一的发酵鱼肝油的厂商推荐的鱼肝油每日摄入量是成人 2～2.5 毫升（约半匙），孕妇和哺乳期妇女剂量加倍，儿童剂量减半。根据我的临床经

207

验，在初期补充时，可以按照这个剂量的 2 倍来补充，因为 GAPS 患者特别需要发酵鱼肝油中所含的各种营养物质。对于婴儿和幼儿，在他们皮肤上（尿布区域最好）涂抹鱼肝油也是有效的，因为皮肤会吸收人体需要的物质。如果使用的是普通的鱼肝油（添加了天然维生素），通常推荐使用维生素 A、维生素 D 比例约为 10:1 的鱼肝油。因为每一家厂商在油里添加的维生素的量都不同，最好能够咨询一下厂商这其中的比例。一般的每日推荐量是成人一匙，儿童半匙，婴幼儿 1/3 匙，哺乳期和怀孕的妇女每天食用 1.5 ~ 2 匙的量。

定期按照这个量来补充，可以温和地改善维生素 A、维生素 D 的缺乏。我们也不要太过关注鱼肝油中维生素 A、维生素 D 的比例，鱼肝油并不是 GAPS 患者唯一的维生素来源。GAPS 饮食应该是维生素 A、维生素 D 的主要来源。晒太阳将会提供维生素 D，所以患者要确保每天多在室外活动。需要记住的是，我们补充鱼肝油只是冰山一角，饮食和生活方式才是我们需要去改善的，是最为重要的方面。

4. 消化酶

胃酸过少

存在肠道菌群异常的人一般都会胃酸分泌过少。过度生长的念珠菌、梭状芽孢杆菌和其他致病菌产生的毒素抑制胃酸分泌的能力很强。

这意味着什么？这又为什么很重要？

胃是蛋白质开始消化的地方。胃壁产出的盐酸会激活胃蛋白酶，胃蛋白酶是一种消化蛋白质的酶，会降解蛋白质的复杂结构到肽类和氨基酸。要恰当地发挥功能，胃蛋白酶需要胃中 pH 值在 3 或者以下的水平。如果胃酸不够，胃中 pH 值不够低，那么胃蛋白酶就无法有效地发挥作用。

研究最多的与 GAPS 综合征，特别是自闭症和精神分裂症相关的蛋白质是谷蛋白（也称面筋蛋白或麸质）和酪蛋白。在这些患者体内，这两种蛋白质被转变成类鸦片样物质，被称为酪啡肽和谷啡肽（麸朊啡肽），会进入患者的大脑，阻碍大脑的很多正常活动和发育。消化谷蛋白和酪蛋白与消化其他任何蛋白质一样，开始于胃部。胃酸很低的儿童和成人，他们的这一消化过程从一开始就遇到了问题，为酪啡肽和谷啡肽的形成"设好了场景"。威廉·肖在他修订的书

《自闭症与广泛性发育障碍生物疗法》中给出了一个很有趣的例子，一个孩子其饮食中的酪蛋白和谷蛋白被清除后发生了"戒断"反应，孩子出现暴力行为并拒绝吃喝东西。实际上戒除鸦片的药物上瘾反应会特别剧烈。但是这个孩子的戒断症状在定期吃 Alka-Selzer Gold 碳酸氢盐之后得以暂时的缓解。那么，为什么简单的碳酸氢盐 Alka-Selzer Gold 有这样的效果？答案可能是通过中和孩子体内很少的胃酸，Alka-Selzer Gold 阻碍其他膳食蛋白质的消化，产生出其他类鸦片样肽类，给孩子暂时的"吗啡修复"，减轻戒断症状。

因为胃酸量少，体内蛋白质的消化在一开始就遇到困难。消化不良的蛋白质进入小肠。肠壁和胰酶本来是要完成蛋白质的进一步消化的，期待从胃下来的蛋白质是特定的它们能够作用的形式。就像工厂里的一个传送带或者组装生产线，如果前面的一个人工作很差，不管后面岗位的人怎么做，最后的成品质量总不会好。而且，这些工作发生在身体内其结果则会更差。问题是，身体内"后面的岗位"不能妥善地工作，因为它是受"前面第一个人"控制的，前面这个人就是胃酸。胃酸是胰脏和肝脏处理食物的主要调控器，在通常情况下，从胃部下来的食物进入十二指肠，其 pH 值必须是 2 或者更低，来刺激整个消化过程中两个很重要的物质，其中一种物质是激素，由十二指肠的肠壁产出，会被吸收进入血液并运送到胰脏、肝脏、胃和体内其他的器官。另一种激素是肠促胰液素和肠促胰酶肽（胆囊收缩素）。肠促胰液素给胃一个指令来停止分泌汁液，刺激肝脏分泌胆汁，同时通知肠壁食物来了，因此肠壁会分泌足够的黏液来保护自己。然而，它所做的最重要的事情是刺激胰脏分泌碱性的碳酸氢盐溶液，来中和从胃部下来的食糜中的酸。因为通常十二指肠和小肠的其余部位 pH 值呈碱性。这种碱性的 pH 环境对胰酶消化蛋白质、脂肪和碳水化合物非常重要。通过刺激分泌碳酸氢盐，肠促胰液素使得胰脏产出的酶做好准备去消化食物。

要产出这些消化酶，胰脏需要第二种酶——肠促胰酶肽（胆囊收缩素）的指令。如果从胃部下来的食糜不够酸，十二指肠肠壁不会分泌肠促胰酶肽，那么胰脏就会无所事事地待在那里，不去分泌处理食物的消化酶。此外，肠促胰酶肽会告诉胃停止活动，使胆囊排空胆汁，胆汁进入十二指肠，准备好消化脂肪，为胰液打开大门，让它流动并且开始消化到达的食物（图7）。

209

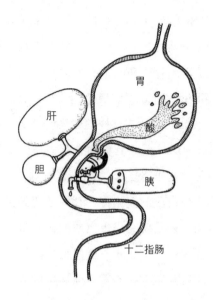

图7 胃酸调控消化过程

这两种激素是如此重要，如果没有这两种激素则无法进行消化。令人遗憾的是，胃酸过少的人就会发生这种情形。从胃部下来的食糜不够酸，无法刺激肠促胰液素和肠促胰酶肽（胆囊收缩素）的产生。因此，胰脏不产生汁液，也没有胆汁出来作用于脂肪，紧接着就是消化不良和吸收不良。部分消化的蛋白质，像酪啡肽、谷啡肽和其他许多中间产物产生出来，并且经由已经有损伤的肠壁被吸收到体内，在大脑中产生类似鸦片的作用。其他消化不良的蛋白质导致过敏和自身免疫反应，进一步累及已经疲弱的免疫系统。许多必需的维生素、氨基酸和矿物质无法被吸收，导致营养缺乏。消化不良的碳水化合物喂养异常的肠道菌群，将它们转变成乙醇、乙醛和许许多多其他的毒素。脂肪无法被消化，导致身体尤其缺乏脂溶性维生素 A、维生素 D、维生素 E 和维生素 K 以及必需脂肪酸，使得一个人大便颜色苍白或者腹泻，未被消化的食物积聚在肠道内腐败，毒害整个身体。

在自闭症圈子里，肠促胰液素受到很多关注，因为一些自闭症孩子在注射肠促胰液素后情况显著改善。很快，这种激素的顺势疗法出现了。在美国，肠促胰酶肽（胆囊收缩素）可以当作营养补充剂，一些尝试过的家长也发现了类似于肠促胰液素的效果。令人遗憾的是，大部分自闭症儿童对这种治疗的反应很弱或者没有反应，因为肠促胰液素仅仅是整个复杂的消化过程中的一个因素而已。要使整个消化过程从一开始就走向正轨，让胃酸回归正常才是更为重要的干预。

除了破坏整个消化过程，缺少胃酸还有很多其他严重的副作用。

胃酸是处理我们放进口中的任何一丁点食物或饮品里的大量微生物的第一道屏障。如果胃酸不够，这些微生物就有机会进入肠道，它们便可能寄居下来并引发问题，甚至可能在胃里就开始生长！通常，胃是消化系统中最少寄居微生物的地方，因为胃特别喜欢酸性的环境。但是，缺乏胃酸的人，各种各样的病原菌、机会型细菌和真菌能够在胃壁生长，比如幽门螺杆菌、幽门弯曲杆菌、肠杆菌、念珠菌、沙门氏菌、大肠杆菌和链球菌。在这方面研究最多的是胃癌患者，这些患者中大部分人胃酸水平低。在低水平的胃酸环境中寄居下来的微生物对于胃癌、胃溃疡和胃炎的形成有重要的影响。

当然，这些微生物大部分都喜欢碳水化合物，特别是精加工碳水化合物。碳水化合物的消化开始于口腔中的唾液，到达十二指肠时才被消化。但是，在胃酸很低的环境下，过度生长的微生物开始发酵饮食来源的碳水化合物，往往会产生各种毒素和气体，可能导致 GAPS 儿童和成人非常不舒服，使他们拒绝食物。积聚的气体不仅会引起嗳气和打嗝，一些致病菌还会在胃上面的括约肌部位生长。这个环形的肌肉将胃和食管分开，控制食物倒流。然而，在这个部位生长的致病菌和它们产出的毒素会部分麻痹括约肌导致反流，即食物反流到食管。即使胃酸水平低，反流的食糜还是酸性的，这样就会灼烧食管壁，使得一个人产生典型胃酸反流的症状。抗胃酸药物经常被用来控制反流，这会很快地缓解一时的症状，但是长期则会使得状况恶化，因为会进一步抑制胃酸的产生。

那么，我们应该怎么做？

我认为肠道与心理综合征患者需要补充胃酸。市场上能够买到的最具生理效应的是盐酸甜菜碱加蛋白酶。一个胶囊通常提供 200～300 毫克盐酸甜菜碱和 100 毫克胃蛋白酶，应该在饭前服用。胶囊中的剂量通常都是适宜成人的剂量。不过，我发现 8 岁大小的孩子也能承受这个剂量而不出现任何问题。要确定自己孩子适用的剂量，可以在饭前将粉末拌在第一口饭里。在 2～3 天内，逐渐增加粉末量到两小捏，如此逐渐增加剂量。年龄在 18～24 个月的孩子一般一小捏

211

的量就足够了。2~3 岁的孩子需要 2~3 小捏。4~6 岁的孩子需要半个胶囊的量。6 岁以上的孩子需要半粒胶囊到一整粒胶囊的量。大于 10 岁的孩子和成人可能需要在饭前服用两粒。很多家长发现孩子在补充盐酸甜菜碱加蛋白酶后的几天大便就会有显著改善。要确保不要同时服用盐酸甜菜碱和益生菌补充品，因为盐酸甜菜碱很可能会破坏益生菌，可以在早上起来、两餐之间或者饭后体内盐酸水平最低的时候补充益生菌。

除了补充胃酸，我们还可以通过自然方式让身体分泌胃酸。卷心菜菜汁是最强的刺激物之一，在饭前喝几勺卷心菜菜汁或吃一小份卷心菜沙拉能够帮助消化这一餐。泡菜和泡菜汁的效果更强，酸菜和几勺酸菜汁可以让胃准备好去处理食物。饮用一杯自制的肉汤也能够帮助增加胃酸的活性。对于孩子，最简单的做法是让他们喝一杯拌有几勺酸菜汁或者卷心菜汁的自制肉汤。

胰酶

人们所说的"消化酶"指的就是胰酶。它经常是蛋白酶、肽酶、脂肪酶、淀粉酶、乳糖酶和纤维素酶的混合物，通常会帮助食物在小肠的降解。健康的身体中，这些酶大多数是由胰腺分泌的。如果我们能够恢复正常的胃酸水平，那么这一阶段的消化应该不会有任何问题，因为胃酸会刺激胰腺产出它自己的酶。这就是为什么我说恢复胃酸水平远比补充胰酶更加重要。

在自闭症的圈子里，关于补充某些肽酶和蛋白酶来替代饮食方案（指的是无谷蛋白、无酪蛋白饮食）的执行有过争论。有些人认为这些酶可以降解谷蛋白和酪蛋白，所以就没有必要纠结于执行饮食方案了。不奇怪的是这种做法对大多数人没有效果，因为酶永远都不能替代饮食。本书介绍的饮食方案是设计修复肠道，重建正常的肠道菌群的，没有任何酶可以做得到！

根据我的临床经验，我看到补充胃酸后有很大的改善。但是，我却发现补充胰酶的效果并没有这么显著。如果患者感觉到它真的有帮助，就没有理由不去补充，但是补充的酶应该是不含有填充剂和黏合剂的，这些物质会阻碍肠道修复。根据我的临床经验，大部分患者仅仅补充胃酸便可以改善得很好，因为这会刺激他们自身通过肠促胰液素和肠促胰酶肽（胆囊收缩素）的作用分泌胰酶，也会刺激胆汁分泌，刺激消化过程的许多其他重要的物质，这样则比补充胰酶更为天然。

不需要永久性服用消化酶，随着肠道的修复，一个人可以慢慢地停用胃酸补充剂和/或胰酶，只在吃比较难消化的一餐或者饮食清单中不允许的食物时才补充。

5. 维生素和矿物质补充剂

如果没有维生素摄入，你就会生病。

——阿尔伯特·阿尔贝圣捷尔吉（1893—1986 年），美籍匈牙利裔生物化学家

GAPS 患者缺乏很多营养物质，他们自然期待解决这种问题。问题是，怎么解决？

比方说，是不是通过检测来确定身体缺多少镁，然后就去补充所缺的量，如此简单？或者为自闭症或 ADHD 或精神分裂症患者"特别设计"补充剂，还是采用"通用尺码"的方式？或者我们应该给缺乏营养的人大剂量补充，希望身体能够自己选择出来它所需求的量？

很多健康执业者会建议去检测营养物质缺乏。每一种营养物质都有最优检验，被认为是能够针对特定的营养物质提供最为准确的信息，也有非最优检验，可能会非常误导。尝试针对每一种营养物质都去做最优检验是很不现实的，而且花费很高。通常，人们都只会检测一两种营养物质的缺乏情况，这并不能代表问题的全貌。因此，基于检查去做营养补充方案的设计从一开始就站不住脚。

除此之外，市场上的很多营养补充剂其吸收率很低，有一些产品的吸收率仅有 9%，患者体内实际能获得的营养远低于包装瓶上标识的量。但是，大部分厂商不会告诉你他们的营养补充剂吸收率有多低，即使他们自己是知道的，因此，选择合适的营养补充剂也不是那么简单的事情。

营养补充剂的吸收是一个复杂的过程，除了产品的质量，还取决于患者消化系统的状况。相同的营养补充剂，两个不同的人其身体能够吸收的量可能是不同的。GAPS 患者的消化系统通常不是很好，并不能很好地吸收这些营养补充剂。

让事情更加复杂的是，很多营养物质在肠道的吸收还会有相互竞争的影响。

213

比如，如果我们补充了太多的钙，可能会影响其他营养物质的吸收，如镁、锌、铁、一些氨基酸和其他物质，造成其他营养物质的缺乏。实际上这是营养学上非常让人困惑的一个方面。事实上，没有人知道如何开出维生素和矿物质的准确用量，因为在这方面的研究或知识不足。每一个营养师或医疗执业者都有自己喜欢的营养补充剂产品，也是他们经常开给患者的产品。跟主流的儿科医生一样，药品通常是基于尝试去推荐，在开维生素和矿物质补充剂时也一样。

服用维生素和矿物质补充剂已经变得司空见惯，不仅仅是我们其中的很多人想要吃这些"健康药丸"，一些加工食品中也会添加营养物质，因为食品加工过程中破坏了食材中原有的营养物质，更不用说很多食材本身的营养构成也比较差。令人遗憾的是，这些强化的营养大部分都是合成品。而我们的身体设计需要天然形式的营养素，身体很难辨识这些合成品，不知道如何使用这些合成形式的营养素。有一种猜疑是，现在很多人的问题，比如肾结石，是因为补充合成的维生素 C 而引起的，而市场上大部分维生素 C 都是合成品。

有一种公众观点是，在现代社会，如果我们不吃营养补充剂身体很难健康，因为我们的饮食已经不能为我们提供最佳的营养了。事实上，如果你靠谷物片和面包做早餐、中餐和晚餐吃的三明治，那么确实不能获得足够的营养，你确实需要服用营养补充剂。而本书所介绍的饮食能够为你提供浓缩的天然形式的营养，身体能够辨别出来这些天然的你所需的营养，并去利用它。果蔬汁能够增加更为浓缩的维生素、矿物质和其他有用的物质。好的益生菌能够促进营养的吸收，提高效率平均 50% 或以上。那些有益菌还是维生素 B、维生素 K 及生物素等很多活性物质的主要来源。确实，当患者开始服用达到治疗剂量的强力益生菌时，这些营养物质的缺乏是最先得以缓解的。饮食和益生菌开始修复肠道，患者也逐渐能够开始恰当地吸收来源于食物的各种营养。

说到 GAPS 患者，另外重要的一点是，他们的肠道通常是发炎和有损伤的。很多合成的营养补充剂、药片和胶囊中的填充剂和黏结剂会刺激已经非常敏感的肠壁，干扰肠道的修复过程。我曾看到很多患者花费了巨大的精力改善饮食，但是并不能取得好的效果，直到他们停止服用那些营养补充剂。

这也是为什么我不推荐在实施 GAPS 饮食方案之初服用维生素和矿物质的原因。我建议在最初把精力首先放在饮食上，开启肠道的修复过程。当肠道能够开始有效地工作时，许多患者的营养缺乏就会消失，不需要任何补充剂！因为身体得以自愈，开始正常发挥功能，营养缺乏症状自然地消失了。

当然，患者们也各不相同，有些人确实需要有针对性地服用营养补充剂。但这需要有经验的执业者去推荐服用补充剂的方案。以下是一些重要的建议：

● 选择的补充剂当中不能含有任何可能加重肠道问题的成分。液体形态的补充剂优于粉末状、片剂或胶囊。补充剂当中不能含有 GAPS 饮食当中不被允许的物质。

● 选择吸收率高的补充剂，比如，添加有富里酸的维生素和矿物质补充剂。富里酸（别跟叶酸混淆了）可由土壤中的微生物产出，它能够保证补充剂更为自然地提高吸收效率，也有螯合重金属的功能，而益生菌补充剂当中的土壤细菌能够为肠道提供这种酸。

● 保持补充剂的服用剂量最小化。

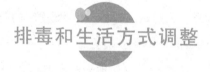

排毒和生活方式调整

永远不要让那些办公室植物都已经死亡的医生为你治疗。

——埃尔玛·邦贝克

我们生活在一个污染严重的世界，每天都要呼吸汽车尾气和工业废气。我们吃的食物当中含有很多农药、除草剂和其他农业化学剂残留。我们喝的牛奶和吃的肉可能来源于常规注射抗生素、类固醇和其他药物的动物。我们进食加工食品的同时摄入了无数的化学品。我们使用的个人护理品当中也含有致癌物质以及对人体有毒的物质。我们的家里和办公场所也都集中了各种各样的毒素。现代楼宇的建筑材料、隔热材料、油漆、清洁用品和防火剂都会释放出各种毒素，我们每天都呼吸得到。比如，化学分析发现家庭中的地毯和地毯黏合剂会释放出数量可观的毒性物质，如甲醛、甲苯、二级甲苯、苯、甲基丙烯酸酯、四氯乙烯、甲基萘、邻苯二甲酸盐和苯乙烯，所有这些化学物质都是已知的对人体有毒的物质，我们在室内会呼吸很多这些物质。医院和购物卖场的空气中这些毒性物质的含量更高，这就是为什么很多人在购物或者从医院回来之后感觉非常疲惫的一个原因。这还不是全部，我们还会经常性地吃一些药物、喝酒和吸烟。

那我们是如何生存下来的？我们是如何控制好生活、工作、生儿育女，而没有在吸入第一口交通拥堵时的空气就头昏脑涨的？

我们能够存活下来要感谢我们的身体系统，这个系统直到最近我们也还没有了解透彻——排毒系统。

这个系统好像身体的清洁器，它不断地将身体代谢过程中产生的废物和毒素清除，同时清除外界侵入身体的毒素。这个系统的总部是肝脏，其余部门在身体的每一个细胞中。这个系统的复杂性令人惊愕，即使知识最为丰富的生物化学家也不能全部了解，况且关于它为什么能有效运作还有很多我们所不知道的。但是有一点我们知道，就是要维持这个系统的良好运转，我们必须为它提供特定的营养：锌、镁、硒、钼和其他一些矿物质以及必需脂肪酸，GAPS 儿童和成人缺乏这些营养物质。因为缺乏营养，GAPS 患者的身体无法发挥最佳的排毒功效，同时，GAPS 患者的身体还会超负荷，因为它们体内毒素累积很多。设想一位工人，不供给他食物和水，却让他做越来越多的活儿，他如何处理？他会将大部分工作撂在一边，希望能有轻松的一刻让他能够做一些简单的活儿，这正是 GAPS 患者体内所发生的状况，他们的体内堆积了各种各样的毒素，准备以后再去处理。检测这些人体内的重金属、石油化学品和其他有毒物质时，总是显示阳性。令人遗憾的是，很多这些化学物质会储存在体内的脂肪中。人的大脑和其余的神经系统组织中脂肪含量很高，这些组织成为毒素的储存场所，被毒素堵塞的大脑无法正常发挥功能。我们在 GAPS 患者当中清楚地看到这种状况。

那么，我们要怎么做呢？我们如何从 GAPS 儿童和成人的体内将这些毒素卸载下来，让他们正常地发育，正常地发挥身体功能？

我们需要做的最为重要的，而且第一位的是切断毒素的来源，这意味着需要清理和修复肠道。

但是，只是清除毒素的主要来源还不够。我们如何处理许多年以来储存在体内的毒素呢？我们如何处理 GAPS 儿童和成人检查出来的那些重金属？

这些年，有一种新的治疗方法出现了——重金属螯合药物，主要是 DMSA（二巯基丙醇琥珀酸）和 α 硫辛酸。这些药物最初是用在部队那些曾经急性暴露于重金属和其他有毒物质的军人身上的。在自闭症家长的圈子里，关于这个话题的讨论非常热烈，有很多执业者，主要在美国，会给自闭症孩子开这种药物而且声称有效，我们也听到一些自闭症孩子的家长讲述其中的一些积极作用。但是，这里有很多问题，有很多人，包括我，感觉到不合适。螯合的药物是药物，和任何药物一样，它有副作用和并发症。这些药物不是良性的物质，我对不经过医疗监管而使用这些药物有很大的担心，更别说很多人在用药时并不会定期检测血液。让我们来了解一下已知的一些问题。

（1）DMSA（二巯基丙醇琥珀酸）和其他一些螯合药物引起与剂量相关的骨髓抑制，表现为嗜中性白血球减少和血小板减少，会影响血液的凝集以及血液对抗感染和其他毒素的免疫反应。选择使用重金属螯合药物的家长需要监测孩子的血液组成。对于一些孩子和成人，这种反应严重到无法继续执行。

（2）螯合药物会引起肠道内病原性真菌和细菌的过度生长。这是为什么一些医生建议患者先处理肠道微生态失调再执行重金属螯合的一个原因。任何经历过处理肠道微生态失调的人都知道这个过程有多难。GAPS 患者存在肠道微生态失调，这是他们最基本和主要的病原体的来源，即使耗费巨大的力量来处理这一问题，我们也很难说能够彻底根除。

（3）除了螯合重金属，这些螯合药物还会结合必需的矿物质，同时把它们从体内清除掉。比如，它们会螯合锌，这也是为什么在执行螯合方案前需要大量补充锌的一个原因。但是，对补充锌有经验的医生都知道锌的吸收机制非常复杂，需要正常的胃酸水平。GAPS 患者胃酸水平不正常，这会影响锌的吸收。除此之外，我们也已经知道 GAPS 患者体内严重缺乏这种矿物质。除了锌，螯合药物还会清除掉其他的必需矿物质，如镁、钼和其他矿物质。这是为什么螯合方案中通常包含大量补充矿物质的原因。

（4）执行重金属螯合方案的患者其血液中一种称为转氨酶的酶含量很高，这表明肝脏受损，特别是干细胞的损伤。

（5）有任何口腔问题的人禁用螯合药物，因为可能损害肾脏。在执行螯合

217

方案的同时，必须同时检测肾脏和肝脏的功能。

（6）在执行螯合方案的过程中，自闭症孩子的家长诉说了一长串的副作用：自闭症症状的复发、厌食、疲劳、易怒、恶心、睡眠干扰、腹泻、肠胃胀气、黄斑丘疹的皮疹。有时，医生观察到这些严重的并发症为史蒂文斯－约翰逊综合征（伴有发烧、腹泻、多发性关节炎、皮疹、肌痛、肺炎的严重中毒反应，通常通过类固醇药物治疗），溶血（红细胞破坏），严重的嗜中性白血球减少症和血小板减少。

（7）一些自闭症孩子在服用螯合药物后声称症状改善，但是，一旦停止螯合药物，他们的症状又会复发。一个解释是这些孩子在停止重金属螯合之后又会重新从环境中聚集重金属，因为他们自身的排毒系统无法处理这些金属物质。

对于螯合药物，现在还没有足够的数据来说明它真的有效，只有一些听说而来的轶事作为证据。现在有一些研究在进行之中，试图评估螯合后的改善，但是成功率尚不清楚。如果GAPS患者在执行重金属螯合后确实有用，我们也还不知道它能够改善的程度是怎样的，事实上，执行重金属螯合存在种种风险和副作用，更不用说花费巨大。

那么，我们对这些重金属和患者体内的其他毒素该怎么办？我们不能忘记这件事。关于排毒，有一种经过时间验证下来有效的方式，采用这种方式不仅能清除重金属，还包括其他一些毒素，并且对身体没有任何副作用或有害的并发症，而且它是一种非常美味的方式，孩子们特别喜欢它！这就是鲜榨果蔬汁。全世界成千上万的人通过果蔬汁排毒从各种几乎致命的疾病当中解脱了出来。市面上有很多关于果蔬汁排毒的书，里面呈现了各种证据，提供了许许多多好的果蔬汁配方。在自然医学界一些著名人士也强力推荐果蔬汁并且应用于他们患者的治疗方案当中，比如格森医生和诺曼·沃克医生。关于生鲜水果和蔬菜的健康益处已经发表了很多科学研究论文，果蔬汁能以浓缩的形式提供蔬菜和水果的各种益处。比如，要榨取一杯胡萝卜汁我们需要450克重的胡萝卜，没有谁能一下子吃450克重的胡萝卜，但是通过喝鲜榨胡萝卜汁，你可以获取到这么多胡萝卜所含的营养。榨汁会移除纤维，大量纤维的存在会影响水果和蔬菜中很多营养物质的吸收，并且加重GAPS患者已经非常敏感的消化系统的问题。对于果蔬汁，消化系统基本不需要花费什么力气，可以在20~25分钟之内被身体吸收，为身体提供大量的浓缩的营养物质。通过喝鲜榨果蔬汁，你每天可以摄入大量的新鲜蔬菜和水果，并且是以一种易消化和愉快的方式完成的。

很多 GAPS 儿童和成人因为口感问题不喜欢吃蔬菜和水果，而喝鲜榨果蔬汁可以解决这个问题。每天喝两杯鲜榨果蔬汁，可以为患者提供很多必需的维生素、镁、硒、锌以及其他矿物质、氨基酸和很多 GAPS 患者体内缺乏的营养物质。早上喝混合菠萝、胡萝卜和一点甜菜榨取的汁液能够让消化系统为接下来的饮食做好准备，刺激胃酸和胰酶的分泌。胡萝卜、苹果、芹菜和甜菜混合果蔬汁对肝脏排毒功效非常好。绿叶菜（菠菜、生菜、欧芹、小茴香菜、胡萝卜和甜菜的叶子）混合番茄和柠檬压榨蔬菜汁是镁和铁的重要来源，而且可以螯合重金属。卷心菜、苹果和芹菜汁刺激消化酶的分泌，而且是很好的肾脏清洁剂。你可以自己在家里压榨各种各样的蔬菜水果混合汁。要让果蔬汁味道鲜美，特别针对孩子的话，一般要使用 50% 不那么美味但是极其有疗愈作用的食材：胡萝卜、少量的甜菜（不超过混合汁液的 5%）、芹菜、卷心菜、生菜、菠菜、欧芹、小茴香菜、罗勒、新鲜的荨麻叶、甜菜叶子、胡萝卜叶子、白色或红色卷心菜，以及 50% 美味的食材，用于掩盖其余的一些物料的味道：菠萝、苹果、橙子、葡萄柚、葡萄、杧果，等等（更多细节，请查看本书"食谱"一章的内容）。

那纤维怎么办？饮用果蔬汁不代表患者就要停止进食新鲜的水果和蔬菜，如果不存在腹泻的问题，患者可以像往常一样继续吃水果和蔬菜，把果蔬汁当作一杯浓缩的营养补充剂。饮用鲜榨果蔬汁应当空腹，在饭前 20～25 分钟或者饭后 2～2.5 小时饮用。

我们能不能喝商店里卖的果蔬汁？回答是一个大大的不！市场上销售的果蔬汁是经过加工和巴氏杀菌的，这会破坏其中的酶和大多数的维生素和植物营养素。它们是加工糖的来源，会喂养肠道内的异常细菌和真菌。新鲜压榨的天然果蔬汁其中的糖分与酶、矿物质以及其他营养物质相平衡，会成为体内能量的来源。当你自己在家里压榨果蔬汁时，你非常清楚自己添加了些什么，你知道食材都是新鲜的而且没有污染和氧化，你在搭配不同蔬菜和水果的时候还会很有乐趣，可以榨出各种不同的美味的汁液。有很多书针对特定的健康问题提供了针对性的果蔬汁的配方。要让自己鲜榨的果蔬汁成为强有力的免疫疗愈食

219

物，你可以考虑榨汁时添加接骨木果。

黑接骨木果

黑接骨木是一种小型的灌木，在无论是寒冷还是温暖的气候条件下几乎都能生长。春季时，它会开出小白花，到了夏季快结束时成长为小的满含浆汁的黑色果子。黑接骨木果的医用价值已经在多个世纪以来受到赞誉。它的花朵、浆果、叶子和树皮被用来处理感冒、肺炎、流感、喉咙发炎、花粉症、伤口、眼部感染和许多其他病症。在英格兰，人们还会使用接骨木果制作葡萄酒；在斯堪的纳维亚（半岛），它的花朵被用来制作黑接骨木甘露酒。黑接骨木有很强的刺激免疫功能的作用，它还是一种强有力的抗病毒治疗用品。

要使用这种植物，你不需要是一位有经验的草药医生。很多人家的花园里都种植了这种植物，因为它非常具备装饰性。在夏末时，你可以收集浆果，一小桶就够了。要采摘熟透了的果实，成熟的果实颜色很黑而且很软。在家里用叉子把果实蒂剥掉，将果实放进一个塑料袋或者塑料容器中，冷冻起来，从夏末/秋初开始，每天晚上记得从冰箱中取出一些冷冻的黑接骨木果，放在室温下回温一夜。第二天早上起来，与菠萝、胡萝卜以及其他水果蔬菜混合榨汁。如果每天或者每隔一天喝一次这种果蔬汁，那么整个冬天家里人都不会感冒。一家四口的话，1~2勺黑接骨木果就够了。如果只是一个人食用，那么一勺就够了。除了榨汁，你还可以在做蛋糕的时候，放上一些接骨木果。

你也可以在春天的时候收集一些接骨木的花朵冷冻起来，到冬天做花茶或者压碎加到凉拌沙拉当中。接骨木的花朵同样有很强的刺激免疫的作用。你可以饮用接骨木花茶来对抗感冒、流感和发烧。这种花茶还可以用在伤口、擦伤、晒伤、冻伤和发炎的眼睛上，也常用于处理花粉症。

我几乎总能听见一些人会说"我特别忙，没有时间收集果实和花朵！"但是即使最繁忙的人也会有周末。花一天时间与家人在乡下度过愉快的一天不是很好吗？你可以在那时采摘接骨木果实。当回到家里看电视时，你可以把果蒂去掉，放进冷冻的塑料袋里，一边看电视一边做，看完电视，把果实放到冰箱冷冻。为了一冬天的免疫力，这花不了多少时间，而且几乎不需要花什么钱！

一般性毒素累积

这部分治疗中的一个重点是尽可能地减少一般性毒素在患者排毒系统中的

累积。一般性毒素累积是什么？我们吃进身体、呼吸、触摸或者皮肤上（皮肤能很快地吸收毒素，是我们身体排毒系统的另一个负荷来源）的任何毒素。GAPS 患者的肠道是毒素负荷的主要来源，他们的排毒系统需要大量的工作去对付那些毒素。这些患者最好不要再暴露于充满毒素和致癌物质的环境当中。我们说的是哪些物质呢？

患者的家里应该尽可能地保证没有化学品，要尽少使用家庭清洁剂、油漆、地毯清洁剂和其他有毒物质。所有广泛使用的家用化学品都含有毒素。卫生间除臭剂、地板清洁剂、亮光剂等，都会停留在空气中和物体表面上，使得患者的排毒系统累积毒素。有毒的家用清洁剂可以替换成一些安全的可生物降解的友好型产品。但是，一般来说还是尽量少用。家里的很多清洁可以只用水和一点醋或柠檬汁、小苏打和橄榄油。你可以用浓茶清洁木地板，你可以混合橄榄油和醋来擦亮家具。你还可以使用葡萄酒清洁地毯上的污渍。

在患者排毒期间最好不要做室内装修或者换用新的地毯。油漆、很多建筑材料、新地毯和新家具会释放很多有毒化学物质，它们会通过肺、皮肤和黏膜被吸入身体。新的地毯会在几年时间内持续地释放有毒的甲醛物质，新家具中有很多防火剂，是身体系统中锑（一种有毒金属）的主要贡献者。家里新刷的油漆会释放到空气中很多毒性很强的化学物质，这种释放可以持续至少 6 个月之久。最近我接到一位自闭症儿童家长的电话，这个孩子除了自闭症还有癫痫。实施 GAPS 营养方案之后，孩子的癫痫症完全消失了，孩子表现越来越好。但是，令人遗憾的是，家长决定粉刷家里的墙面，在刷墙的当天，孩子便出现了癫痫症的爆发。大多数癫痫的发生是毒素导致的，尤其是孩子。显然，这个孩子的排毒系统还无法处理这种强力毒素，他通过呼吸会吸入油漆释放的毒性物质。

体内通常的毒素负荷其来源包括化妆品、香水和其他一些个人护理品。个人护理品的监管实际上是非常有限的。超过一千种致癌物质和毒性化学物质被广泛应用于产品的配方当中，包括洗发水、香皂、牙膏、化妆品、香水、护手霜等。过去认为我们皮肤是一道屏障，不会让有毒物质进入到身体的观点已经被证明是错误的，人的皮肤会很快地从环境中吸收大多数物质，有时候甚至比消化系统的吸收率还要高。毒素通过消化系统进入人体，需要经过肝脏的解毒，大部分毒素会被降解并变成良性。现在的药品行业开始生产越来越多的经由皮肤吸收的药物，

221

因为皮肤比消化系统吸收得还要快，而且不需要经过肝脏，直接能够进入血液。广泛地使用化妆品是癌症越来越多的一个原因。不论是孩子还是成人，都会在不知情的情况下通过皮肤暴露于大量的致癌物质中，一个例子就是乳腺癌。很多时候，从患癌的乳房移除出来的细胞中含有大量的铝，它是对身体产生毒性的金属。这些铝是从哪里来的？可能并不是从遥远的地方而来，而仅仅是从除臭产品中，通过女性腋下皮肤吸收到身体当中的。最近关于重金属的研究显示，妊娠期的动物接触这些金属的话，重金属会大量累积在胚胎中。因此，妊娠期和哺乳期的女性需要特别小心自己使用在皮肤、面部和头发上的化妆品。本书无法详述所有可能出现在化妆品当中的毒素，但是，以下列出了最为常见的一些毒素。

- 滑石或滑石粉可以导致卵巢癌。不要使用，特别是不能用于小婴儿。
- 月桂醇硫酸酯钠盐（月桂醇聚醚）是大多数洗发水、香皂和牙膏中含有的一种有毒物质。
- 氟——损害身体的每一个系统。它广泛存在于牙膏和许多牙齿护理品当中，自来水中也可能有氟的残留。如果你还不清楚它的害处，我建议进行了解并且要竭尽可能地去避免它。
- 二氧化钛——致癌物质。
- 三羟乙基胺（TEA）和二乙醇胺（DEA）可形成致癌的亚硝胺。
- 羊毛脂，它本身是无毒的自然物质，但经常被双对氯苯基三氯乙烷和其他一些致癌农药所污染。
- 二氧六环通过呼吸和皮肤进入人体，有高致癌性。
- 糖精——致癌物质。
- 甲醛——有毒和致癌物质。
- 丙二醇——致癌物质。
- 铅、铝和其他的有毒金属出现在很多个人护理品当中，特别是香味剂和化妆品当中。

GAPS 患者应该将个人护理品的使用降低到最低，几乎不要使用，身体并不需要用肥皂、沐浴液或者泡泡浴去处理。这些产品不仅会增加体内毒素累积，还会清洗掉身体上重要的油质，这些油质是会保护皮肤不受感染和避免干燥的，用水和海绵清洁已经足够了。

除了天然的牙膏，儿童不需要任何个人护理品。或者，可以选择一些不含有以上有害物质的优质产品。

要通过皮肤帮助清除毒素，让患者每天晚上睡前泡澡。不要使用香皂，在浴缸里添加一杯优质苹果醋、小苏打或海苔粉，这可以帮助恢复皮肤的正常 pH 值，促进皮肤上的正常菌群平衡，同时有利于排毒过程。每隔一天，可以使用浴盐（硫酸镁）泡澡，也会促进排毒过程。家里需要经常通风，要让患者尽可能地多在室外呼吸新鲜空气。

游泳池也是非常有毒性的场所。人们一直认为到游泳池游泳是健康的锻炼，这其实离真相实在太远。除了少数游泳池采用臭氧消毒，大多数游泳池是用含氯化学品消毒的。氯是有毒的，会影响身体的每一个系统，特别是免疫系统和肝脏，氯可以通过皮肤被很快地吸收到体内。此外，一层厚的氯气还会漂浮在泳池水面上，孩子和成人在游泳时会通过呼吸吸收到身体内部。GAPS 患者体内毒素负荷已经很高，再在含氯的泳池里游泳则会继续增加毒素的累积。

GAPS 患者应该在天然洁净的湖水、河水或海水中游泳，而不是满含化学物质的泳池中。天然的水中充满了生命，源自于植物和不同生物、矿物质、酶和其他许多有益物质的生物能量。多个世纪以来，在自然的水中游泳被认为有益于健康。显然，你必须确保游泳的水是远离工业污染的。

洗衣液和洗衣粉会残留在我们的衣料、床单和毛巾上，它们会蓄积毒素。我们应该尽量使用生态友好型的洗涤用品。

家庭植被对清除室内的毒素有一定的作用，植物会摄入有毒气体之后释放出氧气和其他一些有益物质。家里可以种植天竺葵、常青藤、吊兰、芦荟和其他一些植物。要保持家庭环境健康，需要注意保证植被不要发霉（真菌感染），一些 GAPS 患者对霉菌非常敏感。

治疗 GAPS 过程中，排毒和减少暴露于有毒的环境中，这一点非常重要。调整肠道菌群回归正常、合理的滋养性饮食、洁净的水、果蔬汁以及避免毒素，这些都是自然疗法，效果很好，而且没有任何副作用！

健康的身体其内在必定是洁净的！

给身体一个愉快的清理！

223

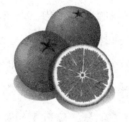

第三部分
不同的身体问题

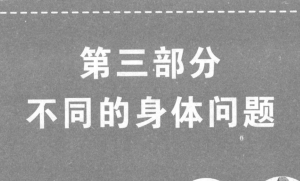

肠道藏着心理的秘密

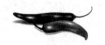

1. 耳部感染和胶耳

耳部感染和胶耳是很多GAPS儿童在1岁以内最为经常使用抗生素的一个原因。但是当我们看耳部感染和胶耳本身时，我们将发现另外一种流行问题。在西方国家，大约2/3的儿童每年某些时候会发生耳部感染，其中还有1/3的儿童每年会感染4次之多。

为什么会出现这种问题呢？为什么这么多孩子在急性耳部感染用抗生素处理多次后不得不使用鼓膜置管？

要了解问题，我们必须先看一下耳部结构（图8）。

耳部感染发生在中耳，是一个非常狭小封闭的部位，体积约为1立方厘米。它的主要功能是从鼓膜传递声音到内耳，在三块相互连接的小骨头（锤骨、砧骨、镫骨）的共同合作下，这项任务的完成非常高效。中耳充满空气，由鼓膜将它与外耳腔相互隔离。不过，它通过一个称为耳咽管的小管腔与外界相连，这个小管腔对于耳部感染和胶耳起到重要作用，接下来我将详细讲解。

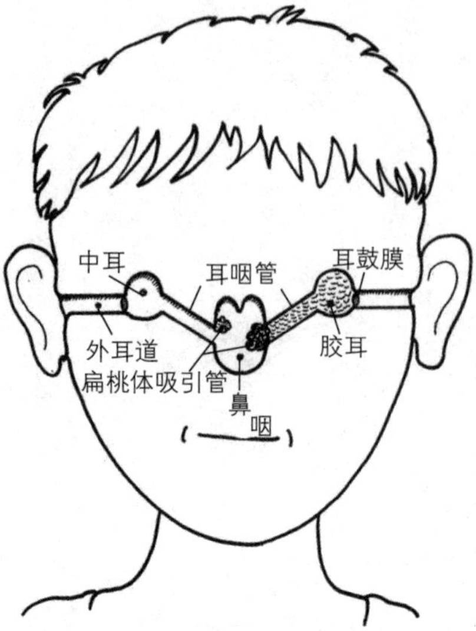
中耳
耳咽管
耳鼓膜
外耳道
扁桃体吸引管
胶耳
鼻
咽

图 8　中耳与鼻咽互相连接的结构

耳咽管从中耳的前壁延伸到鼻咽（鼻子和咽喉的后面的部位），在鼻咽的后部开放。耳咽管的一个主要功能是平衡中耳部位的空气压力，它在咽部的开放受到淋巴组织——耳咽管扁桃体的卫护。耳咽管扁桃体是免疫系统的一部分，它的功能是预防鼻子和咽喉部的感染传播到耳咽管和中耳。有时候我们会明显感觉到耳咽管的存在，我们可以回想一下坐飞机时感觉耳朵被堵住了的感觉。因为鼻腔或喉咙感染或者只是因为飞机上的气压问题可能导致耳咽管也被感染并且肿胀。当耳咽管肿胀后，会堵塞耳咽管的入口，结果就会导致在飞机起飞或者降落时无法平衡中耳部位的空气压力，引起耳朵嗡嗡的或者疼痛，人们常常通过吞咽、喊叫、咀嚼来拉伸耳咽管的开口，让空气进入中耳部位，但是如果管腔肿胀得太厉害，这种小措施通常就不起作用了。

耳咽管是将感染传播到中耳部位的最为明显的通道，不过，也并非那么简单。

耳咽管的黏膜表面布满纤毛上皮，包含很多黏液腺和淋巴滤泡。

纤毛上皮是一层绒毛细胞，这些绒毛的朝向是从中耳朝向鼻咽，为中耳提供了一层屏障，预防任何食物碎片或者空气从鼻腔或口腔进入中耳部位。耳咽管黏膜上无数的黏液细胞通过分泌黏液不断地清理管腔，纤毛上皮上的细小绒毛朝鼻腔后方移动。感染要想传播到中耳，必须逆转纤毛的朝向。但是，如果感染源成功进入到耳咽管，管腔壁上的淋巴滤泡作为免疫系统的一部分，会执行攻击消灭感染源。并且，在感染源到达耳咽管之前，它必须跨越第一道屏障——管状扁桃体，这里是免疫细胞集中的场所，专职抵御任何侵染。这些联合的因素为中耳提供了牢固的防御屏障！对于健康的儿童，这些屏障的功能运作良好。但是为什么还有很多儿童却发生问题？感染源是怎么通过各道屏障的？为什么现在广发耳部感染和胶耳？

到这里，我们会落实到非常重要的一点。新生儿的口腔、鼻腔、喉咙、耳咽管和中耳是无菌的。一出生之后，口腔、鼻腔和喉咙便寄居上了许多混杂的微生物，它们来自于环境、母亲、父亲以及其他任何接触孩子的人。正如新生儿肠道菌群，因为我们前面讨论过的许多因素，很多孩子在这些部位也形成了异常的菌群。这会引起两个问题：第一，耳咽管的黏膜细胞会分泌过多的黏液保护和清理自身；第二，管状扁桃体会慢性发炎，堵塞管腔，使得黏液无法出去，很快，中耳部位会被黏液填满，这种情况被称为胶耳。黏液使得声音不能恰当地通过中耳，影响到孩子的听力和发育。很多患有胶耳的孩子没有自闭症问题，但是，他们的学习能力会受到影响。这些孩子开始说话的时间延迟是一种常见现象。填满中耳部位的黏液会为任何来自于鼻腔后部的感染源提供生长环境。如果是这样，孩子便会表现出耳部感染的典型症状——疼痛和发烧，这时很多人又会使用抗生素处理。抗生素将感染源清理掉，但是无法清除胶耳。事实上，长远来看，使用抗生素会让状况更糟，因为抗生素会进一步改变鼻腔和喉咙部位的菌群。因此，只要中耳部位还是填充着黏液这一微生物生长繁殖的媒介，可以预期耳部感染会很快再复发。经历了许多次耳部感染，很多孩子不得不使用鼓膜置管，放置在鼓膜上，为中耳部位的黏液排出提供另外一个通道。这个处理能够解决胶耳，停止耳部感染的不断发生，但是它仅仅是缓解症状。中耳部位的上皮细胞和耳咽管还会继续产出很多黏液，黏液自己的天然净化通道依然是被堵塞的，但是黏液现在可以通过一个人工装置鼓膜置管排出去。

我们说过，放置鼓膜置管仅仅是处理症状的一个方案，是一个需要"依赖的拐杖"，它不会去除问题的根源，问题的根源是孩子鼻腔和喉咙部位异常的菌群。临床上显示当菌群回归正常以后，胶耳和耳部感染会消失。要想让这些部位的菌群回归正常，需要做两件事情。

首先，饮食中不能包含喂养异常菌群的食物。我们在前面章节已经讲过了，这包括糖、牛奶和加工碳水化合物。当这些食物从饮食中清除以后，我们都会惊讶胶耳消失的速度之快。

第二，孩子的治疗方案中包含达到治疗剂量的益生菌。益生菌中的有益菌帮助清除病原菌，并且重新建立口腔、鼻腔和喉咙部位正常的菌群，这会帮助孩子防御耳部感染。除了在饮食中添加益生菌，我经常推荐来我诊所的家长，让孩子晚上刷完牙睡觉前，将一个益生菌胶囊打开，把粉末撒在舌头上，之后不要吃任何东西也不喝水。这样，益生菌可以作用于孩子的口腔和喉咙部位一整夜的时间。因为鼻腔和口腔的后方敞开在同一区域，益生菌中的有益菌有机会到达鼻腔后方，也就是扁桃体管的位置，可以在此对付病原菌。此外，益生菌产生的刺激免疫反应的作用也会促进感染的清除。结果，发炎会终止，管状扁桃体恢复到正常大小，不再堵塞耳咽管，使得黏液能够从中耳部位排除出去，这会解决胶耳和频繁的耳部感染问题。

230

引起耳部感染的另外一个常见原因是食物过敏，特别是对牛奶的过敏。在本书前面章节，我们已经讨论了肠道菌群对食物过敏的影响。通过饮食调整和补充益生菌，我们能够改善肠道菌群和孩子的免疫系统。临床经验显示肠道修复以后很多食物过敏会消失。家长可以注意在孩子的饮食中清除引起过敏的食物，特别是牛奶。

但是，要想让喉咙部位的菌群回归正常，需要花费时间调整孩子的饮食。在发生耳部感染时，我们有什么立即可以做的呢？

令人遗憾的是，最为常见的处理是使用抗生素。在西方国家，这似乎是非常惯用的手段。我们在前面已经详细讨论了抗生素对身体菌群（肠道、皮肤、黏膜组织、鼻腔、喉咙和耳部）的影响。使用抗生素，会清除特定的耳部感染，但是这也会为下一次耳部感染铺设道路。除了破坏有益菌，小孩使用的抗生素通常是糖浆的形式，糖浆提供了浓缩的糖和淀粉，会促进喉咙部位病原菌的生长繁殖，这些病原菌对糖浆里面的抗生素已经产生了抗性，结果即使在使用抗生素，病原菌依旧在生长。我经常看到一些孩子在结束一个疗程的抗生素治疗后，马上又发生了一次耳部感染。令人遗憾的是，这种情况下，很多孩子连续几个月持续使用抗生素，导致孩子体内菌群和免疫系统深层的损伤。

有一个比较研究，两组参与研究的孩子其中一组在耳部感染后使用抗生素处理，而另外一组不做任何处理。研究结果是相同的，这两组孩子耳部感染后的结局没有区别。

因此，孩子耳部感染后，即使你不做任何处理，他也会自己恢复。但是，当然没有必要不给孩子任何帮助。多个世纪以来，人们采用的一些家庭护理方法能够有效地处理耳部感染。以下是一些建议。

（1）在耳部感染自行恢复之前，让孩子待在家里，始终保持温暖。给孩子戴一顶编织的羊毛帽子，在室内也要穿上温暖的套头衫。让孩子一直戴着帽子，白天和晚上都戴着。

（2）给孩子大量热饮。白开水加一片柠檬和一勺蜂蜜足够了。让孩子坐在你的膝盖上，一匙一匙地舀水给孩子喝，要特别小心别烫着孩子，但是水又要尽量热。孩子喝过水之后，将一些益生菌的粉末撒在他的舌头上。如果孩子不接受益生菌粉直接放在舌头上，那么将益生菌粉末放在勺子里拌上一点水喂给孩子。要注意益生菌是活的细菌，热水会破坏它，要使用温水或凉水送服。

除了柠檬蜂蜜水，你还可以制作药草，如洋甘菊、金盏花、马郁兰、桉树和百里香都具备抗感染和杀菌的作用。要确保这些药草是天然纯净不含任何添加剂的。将一勺药草放进茶壶，倒入开水，盖上盖子静置 5 分钟，用滤网过滤茶水，加进清茶里面一点蜂蜜，一勺一勺地给孩子喝。喝完茶水后，将益生菌粉末撒在孩子的舌面上。

（3）用 1～2 勺冷榨橄榄油混合一瓣压碎的大蒜，放置 30 分钟，然后用滤网过滤油。每隔一小时，滴几滴这个过滤出来的油到孩子的耳朵里，特别是晚上临睡觉之前。将油放在室温保存，使用之前稍微温一下。可以将盛有橄榄油的小杯子放进一个盛上热水（但是不能太热，否则会破坏油的效用）的大杯子里加热，不能使用微波炉加热，否则其中的很多酶和活性物质会被破坏。每天要制作一份新鲜的泡蒜橄榄油，越新鲜，效果越好。市场上有一些销售的天然的耳部滴剂产品，含有橄榄油、大蒜油、薰衣草精油、金盏花精油和其他一些天然的药草成分。另外一种被证明有效的材料是毛蕊花，很多药店都有卖的。

（4）老式的洋葱疗法。取一个大的白洋葱，切碎，用平底锅将洋葱碎粒加热至烫，然后迅速包在一块棉布里面。把包有洋葱碎粒的棉布贴在孩子的耳朵上，戴上帽子（最好是编织的羊毛帽子）裹住，可以用一些保鲜膜隔开棉布和帽子，防止洋葱汁液沾到帽子上。把棉布包裹的热洋葱一直护在孩子耳朵上，直到凉下来，拿走，重新再加热，重复上面的操作。这个操作可以使孩子非常放松，可以在晚上睡觉之前进行。这做起来可能有点脏乱，孩子还会闻到洋葱的味道，但是这个方法非常有效。操作结束后，让孩子继续戴着帽子睡觉，睡觉时侧躺，躺在受感染的耳朵的一侧。

如果孩子发烧的温度低于38℃，则不需要做降温处理。发烧是身体自行对抗感染的过程。不过，如果体温超过38℃则需要做降温处理。令人遗憾的是，很多抗感染的儿童用药都是糖浆形式的药品，里面含有太多糖分和淀粉，孩子应该避免使用。我建议家长使用阿司匹林，对抗疼痛和感染非常有效。使用能够溶解的75毫克的阿司匹林片剂，用温水化掉半片，加一点点蜂蜜，让孩子喝下去。你也可以用药草茶溶解半片阿司匹林。阿司匹林绝不能空腹服用，因为这会刺激胃壁，所以，在服用阿司匹林之前，要让孩子先吃点东西。

阿司匹林是相对安全的药物，在儿童身上的使用也已经超过几十年了，直到有一种称为雷尔氏综合征的非常罕见的问题发生。很多药物、农药和其他化学品可能引起雷尔氏综合征，因为雷尔氏综合征的问题，美国和英国还是撤销了阿司匹林在儿童身上的常规使用，但是，儿童期风湿病仍然可以使用阿司匹林。所以，阿司匹林被对乙酰氨基酚所替代，用于止痛和抗炎。不过，实际上对乙酰氨基酚比阿司匹林的风险高多了，因为对乙酰氨基酚非常苦，制药商必须使用大量的糖去掩盖它的味道。我们知道GAPS儿童应该避免糖。阿司匹林味道比较淡，孩子比较容易接受。阿司匹林对抗各种炎症已经被应用了很长时间了，除了减缓炎症和疼痛，阿司匹林还可以改善体内血液循环。服用阿司匹林治疗耳部感染效果很好，可能是因为它可以促进黏液从中耳部位排出去。

警告：如果孩子存在任何罕见的基因病，肝脏或肾脏的损伤，在使用任何药物（包括阿司匹林）之前必须咨询你的医生。

所有这些措施应该尽早执行。如果2~3天之后，疼痛和发烧都没有好转，那么你需要求助于抗生素治疗。但是，大多数情况下，这些自然疗法效果很好，孩子不需要去医院便能够自行恢复。同时，尽早地执行长远的干预方案（饮食和补充益生菌），则会预防未来再发耳部感染。

2. 增强免疫力的十大影响因素

（1）食用新鲜的动物油脂（来源于肉和乳品）和富含胆固醇的食物（特别是生蛋黄）。

（2）吃冷榨油脂：橄榄油、鱼油、坚果和种子的油脂。

（3）吃洋葱和大蒜。

（4）喝新鲜压榨的果蔬汁。

（5）经常吃绿色蔬菜：欧芹、小茴香菜、芫荽、小葱和大蒜等。

（6）益生菌补充剂和发酵食品。

（7）接触动物：马、狗等。家里养一条宠物有益于孩子的免疫系统。

（8）在未受污染的自然的水域中游泳：湖水、河水和海水。

（9）在清新空气环境中进行体育锻炼。

（10）暴露在阳光下，有意识的阳光浴。

3. 破坏免疫力的十大影响因素

（1）糖和任何含糖的食品：甜点、软饮料、糖果、冰淇淋等。

（2）精加工碳水化合物：蛋糕、饼干、脆片、休闲小零食、早餐谷物、白面包和意大利面。

（3）化学结构改变了的脂肪和人造脂肪：人造黄油、黄油替代品、烹调色拉油以及用这种油加工的食品。

（4）饮食中缺乏来源于肉、鱼、蛋、奶制品、坚果和种子的优质蛋白质。

（5）暴露于人造化学品：清洁用化学品、个人护理品、油漆、防火材料、石油化工品、农药等。

（6）暴露于人造辐射中：电子荧屏（电视、电脑、游戏机等），手机，高压电线，核电站和核废料。

（7）药物：抗生素、类固醇、抗抑郁药、止痛药、抗癌医疗手段、抗病毒药物等。

（8）缺少新鲜的空气和体育活动。

（9）缺少阳光的照射。

（10）与环境中的微生物缺少接触。免疫系统薄弱与生活在过于干净的环境中有关系。

4. 便秘

我在诊所看过的很多 GAPS 儿童和成人都有便秘的问题。有些人的便秘还会非常严重，长达 5 ~ 10 天，甚至更长时间不解大便。

便秘是常见问题。一个叫 J 的小男孩一个星期内不解大便，之后大便会很多，而且需要费很大的力气才能解出来，还会很疼。他妈妈说孩子解大便的劲儿跟生孩子差不多，大便开始会很硬而且很大块，接着是大量的松散水质的粪便。他的肛门会裂开并且出血，肛裂刚要愈合，7 天后再一次大便又会将肛门的伤口撕裂。因为疼，孩子非常害怕大便，总是尽可能憋着，直到不能再憋下去。这种情况真的很糟糕，但是这还不是最糟糕的。

一个叫 B 的小女孩胃口很好，总是不停地吃东西，但是她 10 天之内，甚至超过 10 天不解大便。之后大便一点点，呈窄细的一条，这种大便是从结实的大便挤出来的一点点，宿便在孩子体内停留了几个月甚至更长时间，毒害孩子的身体。的确，这个女孩的学习能力比前面提到的男孩要差很多，男孩 J 还是能够经常排空大便的，尽管是每周一次。

无论孩子还是成人，便秘总是肠道菌群缺乏的一个征兆。有益菌，通常寄居在肠道内，对大便的成形和排出起到重要的作用。健康的肠道内最多的有益菌是双歧杆菌和大肠杆菌的生理性菌株，这些有益菌会产出大量的酶和其他活性物质，对于大便保持正常非常重要。它们刺激肠壁产生黏液来润滑大便，并且在大便形成之后帮助大便排出。一个健康的人每天大便 1 ~ 2 次。

GAPS 儿童和成人肠道菌群异常，因此他们经常便秘或者腹泻，处理便秘最重要的是先让肠道内寄居有益菌。很多时候，通过调整饮食和补充达到治疗剂量的益生菌可以缓解便秘。但是，对于一些顽固的案例，还需要采取其他措施。在这里，我们不得不讲灌肠。

西方国家的很多人对灌肠比较排斥，但是这种方法非常安全有效，人类采用灌肠的方法也由来已久。在 *Manual of Discipline* 一书中，提到 2000 多年前的死海画卷中已经详述了如何进行灌肠以及它对健康的益处。另外，在梵蒂冈发现的一个 3 世纪的手稿《艾赛尼和平福音》中，也全面讲述了如何进行灌肠，并且强烈建议以灌肠作为"水之天使的圣洗礼"。著名的阿拉伯医生，11 世纪的阿维森纳在他不朽的著作 *Canon Medicinae* 中建议定期灌肠来清理身体和灵魂。定期灌肠是很多自然治疗方案中的重要组成部分，用于处理严重的健康问题，如癌症、精神问题和自身免疫疾病。灌肠工具经常出现在一些东方国家人民的家里，无论大人还是小孩，灌肠不需要任何医疗协助，也不需要任何处方，自己便可以操作。

灌肠的好处有哪些？

- 它是最为有效迅速缓解便秘的一种方法。
- 是最为有效清除肠内宿便的方法，可以减少因为宿便而导致的体内毒素累积。
- 是最为有效的直接引入益生菌到肠道的一种方法。
- 操作正确的话，灌肠非常安全。

235

灌肠操作流程

你可以在很多健康商店或厂商那里买到灌肠用的一套工具。

煮沸 2 升纯净水或瓶装水，之后冷却到 40℃。

准备灌肠。将灌肠用装水的桶（或袋子）挂在 1 米高的位置上，患者躺下来。灌肠用的水桶里装满洁净的水，打开灌肠用输水管上的夹子，让水从上面通过管子流下来。关上夹子，将桶里再装满冷却的凉开水。让水流下来，冲洗掉下面的一些杂质，之后关掉夹子。

如果想要直接往肠道内引入益生菌，就在装水的桶里剩下的凉开水中溶解益生菌。要使用有治疗效力的益生菌，主要是双歧杆菌，确保至少含有 40～50 亿有效的细菌。显然，你不能使用片剂的益生菌产品，因为片剂当中含有一些填充剂、黏合剂和其他的添加剂。粉状或者胶囊里的益生菌含有一定量的麦芽糖糊精，这是可以接受的，但并非理想，因为它会导致后续 1～2 天肠内胀气。没有任何添加剂的纯益生菌用于灌肠则最为理想。如果你找不到合适的益生菌产品，可以只用温开水或洋甘菊淡茶水（要确保除了洋甘菊，没有任何其他配料）做灌肠。在灌肠的水里加几勺自制的酸奶对发炎和受到刺激的直肠有舒缓作用。

给孩子灌肠需要大人的帮助，大人或者帮忙操作或者帮助分散孩子的注意力。你需要尽可能地让孩子感到舒适。让孩子躺在灌肠装水的桶下面柔软的垫面上，距离卫生间不要太远，或者放一个便壶在旁边。放一些孩子喜欢的玩具、书或者碟片在旁边，让他玩耍。让孩子向右侧躺，两腿向胸部弯曲，用橄榄油或者芦荟凝胶润滑灌肠器输水管的插头和孩子的肛门。在灌肠之前，最好先用温水焐热灌肠器输水管的插头，插入孩子肛门以内 1~2 厘米深，打开灌肠器控制输水的夹子。因为将灌肠器的储水桶挂在了 1 米高的地方，水流会受重力的作用顺着输水管流进直肠。开始时 100 毫升水可能就够了，以后你可能需要更多水（最多 1 升）。越能比较舒适地接受更多水，清理效果就会越好。结束时将夹子关掉，把输水管的插头从肛门拔出来。让孩子继续向右侧躺，尽量保持舒适，直到他不想再躺下去。水在孩子肠内停留的时间越久，清理效果会越好。孩子会告诉你什么时间想去卫生间或者用便盆。让孩子坐在马桶上至少 10~15 分钟时间，以便完全排空肠道。在此期间，让孩子玩玩具、看书、看视频或者做任何他喜欢做的事情。给孩子第一次灌肠，让这个过程尽量愉快，这一点很重要，这样孩子才会接受下一次的操作，如果过程不愉快，孩子以后就会抗拒灌肠。

如果对第一次灌肠不是那么放心，你可以请一位护士或者受训的肠道治疗师来帮忙。除了温开水，可以使用添加了益生菌或家庭自制酸奶的温开水或洋甘菊淡茶，一定不要用盐水或者其他溶液给孩子灌肠。

成人灌肠操作会容易许多，他们需要大约 1~2 升水。

灌肠结束后，要用水把灌肠工具清洗干净。之后，使用 20~30 毫升 3%~6% 的过氧化氢冲洗消毒，打开输水管的夹子，晾干。你可以不用处方在药店买到过氧化氢，如果买不到，你可以使用其他的消毒水，就是那种用于处理婴儿奶瓶或者儿童塑料玩具的消毒水。你要注意将输水管的插头部分单独分开来进行消毒。

存在持续性便秘的患者应该每天晚上睡前执行灌肠，之后泡个热水澡。在水中加入 1/2 ~ 1 杯浴盐、海苔粉、苹果醋、小苏打或者天然海盐，泡完澡之后，涂抹一些大麻油、冷榨葵花籽油、蓖麻子油或者冷榨的橄榄油在腹部区域的皮肤上。这些油可以通过皮肤被很快地吸收，长期执行有利于缓解便秘。这些自我护理应该每天都进行，直到患者能够自行有规律地排便。

当然，我们讨论过的饮食对于肠道正常菌群、患者消化系统各项功能以及排便的正常化非常重要。

我不建议使用缓泻剂、药物或草药处理便秘，尤其不能用在孩子身上。这些物品是设计给健康的人群偶尔使用的，存在肠道菌群异常的人不适合使用这些处理。我们前面讨论的结合饮食并补充益生菌的措施会缓解大部分的便秘。对于那些不能缓解的情况，可以尝试灌肠，灌肠能够有效地改善便秘。

总之，我认为 GAPS 患者，无论是小孩还是大人，不能便秘！便秘对整个身体都非常有害。便秘会为各种消化障碍，包括肠癌埋下隐患，便秘会导致肠内产生大量的各种各样的毒素，毒害整个身体。饮食调整和补充益生菌可以从长远上解决便秘问题，而灌肠可以迅速、及时、有效地缓解便秘，让便秘成为过去式。

237

5. 基因

说到肠道与心理综合征，基因这个词经常被提及。时不时地，我们从各种杂志报道上会看到哪一部分哪种基因被发现，可能与自闭症，或精神分裂症，或 ADHD/ADD，或语言障碍，或运动协调障碍或抑郁有关。我们就会认为科学家正在进行研究，引起这些病症的基因早晚会被发现！但是这些信息并不能帮到患者或者患者家庭，反倒让我们松懈，认为孩子的问题是基因所致，没有办法能够解决。

在现代社会，基因是一个非常流行的概念。几乎所有的健康问题都有人指责是基因问题所致。我们污染了水源，污染了食物，通过工业和核废料污染了我们呼吸的空气，当我们生病时却责怪基因；我们耗尽了土壤中的矿物质和其他各种营养，替代这些的是农药、有机磷酸酯、除草剂和其他各种各样的化学品，我们在这样的土地上种植农作物，食用这些农作物，生病时却责怪基因；我们不恰当地使用抗生素和疫苗，损害了孩子的身体却责怪基因。我们经常吃几乎没有任何营养还满含化学物质的加工食品,当我们生病时却责怪基因;我们经常喝酒、吸烟并且服用药物,当我们生病时却责怪基因。

我们看一看现代社会所有的退行性疾病,如果仅仅指责基因问题的话,那么很容易得出一个结论,就是我们几乎所有人的基因都很差!事实上,我真的不知道我们人类基因这么差的话,怎么能经过数千年存活下来。基于许多科学报道,我们每一种不幸的遭遇似乎都能怪罪于基因。我们现在的癌症、心脏病、糖尿病、心理和精神疾病、学习障碍、自身免疫障碍、肥胖等问题广发,这个疾病清单还可以更长。这些问题在 100 年前医生们是很少遇到的。我们的基因变化难道有如此之快,以至于引起这些疾病广发?

在过去几十年,西方国家的基因研究和分子生物学研究获得了大多的研究资助。很多做基础研究的实验室转做基因研究。几乎每一个西方国家都在这个领域投入了数十亿的金钱。因此,如果每一位科学家都在做基因研究,那么这些就成了他们的关注点并总是与各种疾病的病因去挂钩。有一句英语谚语:"如果你唯一的工具是锤子,那么一切看起来都像钉子。"肥胖?不要担心自己的饮食习惯,等一等,我们会找到对应的基因问题!癌症?不要再纠结生活方式的问题,我们将找出导致癌症的基因!学习障碍?哦,绝对也是基因问题!

在发现幽门螺杆菌之前,医疗专家曾经就基因导致胃溃疡、胃癌而谈论过很多。在发现幽门螺杆菌之后,并被证明它会引起胃溃疡、胃癌;没有人再去说这些问题与基因有联系,因为真正的原因找到了。这个例子告诉我们:为了填补知识上的空白,人们很容易去责怪基因。

基因是一个非常方便使用的替罪羊。因为我们出生自带基因,目前我们还不能对基因做些什么。所以,这是不是可以让我们不用担心食物、环境或自己的生活方式?关于自身的身体问题,没有比责怪基因更方便的了。

真相是生活并非如此简单!

当然,确实存在一些基因病,比如苯丙酮尿症、血友病和其他一些疾病,一些特定的缺陷基因已被发现。但是,这些基因病都是不常见的,发生率也比较稳定,并不像目前的退行性疾病那样流行。目前,现代社会的真正问题是前面讲过的癌症、心脏病、自身免疫疾病和精神疾病、学习障碍、糖尿病、肥胖,以及其他一些现代病的流行,遭受这些疾病的人群数量在不断攀升。尽管在基因研究上投入了巨额的资金，但并没有明确证明这些疾病是基因问题导致的。有许多不同的基因被认为与之相关，但是研究越多越深入，就越清楚这其中的联系是多么不清晰，GAPS 也不例外。有很多这里那里发表过的研究论文，科学家怀疑各种不同的基因，但是并没有结论性证据说明某种特定的基因或者基因组合会引起障碍。

类似于其他现代流行病，有一个可能的结论是基因相对某种疾病存在易感性，而非基因起到主要的影响作用。这种易感基因可以由数十种甚或数百种不同的基因组成，没有人知道是多少，也不知道是怎样的组合。但是我们知道的是在易感基因形成疾病之前，必须具备环境条件，换句话说，我们怀孕之后，事情就发生了。饮食是环境条件的一个主要部分。

我们看看在同卵双胞胎身上做的研究。同卵双胞胎具备相同的基因，他们通常具有相同的易感基因，但是，很多研究显示当同卵双胞胎在早年分开生活，生活在不同的环境下，饮食不同，生活方式不同，他们根本不会发展形成相同的健康问题。即使是精神分裂症，很多人认为是基因病，在50%～60%的同卵双胞胎中，只有其中一个人有精神分裂症。

239

针对少数民族移民的研究证实了大多数是环境，特别是饮食比基因更为重要。比如，居住在中国的中国人通常比西方人个头矮些，而那些出生在西方国家并在那里长大的华裔通常跟西方人一样高。相对基因，西方饮食显然是更为重要的一个因素。

让这个事情更为有趣的是，大量研究显示妊娠期孕妇的饮食和婴儿的饮食对孩子的基因起着主要的影响作用。显然，孩子身上的很多基因并不活跃。基因要活跃必须有条件来辅助，取决于孕妇妊娠期的饮食以及婴儿出生后的饮食。这个过程在婴儿时期不会终止，我们的一生之中，饮食对基因会有重要的影响，换句话说，我们吃什么会改变基因。

受孕后，我们的饮食、生活方式、污染、压力、感染等，对孩子未来的健康有着深远的影响。环境会塑造孩子的很多基因。基因是非常复杂的领域，尽管我们在分子生物学研究上投入巨大，我们距离完全了解基因对健康的影响还很遥远。许多科学研究所知并不能实践于临床，换句话说，我们还不能直接对基因做些什么。但是，我们可以对环境做很多！通过改变环境（饮食、生活方式等），我们能够确保无论孩子有怎样的易感基因，这些易感基因不会形成疾病，同时通过正确的饮食我们可以改变基因的表达，这样间接地改善我们的基因。

除了常常提到基因问题，肠道与心理综合征的另外一个方面是家族病史。几乎每一个自闭症儿童的家庭中，都有自身免疫疾病或消化问题病史。如果家庭当中母亲或者外祖母有哮喘、关节炎、红斑狼疮或任何其他自身免疫疾病，一般认为孩子的免疫失调属于基因遗传。在此，有两方面通常被忽视了。

首先是肠道菌群。肠道菌群的特殊组成会由母亲传递给孩子。我们来看一看最常见的场景。如果自闭症孩子的外祖母存在肠道菌群异常，在外祖母身上表现出的是关节炎，外祖母将肠道菌群传递给女儿。在外祖母时代，她选择不给孩子母乳喂养，因为那时候不流行母乳，这会加剧女儿肠道菌群的损伤，结果女儿会形成哮喘、湿疹和/或消化系统障碍。在女儿的时代，很多人从十几岁开始便服用口服避孕药并持续很多年，直到准备生小孩才停药，避孕药进一步损伤了女儿的肠道菌群，最后，女儿的孩子出现自闭症。在本书前面的章节我们已经详细探讨了异常肠道菌群是如何引起自身免疫障碍的。免疫异常从一代传到下一代，科学尚未证明这其中基因的作用。但是，与其假想是基因的问题，我们不如对一个重要的因素引起重视，那就是肠道菌群的代际传递。

另外一个熟悉的因素，也会经常被忽视，就是学习行为。什么是学习行为？这就是孩子从父母身上学到的一切：吃什么、如何烹饪、选择什么样的食物、个人价值和关注等方面。这些学习到的行为，在每个家庭中都不同。这些是可以代际传递而没有任何基因参与的。但这些与基因一样非常重要，因为这会影响肠道菌群、pH值、身体的代谢和生物化学反应。如果外祖母、母亲和外孙女遵循同样的家庭行为习惯，她们则会倾向于形成类似的健康问题。比如，设想一个家庭经常食用糖分很高的甜点，如很多面包、派、饼干和蛋糕，这种饮食会改变肠道菌群，促进肠内病原菌的生长繁殖，进而引起免疫系统的不平衡。同时，这个家庭中的人又特别爱干净，家里经常使用清洁用品和含有许多化学品的亮光剂、空气清新剂、脱臭剂、个人护理品和香水，这些都非常容易引起过敏并且含有有毒物质，这对已经薄弱了的免疫系统又是一重打击。我们在此与基因几乎不沾边，但是你已经看到一个家庭的行为习惯对免疫系统的影响。

总之，一些非特定的基因易感性可能与自闭症、精神分裂症和其他肠道与心理综合征有联系，这往往与自身免疫、消化障碍以及血脑屏障的薄弱易感性相互交叠。非常可能的是这种易感性较为广泛，现代环境因素引发疾病的概率比 100 多年前高多了，100 多年前的环境与现在大不相同。100 多年前，人们可能也存在这些（疾病）易感性，但是并未表现出来，也并未形成疾病，因为当时的环境还好，饮食更为天然，较少污染，较少压力，没有抗生素、避孕药或其他药物，没有核污染，这里只是列举其中的一些因素。比如，100 多年前，医生在临床上很少遇到自闭症。现在，自闭症已经成为一种流行病。基因并不是以这种方式运作的，这种流行病只能是因为环境因素而导致的：现代饮食、生活方式、药物和污染。

我们并不能就基因做些什么（我认为这一点是正面的），与其纠结于基因，我们还不如为孩子在环境因素上做出努力。那些就此实践的人都知道它的有效性。

6. 关于教育

241

在我生命的前五年，我可能比在其他的日子里学到更多。

——列夫·托尔斯泰（俄国文学家）

肠道与心理综合征儿童的教育是一个大课题。要想详细讲述这一部分，已经超出本书的范畴，但是，有一点必须清楚。我在诊所里看到过很多家长，他们为改善孩子的身体投入了巨大的心力，然而却忽略了如何更好地组织规划孩子的教育。这些孩子相对那些在教育上有合理规划的自闭症儿童，其学习表现会弱。

从孩子出生的一刻起，他们都在做什么？

他们学习！

每时每刻，他们都是清醒的，他们从周围环境和人群中学习如何交流，如何表现出恰当的行为，如何玩玩具，如何与同龄人一起玩耍，之后，等他们上学以后，他们学习如何获取知识技能，这些都是我们人类出生以来就具备的重要能力——为了在这个世界生存和适应而去学习。

正常的孩子从出生的一刻起就开始了学习。你有没有观察过婴儿和蹒跚学步的幼儿？他们是小海绵，倾听一切，观察周围的每一个人，从环境中吸收任何一丁点的信息并学习、学习、学习。他们的大脑细胞生长发育形成重要的连接和环路，服务于孩子未来一生。

GAPS儿童在学习上缺失很多，因为体内毒素的累积，他们的大脑无法恰当地加工信息，所以这些孩子在早期非常重要的生长发育时期不能像那块小海绵。他们的耳朵、眼睛、味蕾以及皮肤上的触觉感受器都是正常的，所有这些感觉器官接收到的信息，传递到大脑进行加工。因为大脑被毒素堵塞，无法恰当地处理感官信息，因此，GAPS儿童可能无法像正常孩子一样听、看、品味和感受外界。

一些表现还不错的自闭症患者，在演讲中讲述他们的障碍性问题，告诉我们他们无法听见某些特定的频率，某些声音会损伤他们的耳朵，他们无法听见一些人对他们说的话，或者会以一种扭曲的方式听到这些话。他们说自己无法看见一定范围内的光谱和某些写下来的字，他们会迷失或被引向碎片化的光线，比如，树叶的斑驳光影、闪耀的霓虹灯光和某些光谱范围内的光会损伤到他们。他们描述说触摸一些布料和一些人的手感觉不舒服，好像"针扎"一样。很多能够表达的自闭症人士提到：很多食物寡淡无味，食物的质地让他们感觉难受。所有来自于眼睛、耳朵、皮肤和口腔的感官输入在他们的头脑里变成杂乱的一堆，扭曲，有时令人愉快，有时令人难受，有时却又非常令人害怕。这也是为什么自闭症孩子会表现出一些我们认为很奇怪行为的原因，但是当我们思考一下孩子大脑接收到的感官输入信息就能理解这其中的问题。他们的大脑细胞之间没有形成正常的连接与环路，其中的一些环路使得孩子表现出自我刺激或自我破坏的行为。

取决于GAPS病症的严重程度，这种感官信息加工的异常其表现也不同，比如，它可能是自闭症孩子表现出来的语言发展障碍，或是ADHD/ADD和阅读困难孩子表现出来的比较轻的语言表达障碍。很多存在阅读障碍的孩子在开始学习阅读和书写之前，可能并不会表现出明显的感官信息加工问题。但是，这些孩子的父母会提到孩子的其他感官问题，比如对某些声音和物体不同寻常的害怕，非常奇怪的口味偏好，非常挑食，不明原因的发脾气和不寻常的玩耍习惯。ADHD/ADD 孩子，除了行为上的问题，在语言加工程序上也会有不足，父母可能觉得这并不明显，但是通过测试会发现这个问题。这些包括语言发展过程中涵盖的一些内容，包括与其他人对谈的技巧、回答/反应技能、问候、告知、命名、标识、谈判、说出原因，等等。在语言上的薄弱会导致社交和学习问题。

像自闭症这样相对严重的肠道与心理综合征，病症持续的时间越久，孩子在正常学习上落下得就越远，越来越跟不上正常的同龄孩子。正常的孩子永远不会停止学习，自闭症孩子要赶上同龄的正常孩子，需要以双倍的速度去学习。这种集中学习开始得越早，自闭症孩子追赶上同龄正常孩子的可能性就越大。等到孩子越大再开始追赶，则会落下得更远，需要追赶得越多。除了学习所有的通常的事情，教学还需要解决孩子已经形成的异常模式和行为。总之，孩子越大，则会越来越难打破异常的脑细胞环路，更难构建正常的脑细胞环路。所以，在孩子确诊后，父母确实需要有尽快开始合理教育的紧迫感。

问题是，怎样教育？

我们先说自闭症，因为这是肠道与心理综合征中最为严重的一种。

帮助自闭症儿童

在此我不会描述现行教育自闭症儿童的所有方法，方法有很多，你也能就这个课题搜索到很多信息。有些方法是创造人为的环境来满足孩子的需求。另外一些方法试图改变孩子，希望他们能够适应正常的世界并且尽可能参与正常的生活。但是，最终还需要家长根据自己的情况和意志来选择自己想去尝试的方法。

但是，不管选择哪一种方法，任何有教授自闭症儿童经验的教育者都会认同：要想取得最大的效果，自闭症儿童需要一对一的教育。这种教学需要非常集中而且好好规划，不可能是任何随意的教学，这需要经过特别训练的老师。每一项技能都需要分解成尽可能细小的步骤，一步一步地教授，让自闭症孩子可以掌控，还需要确保前面的所有步骤已经被牢固地掌握，能够被孩子利用起来。正常的孩子在清醒的时候每时每刻都在学习，自闭症孩子的老师每天教学

243

的时间要尽可能长。我们不能忘记孩子落后于同龄的正常孩子，但是要有他有机会追赶上来的这种紧迫感。同龄的正常孩子一直在进步，意味着自闭症孩子学习的标杆一直在前进。自闭症孩子和家长都要珍惜每时每刻的学习。我个人知道有一种方法对自闭症儿童教学帮助很大。

这个方法被称为行为调整或应用行为分析。基于行为调整原则，挪威的心理学家依瓦·洛瓦斯博士和他在美国加州大学洛杉矶分校的同事针对自闭症儿童创建了一种有效的教学方法。洛瓦斯博士在19世纪60年代就开始了这项创新性工作，这个项目一直在发展完善，这是目前针对自闭症儿童教学唯一的具备坚实科学基础的一种教学方案，它的有效性研究最初是由洛瓦斯博士和他的团队进行的。研究结果令人惊讶：完成这项方案的孩子中，47%的人达到了正常的智力和教育水平，IQ值正常，在主流学校的成绩及表现也相当好；42%的孩子稍微落后，因为语言发展延迟进入特殊教学班；只有10%的孩子特别落后，被安排到自闭症儿童的班级。相反，在对照研究组中，只有2%的孩子达到了正常的教育和智力水平；45%稍微落后，语言发展延迟；53%的孩子严重落后，被安排到自闭症特殊教育学校。试验组的孩子每周进行一对一的集中教学学习达40小时，而对照组的孩子每周一对一学习仅仅10个小时。自闭症孩子在4岁的时候参与到这项计划当中，持续至少两年时间。这项研究的结果发表在1987年的《咨询与临床心理学》杂志上。从那时起，该项研究在其他许多大学做了重复研究，主要是在美国，结果类似。所有这些研究中的孩子年龄集中在5岁以下。基于这种情况，后来许多年形成了一种共识，就是行为调整方法只能应用于小孩子。但是，2002年，斯韦恩博士和他的同事的研究结果发表出来，显示自闭症儿童从4岁到7岁，通过行为治疗都可以取得显著的进步。同时，主要发表在《应用行为分析》杂志上的研究论文指出，行为调整方法不仅对小孩有效，对于青少年和成人自闭症患者同样也有效果。

所以，尽管一开始是针对自闭症小孩创建的方法，但其实行为调整方案对所有自闭症个人都会有效。但是，有一点必须注意，即孩子越早开始这项方案，取得的效果会越好。

有一位正在执行行为调整方案的家长说道："这个方法的效果实在是太惊

艳了！用这个方法你或许能让河马开口说话并举止得体！"你是不是能让河马说话我不知道，但是结合合理的营养管理和行为调整方法，自闭症儿童的治疗确实能够取得最好的结果。

下面是一个来自《从进入自闭症世界开始：一位母亲卡洛琳·刘易斯的故事》一书的案例。你还可以从《治疗自闭症，家长的希望和成功的故事》（2003）和《自闭症儿童恢复》（2006，修订版）两书中阅读完整的故事情节，由史蒂芬·M. 埃德森和伯纳德·瑞兰德编著。

除了执行营养干预，布莱恩同时执行了行为调整方案。

布莱恩的行为调整方案开始于 2001 年 8 月 1 日。我永远也不会忘记那个周末，因为他在工作坊中的 3 天一直哭，发脾气。在第三天结束时，我几乎筋疲力竭。唯一让我没有坍塌的是希望，这个方案可能把孩子从自闭症世界拉出来的希望。他的第一个任务是安静地坐在椅子上大约 5 秒钟时间。因为他不想这么做，他一直哭闹反抗。事实上，这对他来说已经是非常高的要求，但是这是让他能够进入教学状态的关键。

现在，布莱恩会期待每一次的治疗，甚至自己牵着治疗师进入治疗室。

他在治疗室 50% 的时间是玩耍，他会因为成功和治疗师互动获得奖励。一些人批评行为调整方法，认为这种方法"扼杀心灵"。但没有行为调整方法，我们可能现在也不知道布莱恩的心灵。

布莱恩每天的安排都很满，我们制定了为期 7 天、每天 6 小时的治疗方案，每天执行两次、每次 3 小时的治疗，这都在家里进行。我们允许两次中间午睡、吃饭、玩耍。有时候时间控制也可能不会完全严格到位，我在治疗师不能进行的时候，与布莱恩和拉凯（布莱恩的妹妹）做其他新的体验活动。

布莱恩现在（2003 年 3 月）的行为跟典型的 3 岁小孩几乎一样，他的眼神交会和面部表情都正常。他跟其他孩子玩耍、玩玩具也都恰当。有一些社交怪癖需要去克服，但我认为幼儿园的环境和与其他正常孩子一起玩耍可以帮助解决这个问题。

经过短期的干预，他进步很大，我们很多人虽然没有帮助他但是却看到了他的变化，我们都谈论起他在许多方面的改善。布莱恩是一个有爱的、充满深情的、爱嬉戏的小男孩，相比看电视，他更喜欢跟别人互动。布莱恩掌握了很多技能，包括假装游戏，他还是一个很会搞笑的小朋友。他说话能够成句，也能用恰当的语言说出他想要的东西，他还可以指着东西评论。在行为调整方案进行的时候，他掌握了很多能力。他喜欢动物，能够学习动物的叫声。布莱恩特别喜欢火车、汽车和飞机。他还很喜欢去宠物店，他会跟邻居家的波士顿狗玩。布莱恩在家里不再像陌生人，他用各种方式回应我们的爱。我们这些知道他过去样子的人都认为布莱恩是个奇迹。

帮助存在其他形式 GAPS 病症的孩子

行为调整是帮助多动症孩子的基石。家长和教师需要接受这种技能的培训，以便持续且有规划地帮助 ADHD/ADD 孩子。要想详细学习如何更好地教育和接纳多动症孩子，我强烈推荐两本书：桑德拉·里夫著的《ADD/ADHD 备忘录》和《如何接纳和教授 ADD/ADHA 孩子》。要想帮助多动症孩子，需要重视家长和教师的培训、语言治疗、社交技能学习以及其他许多方面。

因为感官信息加工的异常，很多 GAPS 儿童无法发展正常的社交能力。因此，交朋友和维持关系是一个问题。如果不重视这个问题，以后孩子的自尊会受到伤害，感觉被排斥持续很多年的话，可能引起离群或怀恨和反社会的行为。除了需要有资质的治疗师帮助发展孩子的演说和语言能力，社交行为的学习和发展也一样重要。我强烈建议家长阅读一本书：莫娜·舒尔著的《抚养一个在思考的孩子》。

GAPS 儿童需要接受专业的帮助：演说和语言治疗、职业治疗、心理治疗、特殊教学等。但是孩子生活中最重要的还是父母。因此，父母才是 GAPS 儿童主要的治疗师。行为调整是最现实和明智的方法，我认为 GAPS 儿童的父母都应该接受有关行为调整方法的培训，这会让孩子的爸爸妈妈以一种积极的、建设性的、有效的方式对待孩子，会让家庭生活很大程度上回归正常。我们并未接受为人父母的培训，我们中大多数人在第一个孩子出生之前并不清楚如何抚养孩子。但我们大多数人都很幸运，拥有健康、快乐、听话的孩子。令人遗憾的是，GAPS 儿童的父母却要接受严峻的挑战。要抚养这些孩子，家长不能仅仅依靠直觉。家长需要接受特别的培训！行为调整也适用于常理：父母对孩子行为的反应模式会塑造孩子的行为。未接受过培训的父母会通过他们的反应行为无意识地加强孩子不好的行为。同时，父母还可能无意识地忽略好的行为。结果，孩子形成了一些让人不喜欢而且让人生气的习惯，进一步受到父母的负面影响。孩子和父母的关系变差，导致不听从、训斥和惩罚，这让双方都不好受，使得家庭生活非常紧张。接受行为调整方法的培训后，你会成为有能量的父母。有能量的父母会培养快乐的孩子，创建快乐的家庭。

总之，GAPS 儿童需要接受非常有针对性的教育，教师需要经过培训，父母也需要接受培训。那些如此接受教育的孩子最终的结果远比那些未曾获得这些支持的孩子要好得多。

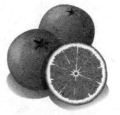

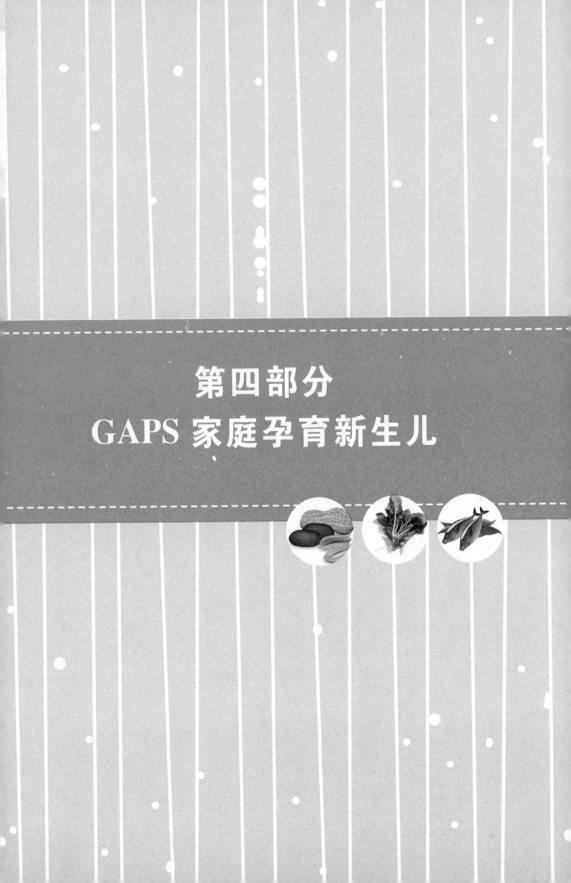

第四部分
GAPS 家庭孕育新生儿

肠道藏着心理的秘密

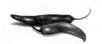

你要了解 GAPS 家庭指什么，请阅读本书"家庭因素"一章的内容。自闭症、多动症、阅读障碍、运动协调障碍或其他 GAPS 病症孩子的父母通常都会很担心再次孕育新生儿。没有人想再生一个身体和精神上有问题的孩子。要想生一个漂亮健康的小婴儿，父母需要重视备孕。如果你已经有再生一个孩子的计划，那么最好马上开始做出改变。

1. 备孕和妊娠

对于备孕，男女双方需要做出的最重要的改变是饮食。备孕男女双方的身体营养状况是影响生育健康后代的最为重要的因素。一旦进入妊娠期，母亲需要继续健康的饮食，父亲不是必须的，但是如果父亲一方继续坚持健康的饮食，他将能够保持一种良好的状态（身体和精神的），以便协助妻子度过妊娠期和生育期。

如果伴侣双方都没有严重的消化问题、过敏、慢性疲劳、嗜睡或者任何典型的 GAPS 症状，那么我建议男女双方在受孕前执行完全 GAPS 饮食 4 ~ 5 个月的时间。

如果父母双方其中任何一位存在严重的 GAPS 症状，特别是母亲一方，需要执行 GAPS 饮食营养方案，直到感觉身体变得健康很多，再准备受孕和怀孕。

如果你已经怀孕了，那么直接执行完全 GAPS 饮食。但是，你需要认真阅读

"GAPS 饮食起始餐-食物引入"一部分的内容，注意针对引入发酵食物给出的一些建议，你需要逐渐地引入（如果之前都不怎么吃发酵食物的话）。

饮食在本书的相关章节已经讲述。这里我将补充重要的几点。

- 真正去避免所有的加工食品（所有包装食品），包括软饮料、糖和食品添加剂。避免在外就餐！如果在外面吃饭则很难避免不好的精加工油脂、化学添加剂、劣质的蛋白质和碳水化合物以及其他一些对未来孩子有危险的物质。可以在家里使用新鲜的原料制作新鲜的食物，对于那些不习惯在家做饭吃的人，这可能会让你感觉变化很大。但是如果你停下来想一想：妊娠期只有 9 个月时间，把它当作对未来孩子健康上面的投资。我确信你会认同：孩子值得你这样去做！

- 记住你每天吃的食物中 85% 应该是咸味的——由新鲜的肉、鱼、蛋、油脂、乳品、蔬菜和天然脂肪制作。甜的食物——烘焙食品（使用坚果、面粉和干果），蜂蜜和水果应该仅限于做两餐之间的少量零食。

- 每天都要喝自制的肉汤。肉汤将为你和孩子提供无数的益处：强健的消化和免疫系统、结实的骨骼和肌肉、好的精力。要吃炖肉骨头上拆下来的骨关节上带有胶冻的肉。饮用温暖的肉汤（可以加入一些有活性的酸奶、开菲尔或酸奶油），这可以帮助缓解孕期女性晨起时的一些妊娠反应。

- 要特别注意摄入的脂肪，因为脂肪是平衡生育激素的主要因子。只能摄入天然动物脂肪（黄油、奶油、肉上的脂肪和自己熬出来的动物脂肪），冷榨优质橄榄油或椰子油。要比以前吃更多的脂肪，因为婴儿需要很多脂肪，你所摄入的脂肪应该大部分都是动物脂肪。

- 逐渐地增加发酵食物。发酵食物不是可选项，尤其是妊娠期！它可以帮助营养的消化和吸收，为你和孩子提供 B 族维生素、维生素 K 和其他很多营养。

- 尽量从周边农场找到生鲜的有机乳制品：生鲜奶、黄油、酸奶、奶酪和奶油的营养价值绝对不是市场上销售的巴氏杀菌乳所能比拟的。如果你找不到非巴氏杀菌的有机奶，就不要饮用牛奶。可以每隔一天食用大量的有机黄油和发酵乳制品——有活性的天然全酸奶、开菲尔和传统制作的奶酪以及酸奶油。

- 经常吃健康动物的肝和动物器官肉。肝是叶酸最为丰富的来源（更不要说还有其他很多营养），可以预防很多常见问题。

● 如果你的消化正常，你可以吃土豆和酸面团制作的面包以及家里自己烹制的全谷物，但是量不要太多。要记得所有这些碳水化合物食品需要与一些天然脂肪一起吃，来放缓碳水化合物的消化，提升它们的营养价值。让人们这样来描述你："她喜欢一点面包加黄油！"

除了优质食物，你还需要补充益生菌。但是，如果你每天都吃一定量的发酵食物的话，你就不需要再吃益生菌补充剂了。

你还需要服用优质鱼肝油，并维持一个常规水平的剂量。不要忘记经常吃富含油脂的鱼（野生的，非人工饲养），比如新鲜的沙丁鱼、鲭鱼、鲱鱼。

孕前和孕期还需要考虑的一些问题

（1）减少你自己身体毒素的累积，这也是为了减少未来孩子体内的毒素负荷。

任何有毒的物质被孕妇接触都会影响胎儿。现在，因为污染问题，几乎每一个新生儿出生时体内都有一定的毒素负荷，这会影响孩子的生长发育，使得孩子的身体和精神更趋向于脆弱。避免一般的毒素来源可以让新出生的孩子体内毒素量趋于更少，它的身体就会更强壮。请阅读本书"排毒和生活方式调整"那部分内容，特别是有关减少一般性毒素累积的内容。为了妊娠成功，应该让自己远离毒素来源。

尽量避免所有人造化学品：个人护理品、化妆品、香水、染发剂、家庭清洁用化学品、地毯杀虫剂、干洗剂、专业的化学品、家用油漆等。孕期时段不宜装修房子，也不要购置新家具，因为这些会使得家里释放很多毒素，损害孩子的身体。还要避免去有毒的地方，比如美发店、氯气消毒的泳池、购物中心、医院和任何有化学气味的场所。

避免去看牙医，因为牙科诊所使用的很多物质都是有毒的。如果你确实需要补牙，应避免汞合金，要跟牙医讨论使用其他的无毒的填充材料。

避免服用药物，避免做医学检查，除非是绝对必需的。

避免电子荧屏，因为电子荧屏会产生有害的辐射。不要在电脑或者电视前面待很长时间。尽量少用手机和无线电话，因为这些也有辐射，这些物品的辐

253

射对身体的影响其研究结果尚未大量发表。

仔细想想你每天所处的环境对孩子是否有负面影响：辐射、污染、高压电、水质不好、周边受到工厂的污染，等等，要采取措施避免这些问题。

（2）享受孕期整个过程。

你在孕期的情绪、思想和态度对孩子的发育是有影响的。积极正面的情绪会让身体产生积极正面的生化反应，而消极负面的情绪则会在体内产生破坏性激素和其他化学物质，可能对孩子造成负面影响。这就是为什么你在整个孕期都要放松、充实和快乐的原因。你可能会说知易行难！以下是帮助你实现这一目标的一些建议。

从受孕的那一刻起，孩子应该是你的优选项。其他任何事情都要居次要位置。因此，不管你计划做什么，你的第一个想法必须是——"这会对我的孩子有影响吗？"无论是工作、假期旅行，还是走亲访友，这一切都得先考虑对孩子是否有益。不要过度消耗自己，因为你已经在执行一个全职工作，每天携带着孩子（胎儿），任何其他事务都是额外的工作。你要仔细想想一些事情是否对你或者你的孩子来说，已经超出可承受的负荷。

压力本身并不是问题，我们应对压力的方式才是主要问题。因此，对生活中的一些状况，你需要尽量控制自己的反应。尽量保持平静和处乱不惊。不要过度要求自己和周围的人，顺其自然，你会发现结果都会是和谐的。在紧张的情况下，保持一些幽默感会产生美妙的结果。避免接近让你感觉不舒服、负疚或悲伤的人，尽量跟那些让你快乐舒适的人在一起。

优质睡眠非常重要。把床弄得舒适柔软，这样你能睡得好一些，特别是在孕晚期。每天午后最好小睡一会儿：对于孕期女性这不是可选项！好好规划自己每一天的安排，这样你能留出午睡的时间，即使午睡时你没有睡着。

对于孕期女性，另外一项重要的事情是每天在空气清新的环境中散步。在舒适宜人的自然环境当中散步是最好的锻炼。

你的每日清单上另外需要增加的一项是：你每天需要至少大笑一次，所以，要找到一项让你微笑或者大笑的娱乐项目：一本好书、一部喜剧、一个爱搞笑的朋友、你的宠物，等等。人在大笑时，会产生各种积极正面的激素以及有益健康的诸多活性化学物质。研究显示这些激素和化学物质会赋予孩子快乐爱笑的特质。

2. 准备分娩和母乳喂养

准妈妈要让产道为分娩做好准备，在一些传统社会，这是女性通常都要去做的。产道的准备包括提前让它寄居上有益菌群。每天泡完澡或者淋浴后，你可以在外阴区域抹一些家里自制的酸奶或开菲尔，同时在乳房和腋下的位置也涂抹一些，让涂抹的酸奶或开菲尔晾干后再穿上衣服。如果阴道有异常白带或斑点（孕期经常可能发生），每周 1 ~ 2 次，在阴道内塞入优质的（阴道用）益生菌，让益生菌融解。或者，你可以使用药棉浸上自制的开菲尔或者酸奶，像卫生棉条一样塞入阴道内口几分钟时间。这样这些区域就会逐渐地寄居上有益菌，有益菌会抵御致病菌的侵袭，分娩时当孩子从产道出来，孩子会获得产道上的有益菌。让乳房和腋下寄居上有益菌可以预防乳腺炎，同时为婴儿补充益生菌。所以，即使孩子出生以后，你也最好继续进行这个操作。

从精神上做好母乳喂养孩子一年的准备。执行 GAPS 饮食营养方案，你可以为孩子提供优质的母乳。但是，有时候一些妈妈依然会泌乳不足或者母乳的质量有问题。因此，在孩子出生之前，与周边的其他一些孕产期妈妈建立联系（比如孕产培训课程上认识的一些朋友），有些人可能会同意分享乳汁给别人的孩子，这时你可以获得别人提供的乳汁给自己的孩子。在过去许多世纪，许多国家的人经常实践这种相互分享乳汁的做法，如果你自己不能给孩子供应母乳，获得来自别人的乳汁作为替代，这是更好的办法。没有任何配方奶粉可以比拟人乳汁的品质。要注意找身体强壮的女性的乳汁，这些泌乳的女性不应有健康问题，也没有服用任何药物。

3. 新生儿

恭喜！你的孩子出生了！

我们需要考虑的第一件事情是如何喂养新生儿。

喂养新生儿

我想再怎么强调也不过分，母乳喂养尤为重要！特别是孩子刚出生的几天，

255

母亲分泌初乳的时段。

如果你自己无法泌乳，你要找个能够分享的泌乳妈妈或者捐献母乳的人，最好在孕期时就与这些人建立联系。为了保证孩子有足够的人乳供应，现实一些，你需要找2~4个愿意分享的泌乳妈妈或捐献母乳的人。要找那些身体比较强壮，住的距离你比较近的人。即使孩子不得不吃配方奶粉，中间补充一些人乳汁（即使是偶尔的）对孩子的发育和总体健康都会非常有益，没有任何配方奶粉可以比拟人乳汁的品质！

如果你没有选择余地，只能喂配方奶粉，那么从一开始喂养时就注意在每一瓶奶粉中添加优质的益生菌。

母乳喂养超级好，但是，在最初的几个星期内，你可能会出现乳头发炎，当孩子吮吸时甚至可能引起乳头皲裂出血，非常疼痛。这仅仅是短时间内的一种情况，很快就会好的，你的乳头会恢复，母乳喂养过程会越来越顺，你也会逐渐放松下来，越来越能够舒适地给孩子喂奶。大多数女性都会记得给孩子喂奶时的那种美好的感觉！

乳腺炎

乳腺炎是母乳喂养过程中经常发生的状况。大多数泌乳的女性会得乳腺炎，而且可能还不止一次。如果妈妈得了乳腺炎，一定不能就此停止给孩子喂养母乳！即使发生乳腺炎，你还是可以继续给孩子喂奶，这对你自身和对孩子都是有益的。

对你：定期地清空乳房中的乳汁本身就是治疗乳腺炎所必需的，不能让乳汁堵塞在乳房中。

对孩子：来源于你的乳汁中的感染是大自然让孩子的免疫系统走向成熟的第一条路。孩子出生后免疫系统需要受到"训练"。环境让孩子暴露给致病菌，这是对孩子免疫系统的刺激和训练。乳腺炎引入常见微生物到孩子体内，这是一种训练孩子免疫系统的安全的方式。发炎的乳腺分泌的乳汁提供的微生物是抗体和其他一些免疫因子的复杂混合，它可以与婴儿的免疫系统交互，训练身体做出正确的反应。

乳腺炎会引起发烧，即使一时非常难于处理，这也是非常重要的！高温使得身体能够溶解乳房中乳导管里堵塞的乳汁，孩子的吮吸帮助清除堵塞。有资质的医师可以帮你同时处理发烧和乳腺炎。新鲜制作的柳茶或阿司匹林也能帮你处理发烧。

很多人发生乳腺炎后接受抗生素治疗。但是，医学界对抗生素是否能起到帮助尚未达成共识，最重要的一点是，你的孩子可以非常有效地帮助你打开堵塞的乳导管。如果你不得不使用抗生素，那么还是要继续喂奶。是的，孩子同时会暴露于抗生素之中，但是你的乳汁中还混合有很多保护性免疫因子。随着乳腺炎的消退，你的乳汁会让孩子的消化系统回归正常。在使用抗生素期间，你不要忘记补充益生菌或者吃大量发酵食物。

4. 引入固体食物

喂奶粉长大的孩子可以在4个月时开始引入固体食物（辅食），母乳喂养的孩子可以等到6个月的时候再开始添加辅食，除非孩子非常能吃而需要早一点添加辅食。

固体食物的引入需要循序渐进，特别是刚开始的时候，要做敏感性测试。把你怀疑有可能让孩子过敏的食物捣碎并且加一点水，取一滴放在孩子的手腕内侧。晚上睡前操作，让这一滴溶液自然晾干，孩子睡一晚上。第二天早上起来检查这个点，如果有红点或者发痒，那么要在几个星期内避免引入这种食物，之后再按照这个方法测试。直到对它没有反应后，再开始逐渐地引入这种食物，最开始摄入量要小。你要记得做敏感性测试时使用的食物状态就是你准备让孩子吃的食物的状态，比如你想引入生鸡蛋黄，那么做敏感性测试时应该使用生鸡蛋黄而不是整个鸡蛋或者煮熟了的鸡蛋。

第一周

● 先吃家庭自制的肉汤。小火慢炖一块带肉的骨头（一整个或者半个鸡）2~3小时（或者使用文火煲一夜），除了水，不要加盐或其他任何东西。你也可以按照这个方式炖鱼汤，用整条鱼或者是鱼鳍、鱼骨和鱼头。煮好后，将骨头和肉取出，用筛子过滤出纯肉汤。可以将一时喝不完的肉汤冷冻起来，可以冷冻一周时间。在每次喂母乳之前，给孩子1~2匙温暖的肉汤。要确保孩子喝

257

了小勺或者奶瓶里的肉汤后，再给他喝母乳作为奖励。当孩子接受了少量的肉汤之后，逐渐加量。绝对不能使用市场上卖的汤粉或者汤料胶冻，这些产品都是高度加工的而且添加了很多不利于健康的配料。鸡汤对胃来说非常温和。不要将汤里的脂肪撇掉，孩子也要摄入其中的脂肪，这一点很重要。

- 两餐之间，给孩子喝1~2匙新鲜压榨的蔬菜水果混合汁，可以加入一点温水。开始时喝纯胡萝卜汁，大约一周以后尝试加入一点卷心菜、芹菜或生菜，与胡萝卜混合榨汁。开始引入果蔬汁之前，要做敏感性测试。不要给孩子喝任何市场上卖的蔬菜或水果汁，婴儿只能喝家里自己新鲜压榨的果蔬汁。鲜榨果蔬汁不能保存，必须在榨取后半个小时内喝掉。

第二周

- 继续食用之前已经引入的食物，逐渐增加每天的食用量。
- 开始在肉汤里添加益生菌食品。这可以为孩子提供有益菌和容易消化的营养，开始时每天加入半匙任何种类的发酵食物，后面每天逐渐增加食用量。

你有两个选择：家里自制的乳清（自制酸奶过滤下来的澄清液体）或自制酸菜或发酵蔬菜的汁液。大多数婴儿都可以耐受自制乳清和酸菜汁。在引入乳清和酸菜汁之前，同样要先做敏感性测试。最开始可以先尝试羊奶乳清，羊奶乳制品通常比牛奶乳制品更容易耐受。在能够耐受乳清以后，尝试使用未经过滤控水的酸奶，开始时每天半匙，能够很好地耐受酸奶以后，逐渐增加每天的食用量，后面再引入用酸奶菌种发酵制作的酸奶油。

- 开始制作菜汤或菜糊，要使用去皮、去籽、煮好了的蔬菜。用自制肉汤煮菜，不要加盐和任何其他物质。使用非淀粉类蔬菜（不要用土豆、红薯、山药或防风草）。适宜的蔬菜包括：胡萝卜、西葫芦、南瓜、洋葱、大蒜、花椰菜、花菜、绿皮南瓜。要将蔬菜煮熟、煮软，放凉到合适的温度，与天然脂肪混合做成糊糊。脂肪的选择：一匙动物脂肪（猪油、牛油、羊油、鸭油、鹅油、鸡油等），一匙有机椰子油，一匙冷榨橄榄油，5滴鱼肝油，一匙酥油（自己使用不含盐的黄油制作的酥油）或者一匙天然有机的黄油（不含盐）。每天都给孩子食用不同的油脂。当蔬菜汤或者菜糊冷却到体温时（用手腕去测试温度），加入一匙家里自制的酸奶，开始时每天 2 ~ 4 匙这种菜汤或者菜糊，逐渐增加食用量。菜糊开始时比较稀，以后逐渐增加它的稠度。

第三周

● 继续食用之前已经引入的食物。

● 开始增加炖肉（小火长时间慢炖，之后做成肉糜）到孩子的蔬菜汤或菜糊中。开始时使用一点有机鸡肉，逐渐增加食用量，鸡翅、鸡腿和鸡身体上的肉和皮都要用，使用少量鸡胸肉（鸡皮和所有脂肪对孩子都有营养价值）。引入有机的鸡肉以后，考虑引入其他种类的肉（最好是骨头和骨关节处有胶冻的肉），用清水小火长时间慢炖。最合适的肉是那些你做肉汤的肉，把它们煮好，冷却后胶冻。在煮肉汤时，可以同时加入一个肝。煮好后，用料理机将肝和一些肉汤混合搅碎，然后用筛子过滤，将滤出来的汤放在冰箱里，以后在孩子的每一餐中和肉糜一起添加进去，每次 1 匙。

不要忘记熬制鱼汤、菜汤或菜糊时经常加些鱼肉。用料理机搅碎鱼肉时，要同时加入鱼皮和肉，鱼皮也会提供很多营养价值。因此煮鱼之前要把鱼鳞清理干净。

● 如果孩子是奶粉喂养的，可逐渐地用肉汤和伴有肉糜或鱼糜的蔬菜糊替代奶粉。如果是母乳喂养，每次喂完孩子辅食后，再给孩子喝一点母乳。

● 逐渐增加自制酸奶和酸奶油的食用量，增加到每餐 1 ~ 2 匙，继续在汤羹和炖肉里添加 1 匙酸菜汁。

● 引入成熟的牛油果，开始时在菜糊中加入 1 匙牛油果，逐渐增加食用量。

第四周和第五周

● 继续食用之前已经引入的食物。

● 开始加入有机鸡蛋的生蛋黄到菜糊里。引入生蛋黄之前，先做敏感性测试。开始时每天吃 1 匙生蛋黄，观察身体是否有任何不适反应。如果没有，逐渐增加生蛋黄的食用量，开始在每一碗汤羹或菜糊里添加生蛋黄。

● 如果前面引入的所有这些食物都能被身体很好地耐受，开始引入苹果糊，把苹果去皮去核后煮软，煮好后，加入多一些黄油、椰子油或者酥油。这种苹果糊可以在冰箱里冷藏最多一个星期的时间，也可以冷冻起来。在给孩子吃之前，需要回温到体温的温度水平（或者至少室温）。开始时每天几匙，观察身体的反应，比如是不是会拉稀便。如果没有，逐渐增加食用量。不要使用微波炉回温或者烹制，微波炉会破坏食物的营养。回温要使用传统的炉子或烤箱，也可以用温水回温苹果糊。

第六周和第七周

● 继续食用之前已经引入的食物。

● 增加自制酸奶或酸奶油的食用量，增加到每餐3匙，可以添加在孩子的果蔬汁或要喝的水里。

● 逐渐增加生鸡蛋黄到每天2个，添加到孩子的汤羹或者每一杯肉汤之中，特别要吃那些骨关节周围能形成胶冻的肉（文火慢炖）。

● 彻底断掉奶粉，如果是母乳喂养，请继续。

第八周和第九周

● 继续食用之前已经引入的食物。

● 增加食用坚果酱（自制纯巴旦木酱或榛子酱），绿皮南瓜或南瓜（去皮搅碎搅细）和鸡蛋制作的煎饼。开始时每天一小个这样的煎饼，逐渐增加食用量。用酥油、椰子油或任何其他动物脂肪（你自己从新鲜的肉中提炼出来的动物脂肪）温和地烹制。

● 增加鲜榨果蔬汁的食用量，在果蔬汁中加一些酸奶，可以在混合果蔬中加新鲜的苹果，然后榨汁。

● 增加生鲜蔬菜，开始时尝试生菜和去皮的黄瓜（使用食物料理机搅碎搅细，加到汤羹或菜糊里）。开始时食用量很小，如果能够很好地耐受，再逐渐增加食用量。能够耐受这两种蔬菜以后，逐渐增加生鲜蔬菜，如胡萝卜、芹菜、软的卷心菜等，要用食物料理机搅碎搅细。

第十周以及之后

● 继续食用之前已经引入的食物。

● 尝试给孩子吃一点柔软的煎蛋，使用多一些黄油、动物脂肪、椰子油或酥油来煎蛋。搭配牛油果和生的或煮熟的蔬菜吃。

● 尝试给孩子吃熟透了的削掉皮的苹果和香蕉（黄色的，香蕉皮上有一些棕色的斑点）。孩子吃水果要在两餐之间，不能和肉一起吃。

● 引入家庭自制的乡村奶酪（用自制酸奶制作），开始时量很小，逐渐增加食用量。自己用酸奶制作乡村奶酪，将盛放酸奶的小锅放进盛有热水的大碗里，直到酸奶中的凝乳与乳清分离。用纱布将乳清彻底过滤出来，要静置大约 8 小时（放一夜比较好）才能将酸奶中的乳清分离出去，在纱布上留下固体的凝乳，这就是乡村奶酪。你可以在孩子每一餐中添加这种乡村奶酪，或者拌上一点点蜂蜜给孩子当甜点吃。

● 尝试采用本书中介绍的食谱制作面包，开始时食用量小，逐渐增加食用量。

● 当孩子执行完全 GAPS 饮食之后，你可以开始在孩子的食物里加入一点点盐。这样你就不用再单独给孩子做饭了，可以使用肉汤和其他 GAPS 饮食方案中的食物为全家制作食物。

基于孩子自身的敏感性，你可能需要比前面介绍的时间晚一点才能引入一些食物。孩子的大便能够帮你明确他的耐受性，如果他拉稀或者便秘，这可能是孩子还不能耐受某种食物的一种信号。那么，要从饮食中清除这种食物，等几个星期以后再尝试。另外的信号包括皮肤上出现红点或者湿疹。

在给孩子断奶时，要有信心，不要紧张，孩子好像一个晴雨表，他们不说话但是能感觉到我们的焦虑，同时会做出相应的反应。如果孩子现在拒绝某种食物，那么可以等一个小时或之后再给孩子吃。要在自己不是很着急和比较愉快放松的时候开始断奶。从一开始你就要欣然接受给孩子喂食时搞成的乱七八糟的样子。可以在孩子餐椅下面的地板上铺一层塑料纸，不要担心食物会被孩子弄得乱飞。经常准备两勺饭，一勺给孩子让他随便把玩，另外一勺来喂他。逐渐地，孩子就学会了如何自如地使用勺子。

断奶的时间其实很短，你可以享受这个过程！

喂食之外

除了提供给孩子优质的食物，孩子还需要你的关爱，每天在清新的空气中散步，以及保持好的睡眠。要恰当地使用疫苗，不要随便打针，不要做无谓的

261

医学检查，不必要频繁往返于医院，也不需要人造化学品。

有关疫苗的信息，你可以阅读本书的相关章节。GAPS 家庭中的孩子在形成强健的免疫系统和好的身体状态以及沟通技能之前，先不着急注射疫苗，这意味着孩子在 3~5 岁期间先别急着打疫苗。之后，要打疫苗的时候，需要确保孩子的身体状态良好。要询问疫苗的配料表信息，找到相关从业人员给以解释不明白的事情。尽量避免联合疫苗，每次只打一种疫苗。

抚养孩子过程中避免人造化学物质！不要使用个人护理品，即使那些产品宣传天然。婴幼儿也不需要使用香皂或洗发水，用温水清洗就可以了，香皂会去除孩子皮肤上具有保护作用的油脂，让皮肤发干而且直接暴露给致病菌。可使用椰子油、橄榄油和自制酸奶或开菲尔涂抹在孩子尿布区域或干燥的皮肤上。

尽量保证家里没有化学品，使用水和醋来清洁家里，用天然的生物降解型洗衣液洗衣服，用清水清洗孩子的碗碟（如果使用清洁剂，一定要用清水冲干净）。在孩子出生后的一年之内，不要装修房子或者购置新的家具和新的厨具等。这些东西会带来很多有毒物质，影响孩子的生长发育。避免带孩子到有毒的场所，比如用氯气消毒的游泳池、购物中心和医院。禁止任何人在婴儿边上吸烟或者使用浓重的香水。

使用天然材料制作的床上用品。孩子的床垫上铺一层环保的塑料纸，如果孩子尿到现代床垫上（特别是那些大孩子使用过的旧的床垫），这会使床垫滋生微生物，床垫里的化学物质会释放出有毒气体（这在西方国家是婴儿猝死的一个主要原因）。

总之，我们要避免孩子暴露于人造化学品、辐射或任何危险环境因素的机会。

关于你自己

我们讨论了孩子的需求。但是，我们不能忘记自己的需求！新生儿带来的欢愉很快会被缺乏睡眠、体能消耗、不停有人拜访、清洁、洗衣、做饭等家务所占据。从一开始就做好规划非常重要，你要寻求帮助，特别是生完孩子最初几个月，你需要从分娩中恢复。比如，将购物和清洁的家务给家中其他人做，或者需要一位朋友来帮忙。如果你做太多家务，同时还要照看孩子，那么你绝对不会享受这个经历。疲惫的家长很少能够有效率。除此之外，压力和劳累会使得泌乳减少。所以，你不要不好意思利用一切机会多多休息，即使你已经有一大堆活儿要做。与其疲惫不堪，不如把活儿拖后一点再去做。研究显示每天有几次短时间的休息比一次长时间的休息效果更好。所以，每天小睡 2 ~ 3 次，这对你大有益处！把它当作规则：孩子睡觉的时候，你也要睡觉！

在母乳喂养孩子的同时，不要忘记你自己也要吃好！如果你要给孩子制造优质的乳汁，你必须吃优质的食物。继续你的完全 GAPS 饮食方案，同时吃大量的动物脂肪，发酵食物和来源于肉、鱼和肝的优质蛋白质。跟孕期时一样，避免暴露于有毒物质之中，因为任何能进入你的血液的物质都能进入乳汁。

优质的食物和经常有规律的短时间休息能够让你保持好的身体状态，并且使你享受这段抚育婴幼儿的时期。你确实应该享受这个时期，因为这段时期非常的短暂！

总结

我保证很多人都会认同：拥有孩子是我们一生之中最美好、最值得去做的事情。赋予其他人生命，指导和教育孩子在这个世界上生存并且努力做好，这是我们的荣幸，是一个令人激动的旅程，是巨大的收获！正确地开启这个过程，打下稳固的健康基础，这非常重要。我希望本章内容能为你成为成功、快乐和骄傲的父母有所帮助。

263

参 考 文 献

致自闭症儿童家长的一封公开信

1. The International Autism Research Centre, www. gnd. org .

2. Centre for Disease Control (CDC), April, 2000. "Prevalence of Autism in Brick Township, New Jersey, 1998: Community Report" available on the CDC website, http://www. cdc. gov/nceh/prograrams/cddh/dd/report. htm.

3. Testimony on April 25, 2001 before the US House of Representatives Committee on Governmental Reform by James J. Bradstreeet, M. D. ,director of research for the International Autism Research Centre.

4. 22nd Annual Report to Congress on the Implementation of the Individuals with Disabilities Education Act, Table AA11, "Number and Change in Number of Children Ages, pp. 6-21, Served Under IDEA, Part B. "

5. Absolon CM at al. Psychological disturbance in atopic eczema: the extent of the problem in school-aged children. *Br J Dermatology*, Vol 137(2), 1997, pp. 24105.

6. Edelson SM and Rimland B. Treating autism. Parent stories of hope and success. 2003. Published by Autism Research Institute.

7. Rimland B. New hope for safe and effective treatments for autism. *Autism Research Review International* 8 :3, 1994.

8. Schauss A. Nutrition and behaviour. *J App Nutr*, Vol 35, 1983, p. 30-5.

9. Shaw W. Biological Treatments for Autism and PDD. 2002. ISBN 0-9661238-0-6.

10. Warren RP et al. Immunogenetic studies in autism and related disorders. *Molecular and Chemical Neuropathology*, 1996, 28, pp. 77-81.

11. World Health Organisation. The World Health Report 2001-Mental Health: New Understanding, New Hope. See www. who. int/whr/2001/.

第一部分

1. 所有疾病都始于肠道

1. Baranovski A, Kondrashina E. Colonic dysbacteriosis and dysbiosis. Saint Petersburg Press, 2002.

2. Baruk H. 1978. Psychoses of digestive origins. In: Hemmings and Hemmings (eds), Biological Basis of Schizophrenia. Lancaster MTP Press. Coleman M,

Gillberg C, 1985. The Biology of Autistic Syndromes. Praeger. NY.

3. Cade R et al. Autism and schizophrenia: intestinal disorders. *Nutritional Neuro-science*, March 2000.

4. Crook W. The yeast connection. 1986. Vintage Books. 5. Dohan FC. Is celiac disease a clue to pathogenesis of schizophrenia? *Mental Hygiene*, 1969; 53: 525-529.

5. Horvath K, Papadimitriou JC, Rabsztyn A et al. Gastrointestinal abnormalities in children with autism. *Journal of Paediatrics*, 1999; 135: 559-563.

6. Kawashima H et al. Detection and sequencing of measles virus from peripheral mononuclear cells from patients with inflammatory bowel disease. *Dig Dis Sci*, 2000 Apr; 45(4): 723-9.

7. Maki M, Collin P. Coeliac disease. *Lancet*, 1997; 349: 1755-9. IF:13.251.

8. McCandless J. Children with starving brains. A medical treatment guide for autism spectrum disorder. 2003. Bramble books.

9. McGinnis WR. Mercury and autistic gut disease. *Environmental Health Perspectives*, 109(7): A303-304 (2001).

10. Melmed FD, Scheneider CK, Fabes RA et al. Metabolic markers and gastrointestinal symptoms in children with autism and related disorders. *J Paediatr Gastroenterol Nutr*, 2000; 31 (Suppl 2): S31.

11. Reichelt KI et al. Probable aetiology and possible treatment of childhood autism. *Brain Dysfunct*, 4: 308-319, 1991.

12. Seeley, Stephens, Tate. Anatomy and Physiology. 1992. Second edition. Mosby Year Book.

13. The International Autism Research Centre, www. gnd. org.

14. Torrente F et al. Enteropathy with T-cell infiltration and epithelial IgG deposition in autism. *Molecular Psychiatry*, 2002; 7: 375-382.

15. Vorobiev AA, Nesvizski UV. Human microflora and immunity. Review. (Russian). *Sovremennie Problemi Allergologii, Klinicheskoi Immunologii I Immunofarmacologii*, M, 1997, pp. 137-141.

16. Vorobiev AA, Pak SG et al. Dysbacteriosis in children. A textbook for doctors and medical students (Russian), M, "KMK Lt", 1998, ISBN 5-87317-049-5.

17. Wakefield AJ, Anthony A et al. Enterocolitis in children with developmental disorders. AIA Journal, Autumn 2001.

18. Wakefield AJ, Murch SH, Anthony A et al. Ileal-lymphoid-nodular hyperplasia, non-specific colitis and pervasive developmental disorder in children. *Lancet*, 1998; 351: 637-41.

19. Wakefield AJ and Montgomery SM. Autism, viral infection and measles, mumps,

rubella vaccination. *Israeli Medical Association Journal*, 1999；1：183-187.

20. Walker-Smith JA. Autism, inflammatory bowel disease and MMR vaccine. *Lancet*, 1998；351：1356-57.

2. 健康之树的根基
3. 免疫系统

1. Alan Jones V, Shorthouse M, Workman E, Hunter JO. Food intolerance and the irritable bowel. *Lancet*, 1982, 633-634.

2. Anthony H, Birtwistle S, Eaton K, Maberly J. Environmental Medicine in Clinical Practice. BSAENM Publications 1997.

3. Balsari A, Ceccarelli A, Dubini F, Fesce E, Poli G. The faecal microbial population in the irritable bowel syndrome. *Microbiologica*, 1992, 5,185-194.

4 . Baranovski A, Kondrashina E. Colonic dysbacteriosis and dysbiosis. Saint Petersburg Press. 2002.

5. Comi AM at al. Familial clustering of autoimmune disorders and evaluation of medical risk factors in autism. *Jour Child Neurol*, 1999,Jun；14(6)：338-94.

6. Cummings JH, Macfarlane GT (1997). Role of intestinal bacteria in nutrient metabolism. (Review) (104 refs). *Journal of Parenteral & Enteral Nutrition*. 1997, 21 (6)：357-65.

7. Cummings JH, Macfarlane GT (1997). Colonic Microflora：Nutrition and Health. *Nutrition*. 1997；vol.13, No. 5, 476-478.

8. Cummings JH (1984). Colonic absorption：the importance of short chain fatty acids in man. (Review) (95refs). *Scandinavian Journal of Gastroenterology - Supplement*. 93：89-99, 1984.

9. Cunningham-Rundles S, Ahrn'e S, Bengmark S, Johann-Liang R, Marshall F, Metakis L, Califano C, Dunn AM, Grassey C, Hinds G,Cervia J, (2000). Probiotics and immune response. *American Journal of Gastroenterology*, 95 (1 Suppl)：S22-5, 2000 Jan.

10. D'Eufemia P, Celli M, Finocchiaro R et al. 1996. Abnormal intestinal permeability in children with autism. *Acta Pediatr* 1996：85：1076-79.

11. Finegold SM, Sutter VL, Mathisen GE (1983). Normal indigenous intestinal flora in "Human intestinal flora in health and disease" (Hentges DJ, ed), pp. 3-31. Academic Press, London, UK.

12. Fuller R. Probiotics in man and animals. *J Appl Bacteriol*, 1989；66:365-78.

13. Furlano RI, Anthony A, Day R et al. Colonic CD8 and gamma delta T-cell infiltration with epithelial damage in children with autism. *J Pediatr*, 2001；138：366-72.

14. Ferrari P et al. Immune status in infantile autism：correlation between the immune status, autistic symptoms and levels of serotonin. *Encephale*, 14：339-

344, 1988.

15. Guarino A, Canani RB, Spagnuolo MI, Albano F, DiBenedetto L(1997). Oral bacterial therapy reduces the duration of symptoms and of visceral excretions in children with mild diarrhoea. *Journal of Paediatric Gastroenterology and Nutrition*, 25(5): 516-9, 1997 Nov.

16. Gupta S at al. Dysregulated immune system in children with autism. Beneficial effects of intravenous immune globulin in autistic characteristics. *Autism Develop Dis*, 26: 439-452, 1996.

17. Gupta S. Immunological treatments for autism. *J Autism Dev Disord*, 2000 Oct; 30(5): 475-9.

18. Krasnogolovez VN. Colonic dysbacteriosis. -M: Medicina, 1989.

19. McCandless J. Children with starving brains. A medical treatment guide for autism spectrum disorder. 2003. Bramble books.

20. McLaren Howard J. Intestinal dysbiosis. Complementary Therapies. *Med* 1993; 1: 153.

21. Petrovskaja VG, Marko OP. Human microflora in norm and pathology. M: Medicina, 1976.

22. Pimentel M. at al. Study links intestinal bacteria to Irritable Bowel Syndrome. *The American Journal of Gastroenterology*, December, 2000.

23. Plioplys AV at al. Lymphocyte function in autism and Rett syndrome. *Neuropsychobiology* 7: 12-16, 1994.

24. Reichelt KL et al (1994). Increased levels of antibodies to food proteins in Downs syndrome. *Acta Paediat Japon.* 36: 489-492.

25. Roberfroid MB, Bornet F, Bouley C, Cummings JH (1995). Colonic microflora: nutrition and health. Summary and conclusions of an International Life Sciences Institute (ILSI) [Europe] workshop held in Barcelona, Spain. [Review] [33 refs]. *Nutrition Reviews.* 53(5): 127-30, 1995 May.

26. Singh V. Neuro-immunopathogenesis in autism. 2001. New Foundations of Biology. Berczi I & Gorczynski RM (eds) Elsevier Science B. V. pp. 447-458.

27. Singh V at al. Changes in soluble interleukin-2, interleukin-2 rector, T8 antigen, and interleukin-I in the serum of autistic children. *Clin Immunol Immunopath*, 61: 448-455, 1991.

28. Singh V et al. Immunodiagnosis and immunotherapy in autistic children. *Ann NY Acad Sci*, 540: 602-604, 1988.

29. Singh V at al. Antibodies to myelin basic protein in children with autistic behaviour. *Brain Behav Immunity*, 7: 97-103, 1993.

30. Singh V et al. Serological association of measles virus and human herpesvirus-6 with brain autoantibodies in autism. *Clinical Immunology and Immunopathology.*

1998：89；105-108.

31. Shaw W. Biological Treatments for Autism and PDD. 2002. ISBN 0-9661238-0-6

32. Stubbs EG at al. Depresed lymphocyte responsiveness in autistic children. *JAutism Child Schizophr*, 7：49-55，1977.

33. Sullivan NM, Mills DC, Riemann HP, Arnon SS. Inhibitions of growth of Clostridium botulinum by intestinal microflora isolated from healthy infants. *Microbial Ecology in Health and Disease*, 1988；1：179-92.

34. Swedsinski A at al. Mucosal flora in inflammatory bowel disease. 2001. PMID：11781279 PubMed.

35. Tabolin VA, Belmer SV, Gasilina TV, Muhina UG, Korneva TI. Rational therapy of intestinal dysbacteriosis in children. -M. ：Medicina，1998.

36. The International Autism Research Centre. www. gnd. org.

37. Vorobiev AA, Nesvizski UV. (1997). Human microflora and immunity. Review (Russian), *Sovremennie Problemi Allergologii*, *Klinicheskoi Immunologii Immunofarmacologii*. -M. , 1997. c. 137-141.

38. Vorobiev AA, Pak SG et al (1998). Dysbacteriosis in children. A textbook for doctors and medical students. (Russian). M："KMK Lt. ",1998. ISBN 5-87317-049-5.

39. Warren R et al. Immune abnormalities in patients with autism. *J Autism Develop Dis*, 16, 189-197, 1986.

40. Warren PP at al. Reduced natural killer cell activity in autism. *J Am Acad Child Phychol*, 26：333-335，1987.

41. Warren R. et al. Immunoglobulin A deficiency in a subset of autistic subjects. *J Autism Develop Dis*, 27：187-192，1997.

42. Waizman A et al. Abnormal immune response to brain tissue antigen in the syndrome of autism. *Am J Psychiatry*, 139：1462-1465，1982.

43. Wilson K, Moore L, Patel M, Permoad P. Suppression of potential pathogens by a defined colonic microflora. *Microbial Ecology in Health and Disease*. 1988；1：237-43.

44. Yasui H, Shida K, Matsuzaki T, Yokokuta T. (1999). Immunomodulatory function of lactic acid bacteria. (Review)(28refs), Antonie van Leenwenhoek. 76(1-4)：38309, 1999, Jul-Nov.

45. Yonk LJ et al. D4 + per T cell depression in autism. *Immunol Lett* 35：341-346，1990.

4. 哪些因素会破坏肠道菌群？

5. 机会型致病菌群

6. 肠道与大脑的联系

7. 家庭因素

1. Anthony H, Birtwistle S, Eaton K, Maberly J. Environmental Medicine in Clinical

Practice. BSAENM Publications, 1997.

2. Baranovski A, Kondrashina E. Colonic dysbacteriosis and dysbiosis. Saint Petersburg Press. 2002.

3. Bjarnason I et al. Intestinal permeability, an overview. (Review). *Gastroenterology*, 1995; 108: 1566-81.

4. Bolte ER, (1998). Autism and Clostridium tetani. *Medical Hypothesis*, 51(2): 133-144.

5. Campbell LL, Postgate SR. Classification of the spore-forming sulphate-reducing bacteria. *Bacteriological Reviews*, 1965, 29, 359-363.

6. Capel ID et al. The effect of prolonged oral contraceptive steroid use on erythrocyte glutathione peroxidase activity. *J Steroid Biochem*1981; 14: 729-732.

7. Coleman M, Gillberg C. 1985. The Biology of Autistic Syndromes. Praeger. NY.

8. Crook W. The yeast connection. 1986. Vintage Books.

9. De Boissieu D et al. Small-bowel bacterial overgrowth in children with chronic diarrhoea, abdominal pain or both. *J Paediatr* 1996; 128:203-7.

10. D'Eufemia P, Celli M, Finocchiaro R et al. 1996. Abnormal intestinal permeability in children with autism. *Acta Pediatr* 1996: 85: 1076-79.

11. Dunne C, Murphy L, Flynn S, O'Mahony L, O'Halloran S, Feeney M, Morissey D, Thornton G, Fitzerald G, Daly C, Kiely B, Quigley EM, O'Sullivan GC, Shanahan F, Collins JK. 1999. Probiotics: from myth to reality. Demonstration of functionality in animal models of disease and in human clinical trials. (Review) (79 refs). Antonie van Leenwenhoek. 76(104): 279-92, 1999, Jul-Nov.

12. Eaton KK. Sugars in food intolerance and abnormal gut fermentation. *J Nutr Med* 1992; 3: 295-301.

13. Edelson SB, Cantor DS. Autism: xenobiotic influences. *Toxicol Ind Health*, 1998; 14(4): 553-563.

14. Falliers C. Oral contraceptives and allergy. *Lancet* 1974; part 2: 515.

15. Gardner MLG (1994). Absorption of intact proteins and peptides. In: Physiology of the Gastrointestinal Tract, 3rd edn. Chapter 53, pp1795-1820. NY: Raven Press.

16. Gibson GR, Roberfroid MB (1999). Colonic Microbiota, Nutrition and Health. Kluwer Academic Publishers, Dodrecht.

17. Gobbi G et al (1992) Coeliac disease, epilepsy and cerebral calcifications. *Lancet* 340: 439-443.

18. Grant E. The contraceptive pill: its relation to allergy and illness. *Nutrition and Health* 1983; 2: 33-40.

19. Howard J. The "autobrewery" syndrome. *J Nutr Med* 1991; 2: 97-8.

20. Jackson PG et al. Intestinal permeability in patients with eczema and food allergy. *Lancet* 1981; I: 1285-6.

21. Karlsson H et al. Retroviral RNA identified in the cerebrospinal fluids and brains of individuals with schizophrenia. *Proc Natl Acad Sci.* Vol 98(8), 2001, pp. 4634-9.

22. Kilshaw PJ and Cant AJ (1984). The passage of maternal dietary protein into human breast milk. *Int Arch Allergy Appl Immunol* 75:8-15.

23. Kinney HC et al (1982). Degeneration of the central nervous system associated with coeliac disease. *J Neurol Sci* 5: 9-22.

24. Krasnogolovez VN. Colonic dysbacteriosis. -M. : Medicina, 1989.

25. Lewis SJ, Freedman AR (1998). Review article: the use of biotherapeutic agents in the prevention and treatment of gastrointestinal disease. (Review)(144 refs). *Alimentary Pharmacology and Therapeutics.* 12(9): 807-22, 1998 Sep.

26. Lindstrum LH et al (1984) CSF and plasma beta-casomorphin-like opioid peptides in post-partum psychosis. *Amer J Psychiat* 141:1059-1066.

27. Mackie RM. Intestinal permeability and atopic disease. *Lancet* 1981;I: 155.

28. Maki M, Collin P. Coeliac disease. *Lancet* 1997; 349: 1755-9. IF:13.251.

29. McCandless J. Children with starving brains. A medical treatment guide for autism spectrum disorder. 2003. Bramble books.

30. McGinnis WR. Mercury and autistic gut disease. Environmental Health perspectives 109(7): A303-304 (2001).

31. Melmed FD, Scheneider CK, Fabes RA et al. Metabolic markers and gastrointestinal symptoms in children with autism and related disorders. *J Pediatr Gastroenterol Nutr* 2000; 31 (Suppl 2): S31.

32. Ostfeld E, Rubinstein E, Gazit E and Smetana Z (1977). Effect of systemic antibiotics on the microbial flora of the external ear canal in hospitalised children. *Paediatrics* 60: 364-66.

33. Panksepp J. 1979. A neurochemical theory of autism. *Trends in Neuroscience,* 2: 174-177.

34. Petrovskaja VG, Marko OP. Human microflora in norm and pathology. - M. :Medicina, 1976.

35. Reichelt KL, Knivsberg AM et al. 1996. Diet and autism: a 4 year follow up. Probable reasons and observations relevant to a dietary and genetic aetiology. Conference proceedings from "Therapeutic intervention in autism", University of Durham. 281-307.

36. Reichelt KL et al (1994). Increased levels of antibodies to food proteins in Down syndrome. *Acta Paediat Japon.* 36: 489-492.

37. Reichelt KL et al. (1994) Nature and consequences of hyperpeptiduria of bovine

casomorphin found in autistic syndrome. *Develop Brain Dysfunct*, 7: 71-85.

38. Rimland B. New hope for safe and effective treatments for autism. *Autism Research Review International* 8: 3, 1994.

39. Roberfroid MB, Bornet F, Bouley C, Cummings JH (1995). Colonic microflora: nutrition and health. Summary and conclusions of the International Life Sciences Institute (ILSI) [Europe] workshop held in Barcelona, Spain. [Review] [33 refs]. Nutrition Reviews. 53(5):127-30, 1995 May.

40. Rogers S. 1990. Tired or toxic? A blueprint for health. Prestige Publishers.

41. Rolfe RD. The role of probiotic cultures in the control of gastrointestinal health. *J Nutr*, 2000 Feb; 130(2S) Suppl: 396S-402S Journal Code: JEV.

42. Samonis G et al. (1994). Prospective evaluation of the impact of broad-spectrum antibiotics on the yeast flora of the human gut. *European Journal of Clinical Microbiology and Infections Diseases*, 13:665-7.

43. Seeley, Stephens, Tate. Anatomy and Physiology. 1992. Second edition. Mosby Year Book.

44. Shattock P et al. 1990. Role of neuropeptides in autism and their relationship with classical neurotransmitters. *Brain Dysfunction*, 3(5),328-45.

45. Shattock P, Savery D. 1996. Urinary profiles of people with autism: possible implication and relevance to other research. Conference proceedings from "Therapeutic intervention in autism", University of Durham. 309-25.

46. Shaw W. Biological Treatments for Autism and PDD. 2002. ISBN 0-9661238-0-6.

47. Stuart CA et al. (1984). Passage of cow's milk protein in breast milk. *Clin Allergy*, 14: 533-535.

48. Summers AO et al. Mercury released from dental silver fillings provokes an increase in mercury-and antibiotic-resistant bacteria inoral and intestinal floras of primates. *Antimicrobial Agents and Chemotherapy*, 1993: 37(4): 825-34.

49. Survey shows link between antibiotics and developmental delays in children. Townsend Letter for Doctors and Patients. October 1995. 50. Tabolin VA, Belmer SV, Gasilina TV, Muhina UG, Korneva TI. Rational therapy of intestinal dysbacteriosis in children. -M.: Medicina, 1998.

50. The International Autism Research Centre. www. gnd. org.

51. Toskes PP. Bacterial overgrowth of the gastrointestinal tract. *Adv Int Med*, 1993; 38: 387-407. 27.

52. Troncone R et al. (1987). Passage of gliadin into human breast milk. *Acta Paed Scand*, 76: 453-456.

53. Voronin AA, Taranenko LA, Sidorenko SV 1999. Treatment of intestinal dysbacteriosis in children with diabetes mellitus (Russian). *Antibiotiki I Khimoterapiia*.

271

1999, 44(3): 22- 4.

54. Vorobiev AA, Nesvizski UV (1997). Human microflora and immunity. Review. (Russian). *Sovremennie Problemi Allergologii, Klinicheskoi Immunologii Immunofarmacologii.* -M. , 1997. c. 137-141.

55. Vorobiev AA, Pak SG et al. (1998). Dysbacteriosis in children. A textbook for doctors and medical students. (Russian). M. : "KMK Lt. ",1998. ISBN 5-87317-049-5.

56. Waring (2001). Sulphate, sulphation and gut permeability: are cytokines involved? In: The Biology of Autism-Unravelled. Conference proceedings 11th May 2001, Institute of Electrical Engineers, London.

57. Wakefield AJ, Anthony A et al. Enterocolitis in children with developmental disorders. *AIA Journal*, Autumn 2001.

8. 疫苗:MMR 疫苗会引起自闭症吗?

1. Anthony H, Birtwistle S, Eaton K, Maberly J. Environmental Medicine in Clinical Practice. BSAENM Publications 1997.

2. Bernard S et al. Autism: a novel form of mercury poisoning. *Med Hypothesis*, 2001 Apr; 56(4): 462-71.

3. Clarkson T. Methylmercury toxicity to the mature and developing nervous system: possible mechanisms. In: Sakar B, ed. Biological Aspects of metals and metal-related diseases. New York: 1983:183-197.

4. Classen JB. The diabetes epidemic and the hepatitis B vaccines. *N Z Med J* 1996 Sep 27; 109 (1030): 366.

5. Classen JB, Classen DC. Public should be told that vaccines may have long-term adverse effects. *BMJ* 1999 Jan 16; 318 (7177) 193.

6. Coulter H, Fisher BL (1991). A shot in the dark. Avery Publisher Group, New York.

7. Dankova E et al. Immunologic findings in children with abnormal reactions after vaccination. *Chesk Pediatr* 1993 Jan; 48(1): 9-12.

8. Kawashima H et al. Detection and sequencing of measles virus from peripheral mononuclear cells from patients with inflammatory bowel disease. *Dig Dis Sci*, 2000 Apr; 45(4): 723-9.

9. McCandless J. Children with starving brains. A medical treatment guide for autism spectrum disorder. 2003. Bramble books.

10. McGinnis WR. Mercury and autistic gut disease. *Environmental Health Perspectives*, 109(7): A303-304 (2001).

11. Rimland B. New hope for safe and effective treatments for autism. *Autism Research Review International* 8: 3, 1994.

12. Rogers S. 1990. Tired or toxic? A blueprint for health. Prestige Publishers.

13. Shaw W. Biological Treatments for Autism and PDD. 2002. ISBN 0-9661238-0-6.

14. Singh V et al. Serological association of measles virus and human herpesvirus-6 with brain autoantibodies in autism. *Clin Immunol Immunopathol*, 1998 Oct; 89 (1): 105-108.

15. The International Autism Research Centre. *www. gnd. org*.

16. Wakefield AJ and Montgomery SM. Autism, viral infection and measles, mumps, rubella vaccination. *Israeli Medical Association Journal* 1999; 1: 183-187.

17. Walker-Smith JA. Autism, inflammatory bowel disease and MMR vaccine. *Lancet* 1998; 351: 1356-57.

18. Yazbak FE. Autism-is there a vaccine connection? See*www. autism. net/ Yazbak*1. *htm*.

9. 精神分裂症

1. Ashkenazi et al. Immunologic reaction of psychotic patients to fractions of gluten. *Am J Psychiatry*, 1979; 136: 1306-1309.

2. Baruk H. 1978. Psychoses of digestive origins. In: Hemmings and Hemmings (eds), Biological Basis of Schizophrenia. Lancaster MTP Press.

3. Bender L. Childhood schizophrenia. *Psychiatric Quarterly*, Vol 27, 1953, pp. 3-81.

4. Cade R et al. Autism and schizophrenia: intestinal disorders. *Nutritional Neuroscience*. March 2000.

5. Cade et al. The effect of dialysis and diet on schizophrenia. In: *Psychiatry: A World Perspective*, Vol 3. Elsevier Science Publishers, pp. 494-500, 1990.

6. Calabrese, Joseph R et al. Fish oils and bipolar disorder. *Archives of General Psychiatry*, Vol. 56, May 1999, pp. 413-14.

7. Conquer, Jilie A et al. Fatty acid analysis of blood plasma of patients with Alzheimer's disease, other types of dementia, and cognitive impairment. *Lipids*, Vol. 35, December 2000, pp. 1305-12.

8. Crow T (1994). Aetiology of schizophrenia. *Current Opin Psychiat*, 7:39-42.

9. Dohan CF. Cereals and schizophrenia: data and hypothesis. *Acta Psychiat Scand*, 1966; 42: 125-152.

10. Dohan CF et al. Relapsed schizophrenics: more rapid improvement on a milk and cereal free diet. *Brit J Psychiat*, 1969; 115: 595-596.

11. Dohan et al. Is schizophrenia rare if grain is rare? *Biology and Psychiatry*, 1984: 19(3): 385-399.

12. Dohan FC. Is celiac disease a clue to pathogenesis of schizophrenia? *Mental Hygiene*, 1969; 53: 525-529.

273

13. Dohan FC and Grasberger JC (1973). Relapsed schizophrenics: earlie discharge from the hospital after cereal-free, milk-free diet. *Amer J Psychiat*, 130: 685-686.

14. Feinberg I (1982-83). Schizophrenia: caused by a fault in programmed synaptic elimination during adolescence? *J Psychiat Res*,17: 319-334.

15. Goldman-Rakic PS et al (1983). The neurobiology of cognitive development. In Handbook of Child Psychology: Biology and Infancy development. P Mussen: edit. NY, Wiley. pp. 281-344.

16. Hibbein, Joseph R. Fish consumption and major depression. *Lancet*,Vol. 351, April 18, 1998, p. 1213.

17. Hoffer A. Megavitamin B3 therapy for schizophrenia. *Canad Psychiatric Ass J*, Vol 16, 1971, pp. 499-504.

18. Horrobin D. The madness of Adam and Eve. Bantam Press. ISBN 0593 04649 8, 2001.

19. Horrobin DF, Glen AM, Vaddadi K. 1994. The membrane hypothesis of schizophrenia. *Schiz Res* 18, 195-207.

20. Joy, CB et al. Polyunsaturated fatty acid (fish or evening primrose oil) for schizophrenia. *The Cochrane Library*, Issue 4, 2000.

21. Kinney HC et al. Degeneration of the central nervous system associated with coeliac disease. *J Neurol Sci* 5: 9-22, 1982.

22. Laughame, J. D. E. et al. Fatty acids and schizophrenia. *Lipids*, Vol. 31,1996, pp. S163-S65.

23. Mycroft et al. JIF-like sequences in milk and wheat proteins. NEJM 1982; 307: 895.

24. Reichelt K et al. The effect of gluten-free diet on urinary peptide excretion and clinical state in schizophrenia. *Journal of Orthomolecular Medicine*, 5: 1223-39, 1990.

25. Reichelt K et al. Biologically active peptide-containing fractions in schizophrenia and childhood autism. *Adv Biochem Psychopharmacol*28: 627-47, 1981.

26. Richardson AJ et al. Red cell and plasma fatty acid changes accompanying symptom remission in a patient with schizophrenia treated with eicosapentaenoic acid. *European Neuropsychopharmacology*, Vol. 10, 2000, pp. 189-93.

27. Schoenthaler SJ et al. The effect of randomised vitamin-mineral supplementation on violent and non-violent antisocial behaviour among incarcerated juveniles. *J Nut Env Med*, Vol 7, 1997, pp. 343-352.

28. Singh & Kay. Wheat gluten as a pathogenic factor in schizophrenia. *Science* 1975: 191: 401-402.

29. Sioudrou et al. Opioid peptides derived from food proteins. The exorphins. *J Biol Chem.* 1979; 254: 2446-2449.

30. Tanskanen, Antti, et al. Fish consumption, depression, and suicidality in a general population. *Archives of General Psychiatry*, Vol. 58, May 2001, pp. 512-13.

31. Torrey EF et al. Endemic psychosis in western Ireland. *Am J Psychiatry*141: 966-970, 1984.

32. Ward PE et al. Niacin skin flush in schizophrenia: a preliminary report. *Schizophr Res*, Vol 29, 1998, pp. 269-74.

33. Wittenborn JR. Niacin in the long term treatment of schizophrenia. *Arch Gen Psychiatry*, Vol 28, 1973, pp. 308-15.

10. 癫痫

1. American Academy of Neurology. Lower IQ found in children of women who took epilepsy drug. AAN Press Release, *Newswise*, Wed.
11-Aor-2007. http://www. newswise. com/articles/view/528880/? dc =dwhn.

2. Anthony H, Birtwistle S, Eaton K, Maberly J. *Environmental Medicine in Clinical Practice.* BSAENM Publications, 1997.

3. Appleton R, Gibbs J. *Epilepsy in childhood and adolescence.* 1995. Martin Dunitz.

4. Barbeau et al. Zinc, taurine and epilepsy. *Arch Neurol*, Vol 30, 1974, pp. 52-8.

5. Berg AT, Shinnar S, Levy SR, Testa FM (November 1999). "Childhood-onset epilepsy with and without preceding febrile seizures". *Neurology* 53 (8): 1742-8.

6. Bok LA, Struys E, Willemsen MA, Been JV, Jakobs C. Pyridoxinedependent seizures in Dutch patients: diagnosis by elevated urinary alpha-aminoadipic semialdehyde levels. *Arch Dis Child.* 2007 Aug;92(8): 687-9. Epub 2006 Nov 6.

7. Botez et al. Thiamine and folate treatment of chronic epileptic patients: a controlled study with the Wechsler IQ scale. *Epilepsy-Res*, Vol 16(2), 1993, pp. 157-63.

8. Crayton JW et al. Epilepsy precipitated by food sensitivity: report of a case with double-blind placebo-controlled assessment. *Clinical Electorencephalo*, Vol 12 (4), 1981, p. 192-9.

9. Dubé CM, Brewster AL, Richichi C, Zha Q, Baram TZ . "Fever, febrile seizures and epilepsy". *Trends Neurosci*, Oct 2007, 30 (10): 490-6.

10. Dupont CL and Tanaka Y. Blood manganese levels in children with convulsive disorders. *Biochem Med*, Vol 33(2), 1985, pp. 246-55.

11. Egger J, Carter CM, Soothill J et al. Oligoantigenic diet treatment of children with epilepsy and migraine. *J Pediatrics*, 1989; 114:5108.

12. Elger CE and Schmidt D. Modern management of epilepsy: a practical approach. *Epilepsy & Behavior*, 2008, 12(4), 501-539.

13. Freeman JM, Kelly MT and Freeman JB. *The epilepsy diet treatment. An intro-duction to the ketogenic diet.* 2nd Edition. 1996. Demos Vermande.

14. Freeman JM. The ketogenic diet-1998. *Epilepsy Today*, Dec 1998.

15. Freeman JM, Kossoff EH, Hartman AM. The ketogenic diet: one decade later. *Pediatrics* . 2007 Mar; 119(3): 535-43.

16. French JA, Pedley TA. Clinical practice. Initial management of epilepsy. *N Engl J Med.* 2008; 359(2): 166-76.

17. Garrow JS, James WPT, Ralph A. *Human nutrition and dietetics.* 2000. 10th edi-tion. Churchill Livingstone.

18. Gasior M, Rogawski MA, Hartman AL. Neuroprotective and diseasemodifying effects of the ketogenic diet. *Behav Pharmacol.* 2006;17(5-6): 431-9.

19. Gibberd FB et al. The influence of folic acid on the frequency of epileptic attacks. *Europ J Clin Pharmacology*, Vol 9(1), 1981, pp. 57-60.

20. Gorges LF et al. Effect of magnesium on epileptic foci. *Epilepsia*, Vol 19(1), 1978, pp. 81-91.

21. Gupta SK et al. Serum magnesium levels in idiopathic epilepsy. *J Assoc Physi-cians India*, Vol 42(6), 1994, pp. 456-7.

22. Huxtable R et al. The prolonged anticonvulsant action of taurine on genetically determined seizure-susceptibility. *Canadian J Neurol Sci*, Vol 5, 1978, p. 220.

23. Kinsman SI, Vining EPG et al. Efficacy of the ketogenic diet for intractable seizure disorders: review of 58 cases. *Epilepsia* 1992; 33:1132-1136.

24. Keyser A, De Brujin SF. Epileptic manifestations and vitamin B1 deficiency. *Eur Neurol*, Vol 31(3), 1991, pp. 121-125.

25. Kossof EH, Dorward JL. The modified Atkins diet. *Epilepsia.* 2008Nov; 49 Suppl 8: 37-41.

26. Lefevre F, Aronson N. Ketogenic diet for the treatment of refractory epilepsy in children: a systematic review of efficacy. *Pediatrics* 2000;105: e46.

27. Liu YM. Medium-chain triglycerides (MCT) ketogenic therapy. *Epilepsia.* 2008, Nov 49. Suppl 8: 33-6.

28. MHRA (2008b) Anti-epileptics: risk of suicidal thoughts and behaviour. *Drug Safety Update* 2(1), 2.

29. MHRA (2009) Drug safety advice. Anti-epileptics: adverse effects on the bone. *Drug Safety Update* 2(9), 2.

30. Morrow, J., Russell, A., Guthrie, E. et al. (2006) Malformation risks of antiepi-leptic drugs in pregnancy: a prospective study from the UK Epilepsy and Preg-nancy Register. *Journal of Neurology, Neurosurgery, and Psychiatry* 77 (2), 193-198.

31. Nakazawa M. High dose vitamin B6 therapy in infantile spasms-the effect of adverse reactions. *Brain and Development*, Vol 5(2), 1983, p. 193.

32. Papavasiliou et al. Seizure disorders and trace metals: manganese tissue levels in treated epileptics. *Neurology*, Vol 29, 1979, p. 1466.

33. Pietz J et al. Treatment of infantile spasms with high-dosage vitamin B6. *Epilepsia*, Vol 34(4), 1993, pp. 757-63.

34. Qin P et al. Risk for schizophrenia and schizophrenia-like psychosis among patients with epilepsy: population based cohort study. *BMJ*2005; 331: 23.

35. Ramaeckers Vt. Selenium deficiency triggering intractable seizures. *Neuropediatrics*, Vol 25(4), 1994, pp. 217-23.

36. Ranganathan IN, Ramaratnam S. Vitamins for epilepsy. Cochrane Database of Systematic Reviews 2005, Issue 2. Art. No.: CD004304. DOI: 10. 1002/ 14651858. CD004304. pub2.

37. Schachter SC. Seizure disorders. *Med Clin North Am.* March 2009;93(2).

38. Schlanger S, Shinitzky M and Yam D. Diet enriched with omega-3 fatty acids alleviates convulsion symptoms in epilepsy patients. *Epilepsia*, Vol 43(1), 2002, pp. 103-4.

39. Shoji Y. Serum magnesium and zinc in epileptic children. *Brain and Development*, Vol 5(3), 1983, p. 200.

40. Schwartz RM et al. Ketogenic diets in the treatment of epilepsy: short-term clinical effects. *Dev Med Child Neurol* 1989; 31: 145-151.

41. Sirven J et al. The ketogenic diet for intractable epilepsy in adults: preliminary results. *Epilepsia* 1999; 40: 1721-1726.

42. Smith DB and Obbens E. Antifolate-antiepileptic relationships, in Botez MI and Reynolds EH, eds, *Folic Acid in Neurology, Psychiatry and Internal Medicine*, Raven Press (1979).

43. Sohler A and Pfeiffer C. A direct method for the determination of manganese in whole blood: patients with seizure activity have low blood levels. *J Orthomol Psychiat*, Vol 12, 1983, pp. 215-234.

44. Stafstrom CE. Dietary approaches to epilepsy treatment: old and new options on the menu. *Epilepsy Curr*, 2004; 4(6): 215-222.

45. Tanaka Y. Low manganese level may trigger epilepsy. *JAMA*, Vol 238, 1977, p. 1805.

46. Temkin O. *The falling sickness: a history of epilepsy from the Greeks to the beginnings of modern neurology.* 2nd ed. Baltimore: Johns Hopkins University Press; 1971.

47. Turner Z, Kossoff EH. The ketogenic and Atkins diets: recipes for seizure con-

trol. Pract Gastroenterol. 2006, Jun: 29(6): 53-64.

48. Vestergaard P, Rejnmark L and Mosekilde M. Fracture risk associated with use of anti-epileptic drugs. *Epilepsia*, 2004, 45(11), 1330-1337.

第二部分——饮食篇

1. 关于饮食的讨论

2. 肠道与心理综合征患者的合理饮食

1. Anthony H, Birtwistle S, Eaton K, Maberly J. Environmental Medicine in Clinical Practice. BSAENM Publications 1997.

2. Boris M, Mandel F. Food and additives are common causes of the attention deficit hyperactive disorder in children. *Annals of Allergy* 72: 462-68, 1994.

3. Carter CM et al (1993). Effects of a few food diet in attention deficit disorder. *Arch Dis Child* 69: 564-568.

4. Ebringer a et al. The use of a low starch diet in the treatment of patients suffering from ankylosing spondyllitis. *Clin Rheumatol* 1996;15, suppl 1: 62-6.

5. Egger J et al (1985). Controlled oligoantigenic treatment of the hyperkinetic syndrome. *The Lancet.* March 9th: 540-544.

6. Egger J et al. (1992). Controlled trial of hyposensitisation with foodinduced hyperkinetic syndrome. *The Lancet* 339: 1150-1153.

7. Garrow JS, James WPT, Ralph A. Human nutrition and dietetics. 2000. 10th edition. Churchill Livingstone.

8. Geary A. The food and mood handbook. 2001. Thorsons.

9. Gottschall E. Breaking the vicious cycle. Intestinal health through diet. 1996. The Kirkton Press.

10. Hole K et al (1988). Attention deficit disorders: a study of peptidecontaining urinary complexes. *J Develop Behav Paediatrics.* 9:205-212.

11. Hurst AF, Knott FA. Intestinal carbohydrate dyspepsia. *Quart J Med* 1930-31; 24: 171-80.

12. Kaplan SJ et al (1989). Dietary replacement in preschool-aged hyperactive boys. *Paediatrics* 83: 7-17.

13. Kilshaw PJ and Cant AJ (1984). The passage of maternal dietary protein into human breast milk. *Int Arch Allergy and Appl Immunol* 75:8-15.

14. Mirkkunen M (1982). Reactive hypoglycaemia tendency among habitually violent offenders. *Neuropsychopharmacol* 8: 35-40.

15. Rowe KS, Rose KJ. Synthetic food colouring and behaviour: A dose response effect in a double-blind, placebo-controlled, repeatedmeasures study. *Journal of Paediatrics* 12: 691-698, 1994.

16. Rowe KS. Synthetic food colouring and hyperactivity: A double-blind crossover study. *Aust Paediatr J*, 24: 143-47, 1988.

17. Smith MW, Phillips AD. Abnormal expression of dipeptidyl peptidase IV activity in enterocyte brush-border membranes of children suffering from coeliac disease. *Exp Physiol* 1990 Jul; 75(4): 613-6.

18. The International Autism Research Centre. www. gnd. org.

19. Ward NI. Assessment of clinical factors in relation to child hyperactivity. *J Nutr Environ Med*, Vol 7, 1997, p. 333-342.

20. Ward NI. Hyperactivity and a previous history of antibiotic usage. *Nutrition Practitioner*, Vol 3(3), 2001, p. 12.

21. Schoenthaler SJ et al. The effect of randomised vitamin-mineral supplementation on violent and non-violent antisocial behaviour among incarcerated juveniles. *J Nut Env Med*, Vol 7, 1997, pp. 343-352.

3. 食谱

4. 孩子的进食问题

5. 生长发育迟缓

6. 进食障碍

22. Askenazy E. et al. Whole blood serotonin content, tryptophan concentrations and impulsivity in anorexia nervosa. Biological Psychiatry, Vol 43(3), 1998, pp. 188-195.

23. Bakan R. The role of zinc in anorexia nervosa: etiology and treatment. *Med Hypotheses*, Vol 5(7), 1979, pp. 731-6.

24. Biederman J. Are girls with ADHD at risk for eating disorders? Results from a controlled, five-year prospective study. *Dev Behav Pediatr*. 2007 Aug; 28(4): 302-7.

25. Birmingham C. et al. Controlled trial of zinc supplementation in anorexia nervosa. *Int J Eat Disord*, Vol 15(3), 1994, pp. 251-5.

26. Birmingham CL, Gritzner S. How does zinc supplementation benefit anorexia nervosa? *Eat Weight Disord*. 2006 Dec; 11(4): e109-11.

27. Braun DI. Psychiatric comorbidity in patients with eating disorders. *Psychological Medicine* 1994; 24: 854-67.

28. Bryce-Smith D. and Simpson RI. Case of anorexia nervosa responding to zinc sulphate. *Lancet*, Vol 2(8398), 1984, p. 350.

29. Bulik CM et al. Anorexia nervosa treatment: a systematic review of randomized controlled trials. *Int J Eat Disord*. 2007 May; 40(4): 310-20.

30. Caralat DJ, Carmago CA. Review of bulimia nervosa in men. *American Journal of Psychiatry* 1991 Jul; 148(7) 831-834.

31. Casper and Prasad, 1980, later confirmed by L. Humphries et al. Zinc deficiency and eating disorders. *J Clin Psychiatry*, Vol 50(12), 1989, pp. 456-9.

32. Cortese S. et al. Attention-deficit/hyperactivity disorder (ADHD) and binge eating. *Nutr Rev.* 2007 Sep; 65(9): 404-11. *Nutr Rev.* 2008 Jun;66(6): 357.

33. Cowen PJ and Smith KA. Serotonin, dieting and bulimia nervosa. *Advances in Experimental Medicine and Biology*, Vol 467, 1999, pp. 101-4.

34. Erdmann R. & Jones M. *The amino revolution. The most exciting development in nutrition since the vitamin tablet.* 1987, Century.

35. Favaro A. Tryptophan levels, excessive exercise, and nutritional status in anorexia nervosa. *Psychosomatic Medicine*, Vol 62(4), 2000, pp. 535-8.

36. Halmi KA. The multimodal treatment of eating disorders. *World Psychiatry.* 2005 Jun; 4(2): 69-73.

37. Hudson et al. The prevalence and correlates of eating disorders in the National Comorbidity Survey Replication. *Biological Psychiatry.* 2007 Feb 1; 61 (3) 348-58.

38. Humphries L. et al. Zinc deficiency and eating disorders. *J Clin Psychiatry*, Vol 50(12), 1989, pp. 456-9.

39. Holford P. *Optimum nutrition for the mind.* 2003, Piatkus.

40. Jimerson DC, et al., Eating disorders and depression: is there a serotonin connection? *Biol Psychiatry.* 1990 Sep 1; 28(5): 443-54.

41. Kaye WH. Et al. Effects of acute tryptophan depletion on mood in bulimia nervosa. *Biol Psychiatry*, Vol 47(2), 2000, pp. 151-7.

42. Kaye WH, Anorexia, obsessional behaviour and serotonin, *Psycopharmacology Bulletin*, 1997; 33(3) 335-44.

43. Kuhne T, Bubl R, Baumgartner R. Maternal vegan diet causing a serious infantile neurological disorder due to vitamin B12 deficiency. *Europ J Pediatrics*, 1991, 150: 205-208.

44. Lask Bryan. Anorexia Nervosa and Related Eating Disorders in Childhood and Adolescence, Rachel Bryant-Waugh Publisher:Psychology Press; 2 edition (October 12, 2000).

45. Leibowitz, The role of serotonin in eating disorders. *Drugs* 1990; 39 Suppl 3: 33-44.

46. Mikami AY et el. Bulimia nervosa symptoms in the Multimodal Treatment Study of Children with ADHD. *Int J Eat Disord.* 2009 Apr 17.

47. Patrick L. Eating disorders: a review of the literature with emphasis on medical complications and clinical nutrition. *Alternative Medicine review*, 2002 Jun; 7(3) 184-202.

48. Rosenvinge et al. The comorbidity of eating disorders and personality disorders: a metanalytic review of studies between 1983 and 1998. *Eating and Weight Disorders*, 2000 June; 5(2): 52-61.

49. Roberts IF, West RJ, Ogilvie D, Dillon MJ. Malnutrition in infants receiving cult diets: a form of child abuse. *BMJ* 1979; 1: 296-268.

50. Sullivan PF. Mortality in anorexia nervosa. *Biological Psychiatry*, 2007 Feb 1; 61 (3) 348-58: 1073-1074.

51. Toivanen and E. Eerola. A vegan diet changes the intestinal flora. *Rheumatology*, August 1, 2002; 41(8): 950-951.

第二部分——营养补充篇

1. 益生菌

1. Black FT, Andersen PL, Orskov J, Orskov F, Gaarslev K, Laulund S. Prophylactic efficacy of lactobacilli on traveller's diarrhoea. In: Steffen R. ed. Travel medicine. Conference on international travel medicine 1, Zurich, Switzerland, *Berlin: Springer*, 1989: 333-5.

2. Bowden TA, Mansberger AR, Lykins LE. Pseudomembranous colitis; mechanism for restoring floral homeostasis. *Am Surg* 1981; 47:178-83.

3. Borriello SP. The application of bacterial antagonism in the prevention and treatment of Clostridium difficile infection of the gut. In: Hardie JM, Borriello SP, Anaerobes Today 1988, London; John Wiley& Sons: 195-202.

4. Brigidi P at al. Effects of probiotic administration upon the composition and enzymatic activity of human faecal microbiota in patients with irritable bowel syndrome or functional diarrhoea. *Research in Microbiol*, 2001 Oct; 152(8): 735-41 Journal Code: R6F.

5. Cunningham-Rundles S, Ahrn'e S, Bengmark S, Johann-Liang R, Marshall F, Metakis L, Califano C, Dunn AM, Grassey C, Hinds G, Cervia J, (2000). Probiotics and immune response. *American Journal of Gastroenterology*, 95(1 Suppl): S22-5, 2000 Jan.

6. Drisko JA at al. Probiotics in health maintenance and disease prevention. *Alternative Medicine Review*, 2003, vol 8, number 2.

7. Dunne C, Murphy L, Flynn S, O'Mahony L, O'Halloran S, Feeney M, Morissey D, Thornton G, Fitzerald G, Daly C, Kiely B, Quigley EM, O'Sullivan GC, Shanahan F, Collins JK 1999. Probiotics: from myth to reality. Demonstration of functionality in animal models of disease and in human clinical trials. (Review)(79 refs), Antonie van Leenwenhoek. 76(104): 279-92, 1999 Jul-Nov.

8. Eiseman B, Silem W, Boscomb WS, Kanov AJ. Faecal enema as an adjunct in

the treatment of pseudomembranous enterocolitis. *Surgery*1958; 44: 854-8.

9. Fuller R. Probiotics in man and animals. *J Appl bacteriol*, 1989; 66:365-78.

10. Gibson GR, Roberfroid MB (1999). Colonic Microbiota, Nutrition and Health. Kluwer Academic Publishers, Dodrecht.

11. Goldin BR (1998). Health benefits of probiotics. *British Journal of Nutrition*, 80 (4): S203-7, 1998 Oct.

12. Guandalini S, Pensabene L, Zilri MA, Dias JA, Casali LG, Hoekstra H, Kolacek S, Massar K, Micetic-Turk D, Papadopoulou A, de Sousa JS, Sandhu B, Szajewska H, Weizman Z, (2000). Lactobacillus GG administered in oral re-hydration solution to children with acute diarrhoea: a multi-center European trial. *J Pediatr Gastroenterol Nutr*, 30(1):54-60, 2000 Jan.

13. Guarino A, Canani RB, Spagnuolo MI, Albano F, DiBenedetto L (1997). Oral bacterial therapy reduces the duration of symptoms and of visceral excretions in children with mild diarrhoea. *Journal of Paediatric Gastroenterology and Nutrition.* 25(5): 516-9, 1997 Nov.

14. Hirayama K, Rafter J (1999). The role of lactic acid bacteria in colon cancer prevention: mechanistic considerations. Antonie Van Leeuwenhoek, 76(1-4): 391-4, 1999 Jul-Nov.

15. Hoyos AB (1999). Reduced incidence of necrotizing enterocolitis associated with enteral administration of Lactobacillus acidophilus and Bifidobacterium infantis to neonates in intensive care unit. *Int J Infect Dis* 1999 Summer; 3 (4): 197-202.

16. Hotta M, Sato Y, Iwata S et al. Clinical effects of Bifidobacterium preparations on paediatric intractable diarrhoea. *Keio J Med*, 1987; 36:298-314.

17. Kirjavainen PV, Apostolov E, Salminen SS, Isolauri E. 1999. New aspects of probiotics-a novel approach in the management of food allergy. (Review) (59refs). *Allergy.* 54(9): 909-15, 1999 Sep.

18. Krasnogolovez VN. Colonic dysbacteriosis. -M.: Medicina, 1989.

19. Lewis SJ, Freedman AR (1998). Review article: the use of biotherapeutic agents in the prevention and treatment of gastrointestinal disease. (Review) (144 refs). *Alimentary Pharmacology and Therapeutics.* 12(9): 807-22, 1998 Sep.

20. Lykova EA, Bondarenko VM, Sidorenko SV, Grishina ME, Murashova AD, Minaev VI, Rytikov FM, Korsunski AA (1999). Combined antibacterial and probiotic therapy of Helicobacter-associated disease in children (Russian). *Journal Microbiologii, Epidemiologii I Immunobiologii.* 1999 Mar-Apr; (2): 76-81.

21. Macfarlane GT, Cummings JH (1999). Probiotics and prebiotics: can regulating the activities of intestinal bacteria benefit health? (Review) (48 refs). *BMJ.*

1999 April; 318: 999-1003.

22. Metchnikov E. The Prolongation of Life. GP Putman's & Sons, New bYork, NY 1907.

23. Niedzielin D at al. A controlled, double-blind, randomised study on the efficacy of Lactobacillus plantarum 299V in patients with irritable bowel syndrome. *Eur J Gastoenterol Hepatol*, 2001 Oct; 13(10):1143-7 Journal Code: B9X.

24. Nobaek S at al. Alteration of intestinal microflora is associated with reduction in abdominal bloating and pain in patients with irritable bowel syndrome. *Am J Gastroenterol*, 2000 May; 95(5): 1231-8 Journal Code: 3HE.

25. O'Sullivan MA, O'Morain CA. Bacterial supplementation in the irritable bowel syndrome. A randomised double-blind placebocontrolled crossover study. *Dig Liver Dis*, 2000 May; 32(4): 294-301 Journal Code: DQK.

26. Petrovskaja VG, Marko OP. Human microflora in norm and pathology. - M. : Medicina, 1976.

27. Rao CV, Sanders ME, Indranie C, Simi B, Reddy BS (1999). Prevention of colonic preneoplastic lesions by the probiotic Lactobacillus acidophilus NCFMTM in F344 rats. *International Journal of Oncology*. 14(5): 939-44, 1999 May.

28. Reddy BS, (1998). Prevention of colon cancer by pre- and probiotics:evidence from laboratory studies. *British Journal of Nutrition*, 80(4):S219-23 1998 Oct.

29. Reddy BS (1999). Possible mechanisms by which pro- and prebiotics influence colon carcinogenesis and tumour growth. *Journal of Nutrition*, 129(7 Suppl): 1478S-82S, 1999 Jul.

30. Roberfroid MB, Bornet F, Bouley C, Cummings JH (1995). Colonic microflora: nutrition and health. Summary and conclusions of an International Life Sciences Institute (ILSI) [Europe] workshop held in Barcelona, Spain. [Review] [33 refs]. Nutrition Reviews. 53(5):127-30, 1995 May.

31. Rolfe RD. The role of probiotic cultures in the control of gastrointestinal health. *J Nutr*, 2000 Feb; 130(2S) Suppl: 396S-402S Journal Code: JEV.

32. Schwan A, Sjolin S, Trottestam U, Aronson B. Clostridium difficile enterocolitis cured by rectal infusion of normal faeces. *Scand J Infect Dis* 1984; 16: 211-215.

33. Shaw W. Biological Treatments for Autism and PDD. 2002. ISBN 0-9661238-0-6.

34. Sullivan NM, Mills DC, Riemann HP, Arnon SS. Inhibitions of growth of Clostridium botulinum by intestinal microflora isolated from healthy infants. *Microbial Ecology in Health and Disease*, 1988; 1:179-92.

35. Swedsinski A at al. Mucosal flora in inflammatory bowel disease. 2001. PMID: 11781279 PubMed.

36. Tabolin VA, Belmer SV, Gasilina TV, Muhina UG, Korneva TI. Rational therapy of

intestinal dysbacteriosis in children. -M. :Medicina, 1998.

37. Tanaka R, Watamaba K, Takayama H et al. Effect of administration of Bifidobacterium preparation on antibiotic associated infantile protracted diarrhoea. Proceedings of V1 Riken symposium on the Intestinal flora. 1985; 43-64.

38. Voronin AA, Taranenko LA, Sidorenko SV. 1999. Treatment of intestinal dysbacteriosis in children with diabetes mellitus (Russian). *Antibiotiki I Khimoterapiia*, 1999, 44(3): 22-4.

39. Vorobiev AA, Nesvizski UV. (1997). Human microflora and immunity. Review. (Russian). *Sovremennie Problemi Allergologii, Klinicheskoi Immunologii Immunofarmacologii*. -M. , 1997. c. 137-141.

40. Vorobiev AA, Pak SG et al. (1998). Dysbacteriosis in children. A textbook for doctors and medical students. (Russian). M. : "KMK Lt.", 1998, ISBN 5-87317-049-5.

41. Venturi A, Gionchetti P, Rizzello F, Johansson R, Zucconi E, Brigidi P,Matteuzzi D, Campieri M (1999). Impact on the composition of the faecal flora by a new probiotic preparation: preliminary data on maintenance treatment of patients with ulcerative colitis. *Aliment Pharmacol Ther*, 13(8): 1103-8, 1999 Aug.

42. Vaughan EE, Millet B (1999). Probiotics in the new millennium (Revew/76 refs). *Nahrung*. 1999 Jun; 43(3): 148-53.

43. Wilson K, Moore L, Patel M, Permoad P. Suppression of potential pathogens by a defined colonic microflora. *Microbial Ecology in Health and Disease*. 1988; 1: 237-43.

44. Yasui H, Shida K, Matsuzaki T, Yokokuta T (1999).

Immunomodulatory function of lactic acid bacteria. (Review) (28 refs) Antonie van Leenwenhoek. 76(1-4): 38309, 1999 Jul-Nov.

2. 脂肪:好脂肪与坏脂肪

3. 鱼肝油

1. Calabrese, Joseph R et al. Fish oils and bipolar disorder. *Archives of General Psychiatry*, Vol. 56, May 1999, pp. 413-14.

2. Conquer, Jilie A et al. Fatty acid analysis of blood plasma of patients with Alzheimer's disease, other types of dementia and cognitive impairment. *Lipids*, Vol. 35, December 2000, pp. 1305-12.

3. Denton M, Lacey R. Intensive farming and food processing: implications for polyunsaturated fats. *J Nutr Med* 1991; 2: 179-189.

4. Enig M. *Know your fats: the complete primer for understanding the nutrition of fats, oils and cholesterol.* Silver Spring: Bethseda Press, 2000.

5. Garrow JS, James WPT, Ralph A. Human nutrition and dietetics. 2000. 10th edi-

tion. Churchill Livingstone.

6. Hibbein, Joseph R. Fish consumption and major depression. *The Lancet*, Vol. 351, April 18, 1998, p. 1213.

7. Horrobin D. The madness of Adam and Eve. Bantam Press. ISBN 0593 04649 8, 2001.

8. Joy, CB et al. Polyunsaturated fatty acid (fish or evening primrose oil) for schizophrenia. *The Cochrane Library*, Issue 4, 2000.

9. Kabara JJ. Antimicrobial agents derived from fatty acids. *Journal of the American Oil Chemists Society* 1984; 61: 397-403.

10. Laughame JDE et al. Fatty acids and schizophrenia. *Lipids*, Vol. 31,1996, pp. S163-S65.

11. Puri B, Boyd H. 2004. The natural way to beat depression. Hodder &Stoughton.

12. Richardson A. J., et al. Red cell and plasma fatty acid changes accompanying symptom remission in a patient with schizophrenia treated with eicosapentaenoic acid. *European Neuropsychopharmacology*, Vol.10, 2000, pp. 189-93.

13. Richardson AJ. Fatty acids in dyslexia, dyspraxia, ADHD and the autistic spectrum. *The Nutrition Practitioner*, Vol 3(3), 2001, pp. 18-24.

14. Severus W, Emanuel et al. Omega-3 fatty acids: the missing link? *Archives of General Psychiatry*, Vol 56, April 1999, pp. 380-81.

15. Sporn MB, Roberts AB, Goodman DS. The retinoids: biology, chemistry and medicine, 2nd edn. Raven Press, New York. 1994.

16. Tanskanen, Antti et al. Fish consumption, depression, and suicidality in a general population. *Archives of General Psychiatry*, Vol. 58, May 2001, pp. 512-13.

17. Udo Erasmus. Fats that heal, fats that kill. 1993. Alive books, Canada.

18. World Health Organisation 1996. Indicators for assessing vitamin Adeficiency and their application in monitoring and evaluating intervention programs. Micronutrient series 96-10. WHO, Geneva.

285

4. 消化酶

1. Augustyns K et al. The unique properties of dipeptidyl-peptidase IV (DPP IV / CD26) and the therapeutic potential of DPP IV inhibitors. *Curr Med Chem*, 1999 Apr; 6(4): 311-2.

2. Elgun S et al. Dipeptidyl peptidase IV and adenosine deaminase activity. Decrease in depression. *Psychoneuroendocrinology* 1999 Nov;24(8): 823-32.

3. Erdmann R. The amino revolution. 1987. Century.

4. Garrow JS, James WPT, Ralph A. Human nutrition and dietetics. 2000. 10th edition. Churchill Livingstone.

5. Howell E. Food enzymes for health and longevity. 1986. Omangod Press.

6. Horvath K et al. Improved social and language skills in patients with autistic spectrum disorders after secretin administration. *JAAMP* 9:9-15, 1998.

7. Sandler AD et al. Lack of benefit of a single dose of synthetic human secretin in the treatment of autism and pervasive developmental disorder. *N Engl J Med* 1999 Dec 9; 341(24): 1801-6.

8. Santillo H. Food enzymes. The missing link to radiant health. 1993. Hohm Press.

9. Seeley, Stephens, Tate. Anatomy and Physiology. 1992. Second edition. Mosby Year Book.

10. The International Autism Research Centre. www.gnd.org.

11. Wolf M et al. Enzyme Therapy. 1972. Regent House, Los Angeles, CA.

第二部分——排毒与生活方式调整篇

1. Anthony H, Birtwistle S, Eaton K, Maberly J. Environmental Medicine in Clinical Practice. BSAENM Publications 1997.

2. Bernard S et al. Autism: a novel form of mercury poisoning. *Med Hypothesis*, 2001 Apr; 56(4): 462-71.

3. Coleman M et al. A review of epidemiological studies of the health effects of living near or working with electricity generation and transmission equipment. *Int J Epidemiol* 1988; 17: 1-13.

4. Edelson SB, Cantor DS. Autism: xenobiotic influences. *Toxicol Health* 1998; 14 (4): 553-563.

5. Epstein SS. Unreasonable risk. How to avoid cancer from cosmetics and personal care products. 2001. Published by Environmental Toxicology, Chicago Illinois.

6. Epstein SS. The politics of cancer, revisited. East Ridge Press, Fremont Centre, NY, 1998.

7. Gerson C & Walker M. The Gerson Therapy. 2001. Twin Streams, Kensington Publishing Corporation.

8. Kaplan S, Morris J. Kids at risk: chemicals in the environment come under scrutiny as the number of childhood learning problems soars. US News&World Report, June 19, 2000, p. 51.

9. Kuhnert P et al. Comparison of mercury levels in maternal blood, foetal cord blood and placental tissues. *Am J Obstet Gynaecol* 1981; 139: 209-212.

10. McCandless J. Children with starving brains. A medical treatment guide for autism spectrum disorder. 2003. Bramble books.

11. McGinnis WR. Mercury and autistic gut disease. *Environmental Health perspectives* 109(7): A303-304 (2001).

12. Meyerowitz S. Juice fasting & detoxification. The fastest way to restore your

health. 2002. Sproutman Publications.

13. Nielsen GD et al. Effects of industrial detergents on the barrier function of human skin. *Int. J Occup Med.* 6(2): 143-147, 2000.

14. Nylander M. Mercury in the pituitary glands of dentists. *Lancet* 1986;1: 442.

15. Rogers S. 1990. Tired or toxic? A blueprint for health. Prestige Publishers.

16. Shaw W. Biological Treatments for Autism and PDD. 2002. ISBN 0-9661238-0-6.

17. Steinman D, Epstein SS. The safe shopper's bible. Macmillan, New York, 1995.

18. Stortebecker P. Mercury poisoning from dental amalgam through adirect nose brain transport. *Lancet* 1989; 339: 1207.

19. Wayland J, Laws E. Handbook of pesticide toxicology. San Diego: Academic Press, 1990.

第三部分

1. 耳部感染与胶耳

1. Effective Health Care 1992, No 4. The treatment of persistent glue ear in children. Leeds. Univ of Leeds 1992.

2. Crook W. The yeast connection. 1986. Vintage Books.

3. Hagerman R, Falkenstein A. An association between recurrent otitis media in infancy and later hyperactivity. *Clinical Paediatrics*, Vol. 26, pp. 253-257, 1987.

4. Kontstantareas M, Homatidis S. Ear infections in autistic and normal children. *Journal of Autism and Developmental Disease*, Vol. 17, p. 585, 1987.

5. Nsouli TM et al. Role of food allergy in serious otitis media. *Ann Allergy* 1994: 73: 215-9.

6. Ostfeld E, Rubinstein E, Gazit E and Smetana Z, (1977). Effect of systemic antibiotics on the microbial flora of the external ear canal in hospitalised children. *Paediatrics* 60: 364-66.

7. Scadding GK et al. Glue ear guidelines. *Lancet*, 1993; 341: 57.

8. Seeley, Stephens, Tate. Anatomy and Physiology. 1992. Second edition. Mosby Year Book.

9. Shaw W. 2002. Biological treatments for autism and PDD. Selfpublished.

6. 关于教育

1. Barkley RA. Taking charge of ADHD-the complete, authoritative guide for parents. New York: Guilford Press, 1995.

2. Brooks R. The self-esteem teacher. Circle Pines, MN: American Guidance Service, 1991.

3. Donaldson M. Children's minds. Fontana, 1978.

4. Garber S, Garber M and Spizman R. Good behaviour-over 1,200 sensible solu-

tions to your child's problems from birth to age 12. New York: St. Martin's Paper-backs, 1987.

5. Lovaas IO. Behavioural treatment and normal educational and intellectual functioning in young autistic children. *J Consulting and Clinical Psychology*, 1987, vol. 55, 1, 3-9.

6. Lovaas IO & Smith T. A comprehensive behavioural theory of autistic children: paradigm for research and treatment. 1989. *J Behav Ther& Exp Psych.* Vol 20, 1, pp. 17-29.

7. Lovaas IO. The development of a treatment-research project for developmentally disabled and autistic children. *Journal of Applied Behaviour Analysis.* 1993 Winter (4) 26, 617-630.

8. Lovaas OI. Teaching developmentally disabled children: The ME book. Austin: Pro-Ed. 1981.

9. McCarney S & Bauer A. The parent's guide: solutions to today's most common behaviour problems in the home. Columbia, MO: Hawthorne Educational Services, 1989.

10. Maurice C. Let me hear your voice. New York: Knopf. 1993.

11. Maurice C, Green H & Luce SC. Behavioural intervention for young children with autism. Austin: Pro-ed. 1996.

12. McEachin JJ, Smith T & Lovaas OI. Long-term outcome for children with autism who received early intensive behavioural treatment. *Am J Mental Retardation.* 1993, 97, 359-372.

13. Rief S & Heimburge J. How to reach and teach all students in the inclusive classroom. West Nyack, NY: The Center for Applied Research in Education, 1996.

14. Rief S. The ADD/ADHD checklist. An easy reference for parents and teachers. 1997. Prentice Hall Publishing.

15. Rhode G et al. The tough kid book (practical classroom management strategies). Longmont, CO: Sopris West, 1995.

16. Shure MB. Raising a thinking child. An Owl Book. Henry Holt and Company, Inc, 1995.

17. Stern J & Ben-Ami U. Many ways to learn-young people's guide to learning disabilities. New York: Magination Press, 1996.

18. Turecki S. The difficult child. New York: Bantam Books, 1989.

关于作者

娜塔莎·坎贝尔－麦克布莱德医生是一名医学博士,并拥有两个硕士学位:神经学硕士和人类营养学硕士。她作为一名专业医生毕业于俄罗斯。在做了五年的神经科医生和三年的神经外科医生之后,她组建了家庭并移居英国,在那里她获得了第二个硕士学位——人类营养学硕士学位。

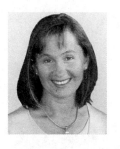

娜塔莎·坎贝尔－麦克布莱德医生1998年创立了她的剑桥营养诊所。作为一位曾经的自闭症孩子的母亲,她深刻地意识到那些有相同境遇的家长所经历的困难,她花费很多精力来帮助这些家庭。她意识到营养在帮助这些孩子和成人战胜各种障碍性问题当中的重要角色,在这个领域率先开始使用益生菌调理病症。

就学习障碍与消化功能异常这个议题,娜塔莎·坎贝尔－麦克布莱德医生参加世界各地许多专业会议和研讨会,经常与健康从业者、病人团体和协会进行交流。在她的诊所,家长们与她讨论有关孩子病症的方方面面。娜塔莎·坎贝尔－麦克布莱德医生对家长们所面临的挑战有着深刻的理解,家长们非常信任她,认为不仅仅是在与一位专业人士交流,也是在与一位有过相同经历的人进行交流。

娜塔莎·坎贝尔－麦克布莱德医生因创立肠道与心理综合征(Gut and Psychology Syndrome,简称GAPS)这一概念而闻名。她在本书中讲解了自闭症、多动症、阅读障碍、运动协调障碍、抑郁症和精神分裂症的自然疗法,本书最早出版于2004年,现在已经是修订扩展版(2010),已被翻译为保加利亚语、克罗地亚语、法语、德语、希腊语、荷兰语、匈牙利语、冰岛语、意大利语、日语、波兰语、罗马尼亚语、俄语、塞尔维亚语、斯洛伐克语、西班牙语、土耳其语、瑞士语等多种语言文字。世界各地成千上万的人执行了非常成功的GAPS饮食营养方案,来帮助他们自己和家人。